海派中医伤科系列丛书

陆氏伤科陆念祖学术经验集萃

李　伟　主编

U0266750

科学出版社

北　京

内 容 简 介

全书介绍了海派中医流派——陆氏伤科第八代传人陆念祖老教授的中医治伤理论和治法方药,其中从各种损伤的分类、辨证和治疗详细介绍了陆氏伤科传承百年的手法正骨、汤药内服、外敷固定、针灸推拿导引之术。并收录了陆念祖治伤医案、陆氏治伤文选精粹、陆氏银质针常用穴位及操作、陆氏伤科常用方剂方解等。

本书内容详实,经验实用、治疗方法疗效显著。适用于骨伤和针灸推拿医师及中医爱好者阅读。

图书在版编目(CIP)数据

陆氏伤科陆念祖学术经验集萃/李伟主编.—北京:科学出版社,2016.6

(海派中医伤科系列丛书)

ISBN 978-7-03-048517-5

I. ①陆… II. ①李… III. ①中医伤科学 IV. ①R274

中国版本图书馆 CIP 数据核字(2016)第 123216 号

责任编辑:潘志坚 黄金花/责任校对:张怡君
责任印制:谭宏宇/封面设计:殷 靓

科 学 出 版 社 出版

北京东黄城根北街 16 号
邮政编码:100717
http://www.sciencep.com

广东虎彩云印刷有限公司 印刷
科学出版社发行 各地新华书店经销
*
2016 年 6 月第 一 版 开本:B5 (720×1000)
2023 年 3 月第三次印刷 印张:13 插页:1
字数:222 156

定价:60.00 元
(如有印装质量问题,我社负责调换)

陆念祖教授简介

陆念祖，男，浙江宁波人，主任医师，上海伤科八大家——陆氏伤科第八代传人，上海市非物质文化遗产项目——陆氏伤科代表性传承人，国务院有突出贡献专家，享受政府特殊津贴，原上海市静安区中心医院中医科主任。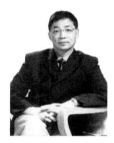

毕业于原上海中医学院医疗系，曾在四川、安徽等地医院工作。自幼跟随父母学医，经家传熏陶，又受业于正规中医学院，继承和发扬了陆氏伤科理论和实践，医疗技术精湛，临床水平高超。擅长祖传银质针疗法，在沪上独树一帜，采取"循经取穴"、"以痛为输"和"功能运动中的痛点"三结合的原则，取穴少而精，针对腰椎间盘突出、腰椎管狭窄、骨关节炎等疾病，以针代刀，针到病除。创新发展肩周炎的粘连松解手法，被称为"上海滩的肩周陆"。辨析损伤，尤重气血，对软组织损伤、各种闭合性骨折、脱位的诊疗上有自己独到的见解，认为"损伤之证，重在气血"，善用陆氏"延胡索汤"、"川羌活汤"、"破瘀活血汤"、"和血散瘀汤"等内服和"四黄调敷散"等外用方药及王清任诸调理气血之剂。

目前是国家中医药管理局十二五重点专科学科带头人、上海市中医临床重点学科建设学术带头人，主持国家中医药管理局、上海市卫生局等十余项课题研究。发表论文三十余篇，主编《陆氏伤科银质针疗法》等著作3部。任上海市中医药学会骨伤科分会副主任委员、上海市针灸学会常务理事、上海市中医药学会老年病分会副主任委员；《上海针灸杂志》编委，曾获全国劳动模范（先进工作者）、全国五一劳动奖章获得者、上海市劳动模范、上海市卫生系统先进个人、上海市优秀专业技术人才、中医药突出贡献奖等荣誉。

序

　　陆念祖主任医师为海派中医流派——陆氏伤科第八代传人，出身于岐黄世家，家学渊源，少年时在父母指导下研习中医经典著作，课余也常侍诊亲侧，勤奋好学，尽得家传。他曾任上海市静安区中心医院中医科主任，上海中医药大学兼职教授。先生的学术思想与疗伤技术与陆氏前代一脉相传，其自幼在父母的影响下，就习阅经方，并遂尽其妙。先生不但从父母学医，又博采众长、勤求古训，精读《医宗金鉴》《伤科补要》《医林改错》，特别崇尚叶天士、王清任之说。医业上对肩部损伤、腰脊内外伤、骨折脱位的诊治有独到之处，善用银质针灸治疗今之常见慢性筋骨脊柱损伤。

　　先生从事骨伤科临床、教学和科研近五十年，长期的临床实践和总结，形成了自己鲜明的学术特色，其主要学术观点以"气血经络为纲"为总体原则，治法有"审证求因，内外兼顾，针药同施，善用灸法，动静结合，重视导引，中西互补"七大特点。从辨证到治法在临床诊治上形成一个较完整的理论体系。

　　我们师从先生十余年，耳提面命、口传心授，理发而文见，将先生数十年积累的科研、教学、临床经验，以及先生的已故母亲——陆氏伤科第七代传人陆云响老中医的部分教学笔记，进行系统整理，总结成书。本书共分八章，大致为两个部分：第一部分是陆氏伤科理论和治法方药，其中从各种损伤的分类、辨证和治疗详细介绍了陆氏伤科传承百年的手法正骨、汤药内服、外敷固定、针灸推拿导引之术。第二部分阐述了陆念祖先生的学术观点和治伤理论特点，摘录了先生的部分医案、文选等。出版的目的是介绍先生的学术思想和治疗经验，和同道共同研讨学习。也为了传承和推广海派中医流派—陆氏伤科的流派医疗精髓。本书经先生亲自审阅，并提出了许多修改意见，但由于本人水平有限，只将先生的岐黄之术以我之管见所及，呈现给读者，如有纰谬，敬请谅解，并纠正之。

李　伟

2016 年 4 月于上海

目　　录

第一章　陆氏伤科源流

第一节　陆氏伤科发展简史

陆氏伤科流派起源于宁波鄞县，于清顺治年间（公元 1658 年前后），创始人陆士逵，字鸿渐，原籍河南开封，少入少林寺学武，清初随父避战乱至江南。初居宁波慈溪，后徙迁鄞县，曾戏耍时不慎摔伤臂膀，求医拳师王瑞伯得愈合，遂拜王为师。《伤科名家陆士逵》记载，陆士逵字鸿渐，世居慈东陶家山下，以务农为业。清代康熙初年，他的父亲徙居宁波江东，陆士逵拜师习武学医，他勤奋好学，艺成后涉入杏林从医，并不断专研经典、广猎秘方，擅长对跌打损伤以手法、点穴、外敷、内服之救治，医名日隆，逐自成一派，并于晚年将其医术著成《伤科》一书，详述诸损伤疗法，对脱穴复位、骨折整复等诊治记载尤详，另著有《医经通考》，考证各经典籍条文。陆氏伤科历代医家经长期临床实践和研习心得，逐渐形成较完善的骨伤理论和诊疗技艺，历史上主要通过家族传授，其医术代代相传，在浙东区域具有较大影响力，被誉为"浙东第一伤科"，迄今已传至第九代，历史逾 350 年之久。

陆氏伤科的发源地鄞州地区，属吴越地区的一部分。任何医学流派的形成或者医术的沿革传承都与地域文化历史密切相关。一方水土养一方人，地域文化是促成中医学术流派形成和发展的源泉和土壤，吴越文化的发展促进了包括宁波陆氏伤科在内的浙江地区中医药的发展。早在新石器时代的母系氏族公社时期，境内就有原始人类居住。至迟在夏朝初，"鄞"已成为确定的地名，鄞由"堇"和"邑"（阝）两字合成。顾祖禹《读史方舆论纪要》称："夏时有堇子国，以赤堇山为名……加邑为鄞"。鄞县春秋时属越国，战国时属楚。秦灭楚后，于公元前222 年置鄞、贸、句章三县。汉袭秦制，仍置三县。五代初改为鄞县，从此鄞县名称沿袭至今。宁波市区过去一直为鄞县县治，原称明州，明朝时为避讳，改名为宁波。新中国成立后宁波析出置市，鄞县先后为宁波专区（地区）及宁波市辖，2002 年 4 月 19 日经中华人民共和国国务院批准"撤县设区"而设立为宁波市鄞州区。鄞地文化属越文化，吴越文化的中心区在太湖、钱塘江流域，而太湖、钱塘江流域的文化特征可以钱塘江为界，分为浙西与浙东（或称吴文化与越文化）两种类型。由于"吴与越，同气共俗""吴越相连，史多并称"，吴越两地渊源深远，两地交流最密切，且文化、医药、风俗皆相类同，故称吴越文化。其文化特点既有尚武好勇之特点，如《汉书·地理志》所记载："吴、粤之君皆好勇，故其民至今好用剑，轻死易发"，又有"江南人文薮"之称，是人气质文雅。吴越之人具有尚武之德的同时，兼具儒雅、细致之质。故吴越地区多出医家、科技、谋略人才，宁波地区的中医发展根植于吴越文化的土壤，深受其影响。

在宁波鄞地，孕育了许多中医名家及流派。早在唐代，四明就出现了著名中药学家——陈藏器，陈藏器四明（今浙江宁波）人（约687—757），任京兆府三原县尉，其以为《神农本草经》虽有陶（弘景）、苏（敬）补集诸说，但遗逸尚多，因汇集前人遗漏的药物，于739年（开元二十七年）撰《本草拾遗》10卷（今佚）。《本草拾遗》的问世影响中医千余年，明代李时珍在《本草纲目》中评此书"博极群书，精核物类，订绳谬误，搜罗幽隐，自本草以来，一人而已"。佚文散见于《证类本草》等。吕复，元末明初医学家，字元膺，晚号沧州翁，原籍河东（今属山西），后徙居鄞县（今属浙江）。其著《群经古方论》曰：《内经》《灵枢》，汉、隋、唐志皆不录，隋有《针经》九卷，唐有灵宝注《黄帝九灵经》十二卷而已。吕复其人一生在鄞州地区行医，其所著在中医历史学以及医家评价论理广为后世借鉴。温补派巨擘赵献可（约1573—1664），字养葵，自号医巫闾子，亦是鄞县人。善易而精医，对儒、道、释均有涉猎。好学淹贯，医德高尚，往来民间，能承父业，治病不问高低贵贱，不计礼酬。著有：《医贯》《内经钞》《素问钞》《经络考》《正脉论》《二体一例》等医论著作，"治病以养火为主，谓命门为人身之君，世人不知搏节，致伐其火，以至于病"，其创命门理论对中医学理论完善有重要意义。针灸大师高武，号梅孤，鄞县人，嘉靖间，中武举，以策干当路。晚年研究医学，尤长针灸，并订正穴位，亲制针灸铜人模型三具，男、女、童子各一，在针灸史上是少见的。著《针灸聚英》4卷（1529年），《针灸节要》3卷（1537年），《痘科正宗》4卷。明清以来，浙江还孕育了许多包括陆氏在内的骨伤世医。绍兴顾氏伤科注重内外结合，内治以消、和、补为基本治法，外治重视手法运用；绍兴"三六九"伤科诊伤重视部位、经络，辨证注重脏腑、气血，施治内补外消、内外兼治；富阳张氏伤科，治疗局部与整体并重，内伤与外伤兼顾，固定与活动统一，手法与药物并用，内治灵活运用破、和、补三种治法，对外伤性截瘫与颅脑损伤后遗症有独到的治疗经验。

骨伤科名家都能文善武，陆氏伤科也是如此，故有云："武术杀人之技也，知有杀而不知有救是大背人道矣"。谈起陆氏伤科起源就不得不提王瑞伯，王瑞伯即明末清初的内家拳大师王征南（1617—1669），《宁波史话》中《武当派拳师王瑞伯》一文："王瑞伯原名征南，又名来咸，瑞伯是他的字。"《中国民间文学集成浙江省宁波市·海曙区故事歌谣谚语卷》一书中有《王瑞伯大闹天妃宫》

的故事（其注亦云：王征南字瑞伯）。1996 年中华书局版的《鄞县志》说"王征南又名来咸，字瑞伯，以字行，浙江鄞县人。以拳术闻名，兼通伤科"。民间流传着许多关于他的事迹和传说。王瑞伯既是内家拳师，是张三丰的传人，内家拳指侧重于内功修炼的武术流派，所谓内家者，以静制动，犯者应手即仆，故别少林为外家；又是远近闻名的伤科医师。其著有《秘授伤科实验良方》和《接骨秘方》等治疗跌打损伤的书籍，其弟子有陆士逵、黄百家（黄宗羲之子）等，黄百家撰《内家拳法》介绍其拳术。清初黄宗羲所撰《王征南墓志铭》中评述："少林以拳勇名天下，然主于搏人，人亦得以乘之。有所谓内家者，以静制动，犯者应手即仆，故别少林为外家。"

　　陆士逵少入少林学武，后又从王瑞伯研习内家拳，内外兼修，既善少林伤科之疗伤，穴位、气血、脏腑辨伤的诊断方法和少林伤科治伤外用药方；又遵内家伤法疗伤，以经络、气血学说为纲，以精、气、神、魄为脉络，并善于针灸疏通经络、治疗伤症。传至第三代有位太婆，亦能理伤拳术，至今对拳术方面，大部失传，继承不多，但对医学理论钻研不断进展，后代博览群书，悉心研究，除接骨理伤外，亦精于方药内治。传至六世陆银华、陆铜华兄弟二人更享盛名，更将陆氏的医术发扬光大了。成为承前启后，继往开来的一个里程碑。1937 年陆银华携长女陆云响、女婿陆清帆应吴涵秋先生之邀请，来上海四明医院（上海中医药大学附属曙光医院前身）行医。陆清帆（1913—1958）1953 年进入同济医院（第二军医大学长征医院前身）工作，与骨科元老屠开元教授及武术伤科大家王子平先生共事，兼任当时上海中医药学会伤科分会第一任副会长。陆氏伤科至此在上海开枝散叶，融入了海派中医，疗伤特点独树一帜，名列上海伤科八大家。到第八代陆念祖，陆氏伤科发展更上一个台阶，陆念祖先生 1968 年毕业于上海中医学院医疗系，至今行医 40 余载，幼奉庭训，经家传熏陶，又受业于正规中医学院，对祖国医学有独到的见解和治疗方法，不仅骨伤科技艺精湛，理论深厚，尤擅长以祖传长银针施治，对内科杂病也涉猎颇深。继承和发展了陆氏伤科理论，治伤形成了以"气血为纲、针药并施、补肝益肾、内外兼顾"等陆氏伤科的特色。随着陆氏伤科的逐渐发展，在上海市静安区中心医院设立了陆氏伤科工作室和陆氏伤科研究室，承担国家中医药管理局重点专科等建设项目，并亲自带教陆氏伤科学生，迄今已传至第九代有李伟、徐洪亮、王慧芳等弟子。

　　纵观陆氏伤科的学术和历史的发展大致可以分为奠基和发展两个阶段：奠基阶段由第一世陆士逵公至第六代传人陆银华公，陆氏伤科在这一时期奠定学术流派基础，闻名于宁波，被誉为浙东第一伤科。此阶段正为清朝及民国时期，陆氏伤科是以家族传承医术武艺的伤科名家，善于跌扑损伤之救治。此阶段的特点为，陆氏伤科医术世代家传，以父子相承、口耳相传为主，有药方、手法、手抄方相传，但著作不多。传至陆氏第六代传人陆银华，成为陆氏伤科这一时期重要代表，起到了承前启后的作用。陆银华公打破"只传儿子、媳妇，不传女儿、外人"的陈规陋习，把家传的医道先传给了女儿，而且还带了李永庆、郑宝庆、沈敦道、叶海等学生。陆氏弟子整理其学术思想，出版《陆银华治伤经验》一书总结陆氏伤科针对头部内伤（颅脑损伤）、海底伤（泌尿系损伤）的诊治，以及主张"以气血为纲，三焦分治"，尝谓"心脑并论，治心为先""血溢宜止勿迟疑，活血祛瘀紧相连，补肝益肾调气血，不碍脾胃惜后天"的治伤思想。为陆氏伤科以后的发展奠定了基础。

　　飞跃发展阶段以陆氏伤科第七代至今。此阶段陆氏伤科发展更为迅速，陆氏传人在宁波继续发展壮大，第七代传人陆海昌创建鄞州区骨伤科医院，在继承和发展传统的基础上融合现代理念。另一枝第七代陆氏传人陆清帆、陆云响，受邀到上海发展，不断成长壮大，理论体系逐渐形成。在上海发芽生根，枝繁叶茂，融入到海派中医的发展中，并独树一帜，位列上海伤科八大家。至上海第八代陆氏传人陆念祖，全面继承了陆氏伤科的治伤特色，坚持中医辨证思维，发展创新了银质针理论和实践，在应用陆氏银质针的同时，配合应用毫针、外敷、内服、火罐、推拿等治疗方法，形成了较为规范的慢性脊柱筋骨疾病的陆氏伤科诊疗常规。

　　此阶段特点体现在了以下方面。

　　（1）总结梳理陆氏伤科流派的学术理论思想。陆氏伤科不仅是传统中医世家，在传承家族流派医术的同时，其传承人又接受系统的中医院校培养，进入综合性医院行医，既充实了中医理论知识，又在医院中充分借鉴了其他流派及现代医学成果，并进行了中西医结合互补的临床和科研，使陆氏伤科在肩周炎、颈椎病、退行性腰椎疾病、骨折等疾病的治疗上有了完善的治疗理论和方法。在骨折治疗上继承了祖传治疗骨折复位和固定的原则"静如磐石不移，动如钟摆有律"以骨折三期辨证为纲要，整体和局部并重，外伤与内损兼顾。在肩周炎的诊断和治疗上创新理论，规范了肩周炎的分型诊断和治疗，辨肩周炎常由慢性的多次小外伤（劳损）或一次急剧的创伤后发病；或因风寒湿的侵袭积久筋凝气聚；或因中风后肢瘫，肩部经脉不通，经筋拘急而发病，或有消渴病而后诱发加重，基于此提出肩周炎的临床分型：外伤型、退变型、风寒型和中风型。并针对不同的程度和分型，辨证施治，以银质针、艾灸、推拿手法、汤药治疗。

　　（2）中医药科研创新。陆氏传人都接受了正规的学校教育，几乎都具备大学以上的学历，他们幼读经书，在承袭着前辈经验的同时，广采了科学文化的新鲜精华，进步着祖辈精湛的业绩。当代陆氏传人的临床水平和科研平都达到较高水平，陆氏伤科在继承祖传银质针治疗外伤、关节功能障碍、鹤膝风经验的基础上，不断研究探索，适应临床需要，对针具、针法做了进一步的探索和改进。使银质针起到了"以针代刀"的作用，扩大了银质针治疗的范围，提高了疗效，在治疗颈肩腰腿痛疾病中取得显著的功效。陆氏伤科成员继承传统，加强中医药临床研究，针对肩周炎、腰痛、项痹建立本流派特色的中医治疗规范，使陆氏伤科成为上海市乃至全国的重要传统中医流派，有力地促进了针灸学术的发展，丰富了针灸医学的内容，使针灸学的内容更丰富与完善。目前陆氏伤科是上海伤科八大家之一、国家中医药管理局重点专科、上海市非物质文化遗产、上海市海派中医流派特色技术扶持项目、上海市肩周炎中医临床优势专科、上海市医学领先专业中医特色专科。

第二节　陆氏伤科的代表人物

（一）第一代陆士逵

陆士逵（生卒年不详），字鸿浙，清初人，原籍河南开封，清初随父陆瑞甫避战乱至江南。初居慈溪的陶家山宋湾村，后迁鄞县城区——宁波江东百丈街。

陆士逵少入少林寺学武兼习伤科，故有学界将陆氏伤科归入少林伤科一派。迁居江南后耍戏伤臂，求医拳师王瑞伯得愈，遂拜王为师，积数年功，得王之武艺及医术。王瑞伯即明末清初的内家拳大师王征南（1617—1669），著有《秘授伤科实验良方》和《接骨秘方》等治疗跌打损伤的书籍，陆士逵得到了他的真传后，便涉入杏林从医，遂自成一派，声名鹊起。陆士逵练武非常投入，甚至将日常生活中衣食住行的形态、动作都与演练武术的基本功结合起在一起。以石碗铁筷进食，使铁烟管吸烟，均取其重而练臂力。艺成后一度任绍兴南明鲁王府侍卫官，抗清失败后隐居行医，壮年北游齐赵，广交奇术异能之士，得秘方，后专事伤科，以"麻药水""麻醉剂"减轻患者手术时痛苦，又自制伤各种丸散膏丹，疗效甚佳，药方守秘甚严，从不示人。由于陆士逵的疗伤医术胜人一筹，甬地群医无人超越，因而民间有"打伤若动内，快请陆士逵"的歌谣，由于医名远扬，慕名求医者来自四面八方，陆氏伤科被当时的人们誉为"浙东第一伤科"。陆士逵于晚年将其医术著成《伤科》一书，由传承人董亦香参订，详述诸损伤疗法，对皮伤缝合、脱骱复位、骨折整复等诊治记载尤详，另著有《医经通考》，考证各经典籍条文，也为医届推重。

陆士逵子孙甚多，有以医为业的，也有它业谋生的。其中大多数因年久失传医名不显，至第五代传人陆小才（陆维新），医名又起；第六代传人陆银华更创造了陆氏伤科的又一代辉煌，成为承前启后，继往开来的一个里程碑。迄今已传至第九代，历时逾350年之久。

（二）第六代陆银华

陆银华（1895—1967），又名延銎，从世祖陆士逵始迁鄞县江东百丈街（今属江东区），幼承庭训，勤学苦练，自幼随父维新练武、从医习业，生性聪颖，熟读经典，深得家传拳术及医术之精华，功力深厚，接骨入骱，手法纯熟效捷，曾见患者患肩关节陈旧性脱臼已近 2 个月，经陆银华手法推骱即复位，此乃拳术精湛之功也。其不仅外治了得，又深研名家叶天士、王清任之说，用先人遗法，通过周详辨证，每能药到病除。20 岁其父去世，陆银华就携带着 14 岁的胞弟陆铜华（号延鏊）自立开诊，求医者甚众。旧社会农渔乡民，生活困苦，病非重笃，不肯就医，故临床所见者多属危急重症，或经久不愈之痼疾，陆银华用先人遗法，通过周详辨证，每能药到病除。北伐时，陆银华一度为上尉军官，北伐胜利后返甬重操医业，治愈竹尖穿腹大出血内外伤、眼球突出眼眶、太阳穴破口出血及各种危急重症及骨折，不可胜数。承祖传独特整骨复位术外，又结合膏、丸、汤、散秘方，于头部内伤、泌尿系统损伤及骨折治疗均有发展，自成一家。主张"以气血为纲，三焦分治"，尝谓"心脑并论，治心为先""血溢宜止勿迟疑，活血祛瘀紧相连，补肝益肾调气血，不碍脾胃惜后天"。

1912 年春，宁波半边街一渔民髋臼脱位，诸医束手，陆银华年仅 17 岁，徒手为之复位成功，轰动当时，求诊者与日俱增，成为享誉浙东伤科一代名家。晚年医名大噪，延诊者日以数百计。许多重危之症，经陆银华之手，均能得治，特别是对头部内伤（颅脑损伤）、海底伤（泌尿系损伤）的诊治，环节相扣，自成一体。行医六十余载，业务繁忙，临床效果奇、特、快，而蜚声甬江、浙东地区。当地提及陆银华之名，自民国时期至今几乎家喻户晓。陆氏伤科原定传媳不传女，陆银华打破旧习常规，不吝珍藏，自幼传授爱女云响，其女云响八岁已能给父作助手，牵拉患者手臂或扛腿足，帮助父亲接骨复位，十五岁能独立出诊治病。

1937 年陆银华携长女陆云响、女婿陆清帆应吴涵秋先生之邀请，来上海四明医院行医（此年抗日战争爆发，甬城迭遭日寇轰炸，宁波势必沦陷，来上海发展是躲避战乱所需）。在上海成名后，女儿、女婿扎根上海发展，陆银华返回宁波继续从医。他对骨伤医术精益求精，整骨上骱，胆大心细，手法娴熟，常能为患者解除痛苦于须臾间，此外，对于内、妇、外科诸病，亦每能桴应。在此期间，陆银华曾为浙江省委书记江华之妻吴仲礼治愈不明原因双颧骨潮红难受，并被陈毅元帅指名配制陆氏麝香伤痛膏。也曾多次受邀赴上海、福建等地，为陈丕显、叶飞等党的高级领导人、军事将领疗伤治病。晚年，陆银华患肝癌，但依然坚持读书看报，并继续为群众疗伤治病，直至 1967 年 6 月 12 日病故。

陆银华打破"只传儿子、媳妇，不传女儿、外人"的陈规陋习。把家传的医道先传给了女儿，而且还带了李永庆、郑宝庆两位外姓的徒弟。新中国成立后，为了更好地继承、发扬陆氏伤科的治伤经验，浙江省卫生厅、宁波市卫生局先后派遣了浙江中医学院教师、后任浙江省中医学会伤科分会主任的沈敦道教授和宁波市中医院主任医师、后任宁波市中医院副院长的叶海跟随陆银华学习治伤技术。

陆银华生有三女三子，长女云响、次女云英、三女云莲，长子海善、次子海昌、幼子海良，均承其业。其中长女在上海发展，成为上海伤科八大家之一的代表人物。在甬城继续坚守祖业、弘扬陆氏伤科医术的是其三个儿子。其中陆海善在宁波市海暑区骨科医院祖传陆氏伤科工作，其子陆景亦在该科室传承陆氏伤科。陆海昌为宁波鄞州区骨伤科医院创始人，其子陆健祖、陆祖安皆在该医院传其业，均有医名。沈敦道、叶海及其子陆海善从 1963 年开始整理其学术思想，于 1981 年出版《陆银华治伤经验》一书，其治疗内伤的部分经验被沈敦道教授同他人共同任主编的高等中医药院校教材《骨伤内伤学》（人民卫生出版社 1991 年 5 月第一版，截至 2008 年 9 月被重印 16 次）所收录。

（三）第七代陆清帆和陆云响

1. 陆清帆（1913—1958） 陆清帆 1953 年进入同济医院工作，与骨科元老屠开元教授及武术伤科大家王子平先生共事。兼任当时上海中医药学会伤科分会第一任副会长。1958 年因病去世。

2. 陆云响（1913—1985） 陆云响 1937 来沪后在石门一路开设诊所，每能药（手）到病除，声名逐渐流传上海。上海解放后，在联合诊所及惠旅医院应诊。1958 年进入静安区第二联合诊所工作，1959 年应邀进上海市静安区中心医院（前身为上海市第一劳工医院）工作，任中医伤科主任。1982 年，晋升副主任医师。1981 年 9 月 5 日加入中国农工民主党，任静安区第五、六届政协委员。兼学西医解剖学、生理学，总结前人经验，扩大祖传银质针治疗范围，对治疗急慢性腰伤痛效果显著。1983 年，陆云响应邀参加全国伤科学术会议进行学术交流，各地医疗单位派人前来观摩学习。

著有《伤科常见病讲义》，论文《小孩手臂的"假性脱骱"》发表于《上海中医药杂志》1955 年创刊号上，《宁波陆氏治疗髌骨骨折的经验简介》发表于《上海中医药杂志》1964 年第 2 期。其子陆念祖，女陆安琪得其心传。有正式门生谈勇茂、陈国利、黄雪姝 3 人。现陆安琪已退休，陈国利、黄雪姝定居国外。另外带教钱作尧等其他学生多人。陆云响承继父银华之业，尽得陆银华真传，继承了祖传独特的整骨复位之术和膏、丸、汤、散等验方，结合深入研究王清任的治伤学说，对胸背腹腰海底（属泌尿系统）等内伤及脑震荡疾患等伤科疑难杂症有独到见解，自成一家。陆氏伤科擅以汤药内治各种脏腑气血动乱之症，药到效显。且对骨痨、骨髓炎、闭塞性脉管炎，颇有独到认识及特效之治法，更得祖传之长银针，根据祖国医学经络学说，结合现代医学生理解剖，在病理变化上，经探研发展，针术独具一格。治疗急性腰扭伤、慢性腰腿痛与各关节酸痛麻木（包括四肢关节），甚有疗效。

陆氏伤科治病务实灵活，不墨守成规，根据不同体质，审其阴阳，立足于经络学说，以气血为要，外重筋骨，内合肝肾，依据传统伤科理筋治伤之法和现代医学的研究成果，既重外治，又重内治，接骨手法娴熟，对脑震荡等脏腑气血逆乱之证，重视辨证论治，每获立竿见影之奇效，名震于上海滩，时称"上海伤科八大家"之一。

陆云响医师尤其对家传银质针的临床应用独具一格。她以自身试针，打破常规，将陆氏银质针用于躯干疾病的治疗，发现了治疗腰腿痛的特效穴位——次髎穴，20世纪50年代末，她首先开展针刺"环跳穴"治疗腰痛并发"坐骨神经痛"，有不少患侧直腿抬高限于30°左右的严重病例，当她在这个穴位做银质针的"多向刺"，找到局部针感强烈的"得气感"和由此引起的下肢传导征象，做到"气至病所"后立即起针，不但"坐骨神经痛"显著好转或甚至完全消失，而且患腿常会立即抬高到90°左右。这种奇特的疗效引起了当时上海市静安区中心医院西医骨科主任宣蛰人医师的注意。陆云响医师打破家规，毫无保留地和宣蛰人开展了合作。他们委托中国科学院生理研究所对银质针治疗的机制进行了初步动物实验。结果显示，银质针尾壮火3柱后，针柄在体外的温度大于100℃，针尖为40℃，走出了揭示银质针作用机制的第一步。宣蛰人医师继承了陆氏伤科银质针"以痛为输"的取穴方法，用银质针针刺取代了原来的手术松解术，并在全国做了推广，为陆氏银质针在基层的应用起到了积极的作用。

（四）第八代陆念祖

陆念祖（1945—　　），出身于岐黄世家，家学渊源，少年时在父母指导下研习中医经典著作，课余也常侍诊亲侧，生性聪慧，勤奋好学，故尽得家传。1968年毕业于上海中医学院医疗系，后分配至四川、江苏、上海行医，至今40余载。幼奉庭训，经家传熏陶，又受业于正规中医学院，对祖国医学有独到的见解和治疗方法，骨伤科技艺精湛，理论深厚，尤擅长以祖传长银针施治。由于其在中医药领域的卓越贡献，获全国劳动模范、全国五一劳动奖章获得者、国务院特殊津贴等多项荣誉。

陆念祖先生全面继承了陆氏伤科的治伤特色，继承了祖传治疗骨折复位和固定的原则"静如磐石不移，动如钟摆有律"以骨折三期辨证为纲要，整体和局部并重，外伤与内损兼顾。治疗内伤，尤重气血，辨析内外，对软组织损伤、头部内伤（脑震荡）、海底伤（泌尿系损伤）的辨证施治尤为擅长。在其40年的临床工作中，根据疾病谱的变化而选取主攻方向，在继承的基础上不断创新发展。在祖传银质针治疗外伤、关节能障碍、鹤膝风经验的基础上，持续研究探索，适应临床需要，对针具、针法做了进一步的探索和改进，使银质针起到了"以针代刀"的作用，扩大了银质针治疗的范围，提高了疗效。提出针药同理，针灸之法，能通经脉，调气血，解痹痛，治痿癖，银质针更甚之，从而达到治疗之目的。部分伤筋等症，用银质针及温灸可代替药剂治疗，往往能针到病除，较药剂更为迅速而无药物之不良反应。在治疗颈肩腰腿痛疾病中取得显著的功效，使陆氏伤科成为上海市乃至全国的重要传统中医流派，有力地促进了针灸学术的发展，丰富了针灸医学的内容，使针灸学的内容更丰富与完善。在应用陆氏银质针的同时，配合应用毫针、外敷、内服、火罐、推拿等治疗方法，形成了较为规范的颈肩腰腿痛疾病陆氏伤科诊疗常规。

陆念祖在肩周炎的诊断和治疗上尤为精辟，规范了肩周炎的分型诊断和治疗，提出肩周炎的病理分型：外伤型、退变型、风寒型和中风型，又将肩周炎的病情分为轻、中、重三度，并针对不同的程度和分型，辨证施治，创新"陆氏肩关节粘连松解手法"。经过近 20 年的临床实践，收集 2 万余例病例的积累（1993 年报道了 2089 例，为国内最大的样本量），形成了全国领先的肩关节周围炎治疗特色，被称为"上海滩的肩周陆"。对于重度肩周炎患者，陆念祖先生结合现代医学麻醉技术，于 2003 年开始，在静脉麻醉下结合陆氏银质针和肩关节粘连松解手法。疗效显著者一星期可以恢复肩关节功能。截至 2008 年年底，已收治了 1200 余例患者。2008 年对其中的 100 例患者的长期疗效随访结果发现，该疗法的长期疗效优良率可达 90%以上。由于陆氏伤科治伤特色明显，疗效显著，吸引了大量的患者。陆念祖医师对自己在医疗中的创见，毫不保守，公开传授。为了让更多的人掌握该技术，先后总结发表了《陆氏银质针温针灸配合手法治疗肩周炎 2089 例临床观察》《陆氏银质针及其针术特色》《陆氏伤科学术特色撷英》等学术论文，受到同道的好评。近来又将陆氏祖传医疗技术与自己 30 年的临床经验加以总结，出版了《陆氏伤科银质针疗法》《陆氏伤科外用药集萃》等一系列专著。其不仅骨伤科技艺精湛、擅长以祖传长银针施治，并且重视研习经典著作理论，对内科、外科、儿科均有涉猎；曾跟随董氏儿科传人董廷瑶随诊抄方，整理董老治疗小儿发热经验：外感热病理法、通因通用法、滋阴退热法、调和营卫法，并撰写多篇研究论文。

作为负责人陆念祖先生承担国家十二五重点专科、上海市临床重点学科、海派中医流派扶持项目等专科建设，并且是上海市非物质文化遗产项目传统医药——陆氏伤科代表性传承人。作为陆氏伤科的传承人，陆念祖先生非常重视中医学术流派的传承与发展，近年来先后带徒李伟、徐洪亮等多人，科室形成了合理的人员结构。在病房设立了陆氏伤科研究室和陆氏伤科工作室，在其亲自指导下，开展临床和研究工作；2011 年 5 月，陆氏伤科工作室被上海市总工会命名为首批上海市"劳模创新工作室"暨"陆念祖骨伤诊治创新工作室"（上海卫生系统仅有 2 项），使陆氏伤科流派及特色技术获得更加长远可持续发展。

第二章 陆氏伤科理论和治法方药特色

陆氏伤科善于手法正骨入骱、服汤药、外敷药膏消肿、针灸，以及推拿导引，对损伤之理较多探究。《礼记·曲礼下》说"医不三世 不服其药"，在三百年的传承发展中，几代陆氏医家熟通经典、博览新知、临床不倦，经数代的整理、研究与继承，更是传至第六代陆银华，陆氏伤科开创了新时期。陆氏家族及门人弟子除了在宁波本地悬壶济世，其第七代传人陆清帆、陆云响夫妇迁居上海，分别于四明医院及老上海石门路处行医，他们继承家学，熟读内经、本草，崇尚叶天士、王清任、胡廷光治伤之法。至第八代陆氏传人陆念祖在继承祖传对筋骨损伤的辨证治伤思想的同时，提出针药同理、损伤外治之理即内治之理的观点，强调针刺、手法、外敷药与内治法同理，皆以中医经典理论为基础，以审查阴阳、辨识寒热虚实、标本缓急为原则。尤善祖传银针之法，合用艾灸以温经散寒、行气通络，达到调气血、解痹痛之效。陆氏伤科理论特色概括为"气血为纲，三焦分治，针药同施，内外兼顾"。

第一节 损伤的分类

损伤的分类有许多种，可以根据受伤的过程、外力作用的性质而分为急性损伤与慢性劳损。急性损伤，是指由于突然而来的暴力引起的损伤。慢性劳损，或称慢性劳伤，是指人们在劳动过程中由于劳逸失度、体位不正，外力长期作用于人体而致的病变。

此外，还可根据受伤的时间而分为新伤与陈伤两种：新伤，主要是指机体不慎受伤后立刻发病者。陈伤，又称宿伤，俗称老伤，是指以往有损伤史或伤后失治日久不愈，或愈后又因某些诱因，隔一定时间而复发者，根据受伤的程度不同而分为轻伤与重伤。

陆氏认为无论哪种分类方法，最终都会归结于损伤的部位，唐代《外台秘要》中许仁则《坠伤》说："损伤此病有二种，一者外伤，一者内伤"，大多伤科医家也深以为然。外伤包括皮肉、筋骨的损伤，内伤包括气血、脏腑经络的损伤。

一、外伤

（一）伤皮肉

外来暴力作用于人体，都是由表及里，皮肉首当其冲，故皮肉最易受伤。临床根据破皮与不破皮的情况，即根据受伤部位皮肤完整与否而分为两种。

（1）创伤：指暴力使皮肤破损而有创口流血，深部组织与体外环境发生接触者。皮肤完整则外邪不易侵入，伤处不致污染。《血证论》指出"人之所以卫外者，全赖卫气""卫气外循肌肉，充于皮毛，如室之有壁，宅之有墙，外邪不得而入也。今既破其皮肉，是犹壁之有穴，墙之有洞，揖盗而招之入也"。因此，破皮的创伤容易感染，所以，又称为开放性损伤。创伤重者，血飞而不住，血色鲜红，喷射如水泉不间断引起晕厥之死。由于受伤方式及伤口深浅不同，又可分为以下几种。

1）擦伤：皮肤受到粗糙面擦过所致的浅层破损、伤面擦痕及小出血点。

2）裂伤：钝力打击所致的皮肤及皮下组织裂开，伤口边缘常不整齐。

3）割伤：为锐利器具切割所致，创口较整齐，常呈直线状，深浅程度可不同，深部血管神经、肌腱可被割断，出血较多。

4）刺伤：为尖细物件刺入软组织所致，伤口不大，但一般较深，深部重要器官可能受到损伤，致伤物也可折断于深部组织内。

（2）挫伤：指皮肉受伤而不破皮者。伤处疼痛，肿胀或青紫，皮下瘀血，压痛显著。严重时可发生肌纤维破裂及深部血肿，如暴力过大时，力的作用可由外及内，而同时并发内部较重的重伤。可由于络脉破裂，而皮不破，血溢于肉，离经之血溢于皮肉或流脏腑瘀滞，久则血凝，血行之道不宣通，结成块不散，阻碍气血通行，或皮色青紫，为肿为痛。首先看局部肿势的大小，再看皮肤色泽红赤、青紫黑，特别从肿的形色坚软等方面又可测知气血虚实与受伤程度。

除体表的软组织外，体腔内脏器损伤时，也可分为开放性与闭合性。但体表伤口必须与体腔相通时才可称为开放性损伤；如体腔仍保持完整性者，不论其体表有无伤口，均称为闭合性损伤（骨折和脱臼同样如此）。

（二）伤筋

中医学伤筋的范畴是较为广泛的，由于扭、挫、刺、割及劳损等原因而使肌肉、筋膜、肌腱、韧带等一切软组织，以及软骨周围神经等受伤，均属于伤筋的范畴。古代文献上把伤筋分为筋断、筋走、筋弛、筋强、筋挛、筋翻、筋错位等名目。但在实际临床应用上，大致可归纳为筋的断裂伤与不断裂伤两类。

伤筋未断裂者：在早期出现筋扭、筋粗、筋翻等病状。在后期出现筋强、筋缩、筋萎、筋结等病状。狭义的伤筋相当于现代医学的扭伤。一般是指近关节的韧带，因关节活动过度受到外力的作用，超过了其正常活动范围引起的损伤。韧带纤维的部分断裂，同时也伴有小血管破裂出血，所以临床上除有关节障碍的表现外，尚有局部肿胀和皮肤青紫。肌肉或基肌腱也可因外力过猛而使其纤维部分断裂。其他如肌腱、腱鞘、滑囊、滑膜等非化脓性炎症亦属伤筋范畴。

伤筋断裂者：一般指韧带、肌腱及周围神经的断裂和韧带的破裂等。

（三）伤骨

伤骨包括骨折和骨膜、软骨损伤等，这里主要阐述骨折。骨折是指人体骨骼某种骨体连续性受到部分或完全损坏而言，绝大部分由于外伤暴力所产生，是伤科疾患之一，若处理不当，往往会造成不良后果，甚至带来残疾丧失劳动力。

经过长期的临床实践，我国在古时就形成完整的治疗骨折的方法及步骤：夹固、包扎、药物，在临床应用有一定的疗效。陆氏伤科治疗骨折，以中医理论为治疗原则，也具有自己流派的鲜明特点。

1. **骨折的病因**　常因外力创伤引起骨折。但骨折不一定指骨折断，因为有的时候会有一条裂缝，不一定完全断，又有一部分继发于其他疾病引起骨质破坏以至骨折，其不属伤科范围，临床上要加以识别。

外伤骨折原因如下所述。

（1）影响骨折间接因素，大略分为四点：①一般由于儿童容易跌到，老年人胫骨衰弱，因此多见于儿童与老年人。②凡体力劳动者，损伤机会多，骨折也较多。③体质较差者，骨质疏松，亦较易骨折。④雨雪天，滑倒后容易骨折。

（2）造成骨折直、间接因素：由于受到猛力的撞击，挤压，牵拉，以致骨折。

1）直接暴力：由于外力暴力直接作用于骨，使局部发生骨折，如被误打、压、轧伤。

2）间接暴力骨折：指受到外力作用，往往较远的部位发生骨折。

3）筋肉拉力突然摔交，筋肉猛力收缩时，可将筋肉附着处的骨体撕裂。

2. **骨折分类**　依据骨折的不同情况，分为以下五类。

（1）骨损：骨膜损伤（骨皮质伤）而骨干保持正常，叫作骨损。

（2）骨裂：骨受损伤后有裂痕，而骨体仍保持连续的，叫作骨裂（包括青枝骨折）。

（3）骨断：骨折处完全断离的，叫作骨断（横行骨折，斜行骨折，纵行骨折，粉碎性骨折，压缩骨折骨骺分离等）。

（4）骨碎：骨折处不仅断离，而且有碎骨，叫作骨碎。

（5）破皮骨折：断骨穿出皮时，或创伤、扎伤同时伴骨折，叫作开放性骨折。

3. **骨折症状**　四肢骨折的症状，颈、胸、腰椎骨折症状，胸骨、肋骨骨折症状，头颈骨折症状等，由于生理结构不同，在骨折后各有各的区别，大体有以下几个症象。

（1）肿胀：由于骨折后，必经脉损伤，血外溢、瘀血、肿胀。其肿胀轻重，取决于伤及孙络、中络、大络何处，内出血轻可表皮出现青紫，内出血重可见皮肤上出现紫血。

（2）疼痛：按压骨折伤处疼痛增加；移动肢体疼痛剧增，不动或固定，痛即减轻。但有时出现肌肉疼痛。骨折痛的原因是由于断端刺激经脉及瘀血聚积，气血运行不畅而痛。

（3）功能丧失：肢体与躯干骨折，因有肌、筋、脉受伤，因而对肢体的支持、提举、伸屈、旋转作用起了不同程度的阻碍。

（4）畸形：由于骨折断端移位造成畸形，以致肢体缩短或弯曲，或凹起与变形，在临床特别要注意如腕部舟状骨骨折、骨外科颈嵌顿骨折、股骨颈嵌顿骨折、外表不太明显的骨折。

（5）骨擦音：骨折由于骨端碰触，有时可能出现很明显的骨擦音。

4. 骨折的诊断　陆氏伤科对骨折的诊断，以"望闻问切摸"为主。

（1）望诊

1）望面色：股骨损伤轻的面色正常；严重骨折剧痛，或肢体出血多（内、外出血）初期可能出现面色苍白，应注意昏厥。

2）望形态：首先望人身体的动态，注意观察有些畸形及肢体活动的功能。

3）望肿胀：查看伤处肿胀范围，血肿轻或重，在陈旧性骨折可出现脚气肿或有水肿。

4）望皮色：根据伤处皮色正常或有青紫，可辨别伤势轻重，并要注意是否有皮肤创伤、伤口深浅大小。

（2）闻诊

1）闻呻吟及啼哭：患者呻吟、语声、咳嗽，可以辨别伤势的轻重，摸到或震到骨折部位，患者必呼疼痛，若小孩则哭嗽加剧。

2）闻骨擦：在摸骨折时，应特别注意是否有断骨摩擦的反应，或在较远处轻轻震动是否有骨擦声，来测定是否骨折与骨折的轻重。

（3）问诊

1）问原因：详细询问受伤原因，包括受伤过程，从扭、撞、跌、压伤等方面来辨明是否骨折、受伤体位姿势、外力性质等。

2）问时间：受伤时间或天数，有否经过治疗，过去有否外伤。

3）问部位：受伤部位及疼痛部位。

4）问病态：自觉症状，疼痛程度及问肢体外展伸压、转动功能的影响和丧失情况。

（4）切诊

1）脉诊：外伤疼痛又都属实证，有出血过多或不出血，一般骨折脉诊变化不大；但有内脏腑损伤或兼伤时，则脉诊有所区别。

2）摸法：是诊断骨折主要方法，具体应用如下。

触摸，由远到近、由浅到深、由轻到重，以免伤骨折加重。

旋转，压伸，摸关节是否正常与观察骨折轻重。

比法，应用于可疑骨折，比对两侧形体。

量法，测量肢体长短、粗细及关节活动角度大小等与健侧的对比，在比法、量法中应该注意畸形。

（四）脱位

中医古代文献对脱位及其治疗的描述有许多，《内经》在《素问·血气形志》篇就提出了"经络不通，病生不仁，治之以按摩醪药"。《汉书·艺文志》载有《按摩十卷》，在秦汉以前，用手法治疗损伤已很广泛。隋唐太医就曾有"损伤折跌正之"的规定，这说明当时人们已认识到正骨手法是治疗损伤的主要手法，唐代孙思邈著《备急千金要方》书中记载了下颌关节复位方法。唐代蔺道人《理伤续断方》一书中，对理伤骨折脱位手法有发展，记载了"相度""揣摩""拔伸""捺正""搏平""跨入""屈伸"等手法，为后世伤科手法治疗的发展奠定了基础。以后历代医家继续发展，积累了丰富的经验，尽管流派不同、手法不一，但其原理和目的是一致的。随着中医伤科手法的完善，以及现代科学技术的广泛使用，使中医伤科的治疗手法得到空前的发展。

陆氏伤科专治"跌打损伤，接骨入骱"，兼治关节瘴痹等症，不外乎手法正骨入骱，内服汤药，外敷药膏消肿，肿消血瘀气滞未净，故用伤膏，若有关节硬化，瘀积不散，肌筋挛缩拘急，以汤药洗，针灸，以及导引。

凡构成关节的骨关节面脱离了正常位置，发生关节功能障碍者称为脱位。

1. 外因　直接暴力、间接暴力（多见）。

2. 内因　年龄、局部解剖特点（不同类型关节的稳定程度，因其关节臼窝深浅及关节周围韧带的强弱而有所不同。髋关节的臼窝较深，可容纳股骨头的大部分，接触面积大，而且周围又有强韧的韧带，故甚为稳定，不易脱位。肩关节则相反）、病理因素、性别、职业、体质等。

表现：疼痛和压痛、肿胀、功能障碍。

二、内伤

人体气血、脏腑、经络受伤即称内伤。古代又称之为"内损"。临床上按其所伤之病理不同可分为伤气、伤血、伤脏腑等类型。

（一）伤气

伤气有气闭、气滞之分。气闭者多因骤然损伤而使气机闭塞不通，以致不省人事。气滞则多因损伤而致气机不利，可有胸胁窜痛、呼吸牵掣作痛、心烦、气急咳嗽等症状。《素问·阴阳应象大论》说"气伤痛，形伤肿"，是区别伤气、伤血的主要依据。但内伤在临证上较多出现为气血两伤，因为气与血在人体有着不可分割的关系。古人把气血关系生动地比喻为"气为血帅"，故血随气行；"血为气守，故气得之而宁静"。又指出损伤后气结则血凝，气虚则血脱，气迫则血走。在某些情况下，可以是气先伤而后伤血，在某些情况下是血先伤而后伤气，故在临床中较多见的是气血两伤。

（二）伤血

伤血可分为瘀血与出血两种。

1. 瘀血　是伤后血逆妄行，血离经脉之外，滞留体内，而成为瘀血停滞。

2. 出血　是伤后外虽皮肉未破，而体内血逆妄行，伤血自诸窍溢出于体外，则称为亡血或称失血。

（三）伤脏腑经络

其又称伤内脏，凡因跌仆、坠堕打击或金刃等严重外伤时，多伤及体内脏腑或骨折后断端内陷刺伤脏腑者，均属于危急之症。按其受伤发生的部位不同而分为头部内伤、胸胁内伤、腹部内伤，一般有器质性损伤的内伤较为严重。

一般地说，在外伤中伤及皮肉最轻，伤及筋骨较重，伤及内脏最重。在内伤中伤气血病情较轻，伤及内脏较重，又以内脏破裂出血为最重。人是一个内外统一的整体，就外伤而言，皮肉裹于外，筋骨连续于内。因此就外伤而言，皮肉损伤筋骨亦会累积；反之，筋伤骨损，皮肉必然同病。因经络为运行气血的通道，经络内属于脏腑，外络于肢节，而且"五脏之道，出于经隧"。因此无论是伤气血，或伤脏腑，均可导致经络阻滞；反之，经络损伤，亦必然引起气血、脏腑功能失调。同样，外伤与内伤也是密切相关的。临床辨证施治时，都应该从整体出发、全面分析，才能取得较好的疗效，这也是祖国医学中伤科的特色之一。

第二节　损伤的辨证

陆氏强调骨伤科的辨证与其他各科一样，应该做到将询问病史、观察临床表现和全面检查体格三者结合起来，并且按照"四诊""八纲"去搜集资料，进行综合分析，而后才能得出正确的结论，因此损伤的辨证完全是在中医诊断学的基本理论指导下进行的。但是在运用四诊、八纲时，又应密切结合损伤的特点，才能使这些具体化。如在望诊时注重于形态，对损伤局部的畸形应较为重视。在切诊方面除切脉以外，对损伤的骨与关节及肌肉等，都须用手进行触摸，正如《医宗金鉴·手法总论》中所说"以手摸之，自悉其情"，对骨、关节软组织损伤的诊断有一定的作用。在闻诊方面听骨摩擦音、听入臼音、听肌腱的捻发音、听半月板的摩擦音等都是很重要的。在问诊方面，则损伤时暴力的大小、身体的位置、跌仆的姿势及患者的职业等，均须做详细的询问。

伤科辨证就是根据上述"四诊合参"的精神来进行的。随着近代医学的发展和解剖方面知识的丰富，再配合应用如X线诊断及实验室检查，故在诊断水平方面有了很大的提高。如在辨别骨折、观察肢体畸形时，除用手摸其折断的部位和折断的情况，并细心地听局部有无骨擦音外，还可用带尺量其长短粗细等。通过望、闻、问、切四诊及摸量等方法的综合运用，有条件时配合X线检查，这样就能得到正确的诊断，兹将辨证方法的特点分述如下。

一、望诊

医生在为患者进行损伤疾病诊治时，应当首先通过望诊对患者进行全面观察。关于望诊的重要性及其临床应用，历代医学文献中有许多十分宝贵的记载。伤科的望诊，除了对全身的神色形态与舌苔等应做全面观察检查外，对损伤局部及其邻近部位必须特别认真观察。如《伤科补要》上就明确指出："凡视重伤，先解开衣服，遍观伤之轻重"。这说明通过患者全身，望损伤局部，望舌质苔色往往能初步确定损伤的部位、性质和轻重。

伤科的望诊可分为望全身与望局部两种，具体如下所述。

（一）望全身

1. 望神色　首先察其神态色泽的变化。临床上往往按照患者的精神和色泽变化来判断病情的轻重、损伤之有无。如无明显改变者伤势较轻。如表情痛苦面容憔悴、神色萎顿、色泽晦暗者是伤情较重的表现。所谓"有疾音容俱转变，无疴色脉自调匀"。损伤失血多时可出现唇青面色苍白。严重时可为灰土色或紫绀色，对重伤患者须察其神态是否清醒，若神志昏迷，汗出如油，目暗睛迷，瞳孔缩小或散大，形羸色败，呼吸微弱，或喘急异常，多属危急的症候。

2. 望形态　肢体在受伤后发生形状的改变多为骨折、关节脱臼的表现。如下肢的骨折多数不能直立行走；肩关节脱位多以健侧的手托住患侧的前臂，身体也多向患侧倾斜；颞颌关节脱位多用手托住下颌；急性腰扭伤身体多向患侧佝偻，且有用手支撑腰部等姿态。陈伤骨折及陈旧性关节脱位都因肌肉不能活动而使局部萎缩和细弱。

3. 望肤色　损伤的性质与轻重不同，则其肤色亦异。如新伤肢体肿胀青紫；陈伤则肿处肌肤变黄。

（二）望局部

1. 望畸形　骨折或关节脱位后，肢体一般均有明显的畸形。如关节脱位后，原关节处出现凹陷，而在邻近部位因骨突出而显著的隆起，患肢可有长短、粗细等变化。又如完全性骨折，患者的伤肢因重叠移位而有不同程度的增粗和缩短。原来的骨位出现高尖或凹陷等症状。老年人股骨颈或股骨粗隆骨折，多有典型的患肢缩短与外旋畸形。腰椎间盘突出的，多见腰脊柱侧弯。所以望畸形，对于外伤的辨病、辨证是十分重要的。

2. 望肿胀　损伤以后多有肿胀。《医宗金鉴》说"人之气血，周流不息，稍有壅滞，即作肿矣"。须观察其肿胀的程度，以及色泽的变化，新伤肿胀较甚，陈伤肿胀和色泽变化不大。

3. 望创口　在创伤或穿破骨折时须注意创口的大小、深浅，创缘是否整齐，创面污染程度，色泽鲜红还是紫暗，以及出血多少等。如已感染应注意流脓是否畅通、脓液的气味及稀稠等情况。

4. 望舌　观察舌质及苔色，虽然不能直接判断损伤的部位及性质，但它能客观地反映人体气血的盛衰、病情的进退、疾病的寒热、病位的深浅及伤后机体的变化。所以，古人对此评价很高，认识到"心开窍于舌""舌为心之苗""舌为脾之外侯"。《辨舌指南》中又有"辨舌质，可辨五脏之虚实；视舌苔，可察六淫之浅深"。而从整体观点来看，舌与苔在辨证施治时也属重要的一环。

望舌包含着舌和苔两种内容。舌和苔都可以诊断人体内部的寒热、虚实变化，两者既有密切的关系，又各有重点。大体上反映在舌的，以气血的变化为重点；反映在苔上的，以肠胃的变化为重点。所以察舌察苔可以得到互相印证、相得益彰的效果。伤科疾患中无论是新伤气滞血瘀或陈伤劳损，均为外力作用所致，但对治疗来讲，必须根据患者整体的情况出发，按体质的强弱、气血的盛衰等而做不同的处理。

舌质：舌质的诊察包括舌的色泽和苔的形态。

（1）舌色观察内容如下。

1）舌色，正常人的舌色一般为淡红色。如舌色淡于正常，提示气血虚，血量减少，血色降低，或为阳气不足而伴有寒象。

2）舌色红绛为热症或为阴虚。舌色鲜红，深于正常，称为舌红，进一步发展而成为深红称为绛。两者多系血中有热，后者热势更甚，多见于感染发热、烧伤和创伤手术之后。

3）舌色青紫，提示气血运行不畅、瘀血凝聚。局部紫斑表示血瘀程度轻，或为局部有瘀血，全舌青紫表示血瘀程度较重。青紫而滑润，表示阴寒血凝，为阳气不能温运血液所致。绛紫而干表示热邪深重，津伤血滞。

（2）舌苔：观察苔的有无变化，可鉴别病情是属表还是属里。

1）苔的过多或过少标志着邪正两方的虚实，薄白薄净而润滑为正常舌苔，或为一般外伤复感风寒，初起在表病邪未净，正气未伤。苔过少或无苔表示脾胃虚弱；厚白而滑为损伤伴有寒湿或寒痰等兼证；厚白而腻，提示湿浊；薄白而干燥，提示寒邪化热，津液不足；厚白而干燥，表示湿邪化燥；白如积粉可见于创伤感染，痈肿初起，热毒内蕴之症。

2）苔白厚腻与邪的多少成正比，舌苔厚腻为湿浊内盛，苔越厚则邪越重，从苔的消长和转化上可测知病情的发展趋势。由薄增厚为病进，由厚成薄称为"苔化"为病退。但在舌红光剥无苔时，属胃气虚或阴液伤，老人股骨颈骨折时多见。

3）黄苔：一般主热症，如创伤感染、瘀血化热时多见。脏腑为邪热侵袭，皆能使白苔转黄，尤其是脾胃有热。薄黄而干为热邪伤津，黄腻为湿热，老黄为实热积聚，淡黄薄润表示湿重热轻，黄白相兼表示由寒化热、由表入里。白黄、灰黑色泽变化标志着人体内寒热及病邪发生变化，若由黄色的转为灰黑苔时表示病邪较盛，多见于严重创伤脓毒血症，伴有高热或失水等。

二、问诊

为了获得正确的诊断，就得重视调查研究，详细分析病情的一切资料，包括详细询问患者的主诉病史，认真全面的客观检查，结合放射和化验等检查，再将所得的材料，加以去粗取精、去伪存真、由此及彼、由表及里的思索、分析和归纳，找出和抓住主要矛盾，才能进行正确的治疗。伤科的问诊除了应收集年龄、职业工种等一般情况外，还需重点询问以下几个方面。

1. 问主诉　问患者主要症状及时间，主诉可以提示病变的性质和促使患者前来就医的原因。

2. 问伤势　问受伤部位，受伤的过程和急救的措施。

3. 问受伤的时间　问损伤的时间长短，如突然损伤，为急性；如逐渐形成，属慢性损伤或劳损。

4. 问受伤原因和体位　如跌打、闪挫、扭迷、坠堕等，以及询问损伤时患者当时所处的体位、情绪等。如伤时正在弯腰劳动则损伤易发生在腰部；伤时是高空作业，忽然坠落，足跟着地，则损伤可能发生在足跟、脊柱或头部等；伤时正与人争论，情绪激昂或愤怒，则在遭受打击后不仅有外伤，还可能有内伤。

5. 问伤处　问损伤局部的各种症状及活动、气候等对伤处所产生的影响，阴雨天气疼痛加重者，说明与寒湿痹阻经络有关。

6. 问疼痛　详细询问疼痛的起始日期、部位性质、程度，应问其是剧痛、酸痛或麻木，疼痛是持续性或间歇性、加重或减轻的情况，疼痛的范围扩大或缩小或固定不动，有无放射痛，服止痛药后能否减轻，各种不同的动作（负重、咳嗽、喷嚏）对疼痛有何影响，气候变化有无反应，休息及白昼、黑夜对疼痛程度有无改变等。

7. 问伤后肢体的功能　如有功能障碍，应问明是受伤后立即发生的或是过了一段时间以后不能动的。一般骨折、脱位后功能多立即丧失，慢性屏伤或劳损大多过了一段时间才产生症状。

8. 问医治经过　询问医治经过和后果，以及目前存在的问题，以全面掌握病情和变化。分析已做的处理是否妥当，从而决定应当采取何种治疗措施。

9. 过去史　即过去的疾病可能与目前的损伤有关的内容。应详细询问结核史、外伤史、血液病、肿瘤史等。

10. 问家庭及个人生活史，问家庭成员或经常接触的人有否慢性传染病　如结核、痢疾等疾病，个人生活史方面应着重职业的改变情况，以及家务劳动和个人嗜好等。

11. 其他　问有无并发症状。

三、闻诊

闻诊除注意听患者的语言、呼吸、咳嗽，嗅呕吐物、创口、二便或其他排泄物的气味等一般内容外，伤科辨证时还应注意以下的局部闻诊。

（一）听骨擦音

骨擦音是骨折的主要体征之一。在完全性骨折时，都能听到骨擦音，检查时可以感到粗糙的摩擦音。骨骺分离的摩擦音与骨折的性质相同，但较柔和。所以注意听骨擦音不仅可以帮助辨明是否存在骨折。而且还可进一步分析骨折属于何种性质。如《伤科补要》上说"若骨全断，动则辘辘有声；如骨损未断，动则无声；或有零星败骨在内，动则淅淅之声"。如骨擦音经治疗后消失，表示骨折已经接续。但应注意检查时动作务必轻柔，不能过于追求骨擦音，而增加患者痛苦。如有 X 线检查，则可不做该试验。

（二）听入臼声

关节脱位在整复成功时，常能听到"格得"一声。《伤科补要》上说"凡上骱时，骱内必有响声活动，其骱已上。如无响声活动者，其骱未上也"。当复位时听得此响声，应立即停止增加拔伸牵引力，以免筋络、肌肉、韧带、关节囊等软组织被拔拉太过而增加损伤。

（三）听筋的响声

部分伤筋在检查时可有特殊的摩擦音，最常见的有以下几种。

1. 听关节摩擦音　一手放在关节上，另一手移动关节，可检查出关节摩擦音。在听到响声的同时还觉得有摩擦音。

（1）柔和的摩擦音可在很多慢性或急性关节疾患中听得。

（2）粗糙的关节摩擦音可在骨关节炎时听到。

（3）在关节内如经常出现一个尖细的声音，表示关节内有移动的软骨或游离体。

2. 听腱鞘炎与腱周围炎的摩擦音　在屈拇与屈肌腱狭窄性腱鞘炎时，做伸屈手指的检查时可听到弹响声，多系膨胀之肌腱通过其腱鞘所产生，所以习惯上又把这种狭窄性腱鞘炎称为弹响指。腱周围炎在检查时常可听到似捻干燥的头发时发出的声音，即捻发音。多在有炎症渗出液的腱鞘周围听得，好发于前臂的伸肌群，大腿的股四头肌和小腿的跟腱部。

3. 听软骨摩擦音　以膝关节半月软骨破裂时，做膝关节旋转检查（麦氏征）时发生尖细的响声最为典型。

（四）听啼哭声

应用于听小儿患者，以辨别受伤之部位。小儿不能正确说明伤部病情，家属有时也不能提供正确病史，检查在摸到受伤部位时，小儿啼哭声加剧，往往能提示损伤的部位。

（五）听创伤引起的皮下气肿的摩擦音

当创伤后发现大片皮下组织有不相称的弥漫性肿起时，应检查有无皮下气肿。当皮下组织中有气体存在，检查时都有一种特殊的摩擦音或摩擦感，把手指分开像扇形，轻按患部稍施压力，就能感到。最常见的创伤是肋骨骨折后，断端刺破胸膜，空气渗入皮下组织而成皮下气肿，还可在气性坏疽的病例中听到。其他如血液渗入皮下组织后常可引起气肿，在手术创口周围，缝合裂伤的周围如有空气残留时，亦可发生。

四、切诊

切脉主要是掌握内部气血、阴阳、寒热、虚实等变化。

（一）脉诊

损伤常见的脉象有如下数种。

1. 浮脉　轻按应指，重按反觉脉搏力量稍弱。在新伤瘀肿疼痛剧烈及脑震荡眩晕的前期多见。大出血及长期慢性病患者因正气不足，虚象严重。

2. 沉脉　轻按不应，重按始得。一般沉脉主病在里，伤科临床在内伤气血腰脊损伤疼痛时多见之。

3. 迟脉　脉搏至数缓慢，每见脉来不足四至。一般迟脉主寒主阳虚，在伤科筋挛缩、瘀血凝滞等证多见。

4. 数脉　每息脉来五至以上，不到六至者称为数脉。数而有力者，多为实热，细数无力者，多属阴虚，在一般损伤发热时多见之。

5. 滑脉　往来流利，如珠走盘。在胸部挫伤血实气壅时及妊娠期多见，初产妇更明显。

6. 涩脉　指脉形不流利，往来艰涩，如轻刀刮竹，一般至数比正常为少，气虚血瘀。所以在血亏津少，不能濡润经络，气滞血瘀的陈伤多见之。

7. 弦脉　脉形直长，如按琴弦。主诸痛主肝胆疾病，主阴虚阳亢。在胸胁内伤及各种损伤剧烈疼痛时多见之；还常见于伴有肝胆疾患、高血压及动脉硬化等症的损伤患者。弦而有力者称为紧弦，多见于外感寒胜之腰痛。

8. 濡脉　浮小而软，脉搏跳动力量不足，在劳伤气血不足，气血两虚时多见之。在外感病中多为湿困。

9. 洪脉　脉形宽大，脉来如波涛汹涌。来盛去衰。一般表示热邪炽盛。在经络热盛，伤后血瘀生热时多见之。

10. 芤　脉形浮大而中空，重按无力，为亡血失精之脉。在创伤或内伤出血过多时，多为病情加重而正气衰退的一个征兆。

11. 细脉　脉细如线，又称小脉。表示气血不足，阴阳两虚，而以血虚、阴虚为主，诸虚劳损或久病体弱多见之。

12. 结代脉　间歇脉之统称。表示脏气衰退，尤其是心气不足、血瘀痰浊等阻遏胸阳，可见于心痹等症，在损伤疼痛剧烈脉气不能相接时见之。

13. 缓脉　一呼吸脉搏四次或不及四次，该脉见于急慢损伤患者或兼湿病。

14. 紧脉　紧张有力，如转绳索。主寒证、痛症。症见四肢关节及外感寒邪疼痛。

以上脉象常不是单独存在，因疾病病情复杂，故脉象往往出现多种相兼脉象。

（二）伤科脉象特点

（1）瘀血停积者多系实证，故脉直坚强而实，不宜虚细而涩，洪大者为顺，沉细者恶。

（2）望血过多者多系虚证，故脉宜虚细而涩，不宜坚强而实，故沉小者顺，洪大者恶。

（3）无脉模糊者，症虽轻而预后必恶。

（4）外症虽重而脉来缓和有神者，预后往往良好。

（5）在重伤痛极时，脉多弦紧。偶然出现结代脉者，系疼痛所致的暂时脉象，并非恶候。

附《伤科补要》之伤科脉决

伤科之脉，须知确凿。蓄血之症，脉宜洪大；失血之症，洪大难握。
蓄血在中，牢大都宜。沉涩而微，速愈者稀。失血诸症，脉必现芤。
缓小可喜，数大堪忧。浮芤缓涩，失血者宜。若数且大，邪胜难医。
蓄血脉微，元气必虚。脉症相反，歧猛难施。左手三部，浮紧而弦，
外感风寒。右手三部，洪大而实，内伤蓄血。或沉或浮，寒凝气束。
乍疏乍数，传变莫度。沉滑而紧，痰淤之作。浮滑且数，□痰之恶。
六脉模糊，吉凶难摸。和缓有神，虽急不哭。重伤痛数，何妨代脉，
可以医疗，不须惊愕。欲知其要，细心习学。

五、摸诊

摸诊是伤科诊断疾病的重要方法之一。古时虽然没有类似现代的许多医疗器械如 X 线检查等，但依靠了长期临床实践中所积累的诊断经验，特别是摸诊，仍然能对许多损伤性疾病获得了正确的诊断。在我们当今的医疗服务中继承中医传统特色，充分发挥摸诊的作用，仍是十分重要的。关于摸诊的重要性，及其使用方法，历代医学文献中有许多记载，如清代《医宗金鉴》手法总论中说"以手摸之，自悉其情"。该书还说"摸者，用于细细摸其所伤之处或骨断、骨歪、骨软、骨硬……筋歪、筋正、筋断、筋走"等。《理伤续断秘方》指出"凡认损处，只须揣摸骨头平正不平正，便可见"，又说"凡左右损伤，只相度骨缝，仔细拈捺忖度，便见大概"。通过医者之手对损伤局部的认真触摸，可帮助了解损伤的性质，有无骨折、脱位。从摸得的形态、移位等情况可以判断骨折的性质，在关节脱位的诊断上摸出凹陷、突出，可以从而判定脱出的方向。

（一）摸诊的主要方法和意义

1. 摸压痛　根据压痛的部位、范围程度来鉴别是伤骨或伤筋，有尖锐的压痛处，表示有骨折，压痛面积较大、程度相仿，表示伤筋。骨折斜断时，压痛范围较横断为大。

2. 摸畸形　由摸患部变形高凸和凹陷，可以判断骨折和脱位的性质、位置、移位方向及呈现重叠、成角或旋转畸形等情况，如横行折断而有移位时，凹凸时显，如凸出不在同一水平线上，多为斜行骨折。

3. 摸灼热　从局部冷热的程度，可以辨识是热证还是寒证。热肿，一般表示新伤或局部瘀热；冷肿，表示寒性病或气血受阻。

4. 摸手足　摸四肢的寒温。解阳气不足，病情较重；手足温暖的为阳气未衰，病情较轻。同时摸四肢也可以辨别外感内伤，如手背上热的，为外感；手心上热与小腹热的为内伤。手心热还可结合额部的热进行互勘如手心热于额为虚热，反

之额热于手心的为表热。

5. 摸异常搏动　在摸肢体之长骨干时，平时不能活动的部位，发现有异常搏动，表示有骨折。

6. 摸弹性固定　关节脱位患者脱出的部位常有弹性地保持在特殊的畸形位置，在摸诊时手中有弹性感觉。

（二）摸诊在临床上的五种常用手法

1. 触摸法　即用手指细心触摸伤处，古人有"手摸心会"的要领，就是要求通过对伤处的触摸，做到心中有数，以辨明是伤筋还是伤骨、是骨折还是关节脱位，伤骨时可根据摸诊初步判明有无畸形，有无移位，向什么方向移位；伤筋时可根据伤力的方向判明其断裂与否，是内翻还是外翻等。

2. 挤压法　用手挤压患处上下、左右、前后根据力的传导作用来诊断骨骼是否有折断。用手按胸骨及相应的脊骨时，如肋骨发生挤压痛阳性者，提示肋骨骨折；用两手挤压两髂骨骨翼引起挤压痛者，提示骨盆骨折。此法有助于鉴别是骨折还是挫伤。在骨折后期往往还用该法辨别骨折是否愈合。如挤压痛消失，是骨折临床愈合的征象之一。

3. 叩击法　该法是利用对肢体远端的纵向叩击所产生的冲击力来检查有无骨伤的一种手法。如下肢胫腓骨骨折时，叩击足跟；脊椎损伤时叩击头颅。发现疼痛之部位与局部压痛相吻合，则提示骨实质的折断的部位；仅有压痛而叩击痛阴性者，表示骨的连续性未受到破坏，可能是软组织损伤。

4. 旋转法　用手握住伤肢下端，做轻轻的旋转动作，以观察损伤处有无疼痛反应或活动限制，有无特殊的响声。旋转法常与屈伸关节的手法配合使用。

5. 屈伸法　用手握住伤部临近的关节做屈伸运作，用屈伸的度来作为测量关节运动功能的依据。旋转法与该法常与患者主动的屈伸与旋转活动进行对比。不仅是摸诊必须善于将患者做对比而后才能正确地分析通过摸诊获得的资料的临床意义。应用四诊进行辨证时也是经常用对比的方法来帮助诊断的，如望诊与量法主要是患侧与健侧比长短、比粗细、比形态、比活动功能等；闻诊与摸法也是通过比较来发现问题的。此外，治疗前后的对比，如对骨折、脱位正骨复位前后的对比，功能恢复的对比，对诊断都很有帮助。

第三节　损伤的治疗

陆氏伤科根据损伤的"内外兼治"原则，外敷药物结合内治，更对纠正损伤引起的脏腑经络、气血的功能紊乱，使受损的组织器官在接近正常生理状态下也有很大的作用。

一、药物治疗

损伤的证治宜先祛瘀通络、和血止痛，然后和营调养气血、补益胃气，以充其肝肾，气血旺盛，如骨折早期愈合，若不用药物治疗则瘀滞不清，营卫不和，气血不复，贻误病和，《正体类要·序》所述"肢体损与外，则气血伤于内，营内有所不贯，脏腑有所不和，岂可纯任手法而不求脉理，审其虚实，以施补泻哉"。

（一）外用药

损伤后根据病情的发展可分为冷敷与热敷。

冷敷指的是药膏与软膏类，其应用时多冷敷，不需加热，故陆氏伤科又称其为冷敷外用药。将药物碾成细末，然后用饴糖、蜜、油、水、鲜草药汁、酒、醋或医用凡士林作基质，混合调匀成糊状而制成。近代伤科各家的敷药基质选用饴糖较多，主要取其硬结后有固定、制动、保护伤处的作用。按功用可分为消瘀退肿止痛类、舒筋活血类、接骨续筋类、温经通络祛风湿类、清热解毒类、生肌拔毒长肉类。

1. 冷敷药　用于骨折初期（或无骨折血肿），内出血肿胀期。

（1）四黄消肿膏：逐瘀通络，清热燥湿，消肿止痛。

药物：生大黄、黄柏、山栀、黄芩。

用法：共磨细末，过筛成粉末，用菊花露与蜜糖调软膏20与1之比。

（2）如意消肿膏：用于瘀血化热炎变，及肤红肿痛者，能活血破瘀凉血，兼清温热，散结消肿排脓。

药物：天花粉、大黄、白芷、厚朴、陈皮、甘草、南星。

用法：共磨细末，过筛，麻油调软膏。

以上两种软膏，2～3日更换一次，1～2周瘀肿消失为止。对于如意消肿膏，在红肿热痛逐渐好转，火势下降局部炎变消失，瘀积未消时，则更换四黄消肿膏消散瘀滞。

（3）金疮止血丹：应用于金疮（创伤）出血，有凉血止血、消肿祛瘀的作用。

药物：苦参、地榆、半夏、苏木。

用法：共磨细末，渗于疮口。

（4）桃花红油膏：治皮肉破裂或已溃疡，或血肿严重，皮肤发生紫血疱。能清热泻火，凉血排脓敛燥。

药物：煅石膏、赤石脂、口丹。

用法：共磨细末，用麻油调和成软膏。

（5）九一丹：治痈疽疮癣，腐肉不脱，能祛腐生肌，若腐肉再不脱清，可改用八二丹或三七丹。

药物：红丹、石膏，以1∶9配比，用其药量而定名。

用法：共磨细末，渗于疮口。

（6）生肌散：用于创伤后疮疖溃疡久不敛口，能祛腐生肌。

药物：制象贝、血竭、赤石脂、龙骨、冰片、没药、儿茶。

用法：依法制为散，渗于疮口。

2. 热敷药　主要用贴膏药。

膏药：唐宋以来，就已广泛应用内外各科之治疗上，伤科临床应用更为普遍。膏药古称薄贴，是一种遇热烊化能粘贴在患处、应用方便、药效持久、便于收藏携带、经济节约的传统外用剂型。陆氏伤科又将其称为热敷外用药。《理瀹骈文》将膏与药分别阐述"熬者曰膏，撮者曰药""有但用膏而不必用药者。有竟用药不必用膏者，有膏与药兼用者和之。两全离之而各妙"。现习惯上称为膏药。早在久远的年代，我国医学家就有言曰："膏药能治病，无殊汤药，用之得法，其响立应。"唐宋以来，膏药就已广泛应用于内外各科之治疗上，伤科临床应用更为普遍。膏药是由药物、植物油（传统用芝麻油）与铅丹或密陀僧炼制而成药肉，配合药末共同应用。亦有用蜂蜡等作基质制成。骨伤科膏药按功效可分为两大类：治损伤与风湿类、提腐拔毒生肌类。治疗损伤的有坚骨壮筋膏等，治疗风寒湿痹的有狗皮膏等，损伤与风湿兼治的有损伤风湿膏等。治疗损伤后皮肤有创面溃疡的有太乙膏、陀僧膏。根据创面情况一般还可选加九一丹、生肌散等祛腐生肌类药粉（末）。

膏药使用过程中要注意以下事项：①膏药治伤多用于骨折、伤筋的中后期治疗，损伤初期有明显肿胀者不宜使用。②膏药在制作时，虽已做去火毒处理，但仍有诱发接触性皮炎可能，过敏体质或膏药过敏者应慎用或禁用。③膏药使用时需加热烊化，趁热贴敷，所以要注意预防皮肤烫伤，尤其是用于皮肤娇嫩的儿童时。一般情况下，烊化的膏药肉面由亮转暗时，或用手背在膏药背面感到热而不痛时贴敷最佳。④用下丹收膏法制成的膏药，因含有铅丹（又称黄丹或赤丹，其主要成分为三氧化铅）或密陀僧（一氧化铅），X线不能穿透，所以在进行X线检查时应事先取下。

（1）陆氏伤膏：凡跌打损伤瘀积不散，经络气血不通痛不止，按其功用，治损伤，以舒筋活血通络，祛瘀软坚散积滞。若受伤有血肿或有炎症或有皮肤过敏者禁忌。

药肉组成：川芎、虎骨、巴豆、山奈、荆芥、北细辛、白芷、白芥子、羌活、独活、桃仁、泽兰、五加皮、生大黄、川牛膝、莪术、秦艽、大茴香、附子、当归、草乌、人发、麻油、铅丹、连翘。

药末组成（外加药末，调和于伤口之内）：半夏、干姜、白芷、肉桂、胡椒、干松、山奈、丁香、南星、细辛、大茴香、乳香、没药。

上药十三味磨细末筛过，以后再加血竭、樟脑、麝香磨细末备用，当做伤膏时，调和膏药内。

（2）外洗药：治疗血凝结过久不散，风寒湿痹，关节强直或挛缩不伸。功用：活血行气舒筋解肌，温通经络。

（3）活血洗方：药物：桑枝、伸筋草、桂枝、生草乌、生川乌、秦艽、五加皮、羌活、独活、木瓜、赤芍、川贝母、川芎、红花、当归、姜黄，日用30g浓煎，患处外洗。

（4）舒筋伤药水：用于皮肤过敏不能贴伤膏与敷药。药物：生草乌、生川乌、生半夏、生栀子、生大黄、生南星、木瓜、羌活、独活、路路通、花椒、苏木、生蒲黄、香樟木、赤芍药、红花，用60°酒3kg浸药，日两次洗搽。

（5）通络洗药：药物：桂枝、羌活、独活、川贝母、淫羊藿、秦艽、草乌、伸筋草、五加皮、透骨草、海桐皮、地鳖虫、桑枝、刘寄奴、落得打。

（二）内服药

1. **外伤如骨折等以三期辨证用药**　分为内出血肿胀期，瘀积期和恢复期。

（1）内出血肿胀期（早期）：1～3日血肿增加止，而7～14日以后，瘀血肿逐渐消退，骨折常伴有络脉伤（络脉即血脉，阳络为动脉，阴络为静脉，孙络即微血管）。血流脉外，血瘀凝结，气血不调，为肿为痛。治以活血破瘀行气，消肿止痛。用桃仁四物汤加味。

药物：当归尾、川芎、赤芍药、大生地、桃仁、乳香、没药、川牛膝，在上肢用丹参，下肢用牛膝，若瘀血肿严重，则加苏木、泽兰，服2～5剂。

服药后瘀血肿渐消，血肿减轻，去桃仁、红花，加秦艽、五加皮，若见瘀血肿减轻，而瘀积严重肌肉紧张，去苏木、泽兰而桃仁、红花仍用之。

若有瘀血化热肿，皮色不变，可加清热凉化之药，荆芥、薄荷、金银花、连翘，至热肿消则去之。

若见瘀血化热，皮肤出现红肿热痛，将成脓，其症即如痈初起肿毒。因病初起，偏于轻浅，夫肿毒初起，皆由营血阻滞郁而为热，营卫之气血失其常度。病既形于外，必有表证，则用仙方活命饮，药物：金银花、当归、天花粉、皂角刺、山甲片、赤芍药、陈皮、乳香、没药、防风、白芷、甘草、贝母粉（吞）。

（2）瘀积期（中期）：局部肿势消失，但余瘀内积未净，气血运行尚未完全恢复，故骨未续，痛未止。治宜和血通络，祛瘀生新。用和血散瘀汤。

药物：全当归、川续断、赤芍药（或白芍）、桑寄生、生地黄（或熟地黄）、秦艽、五加皮川牛膝或加茜草、威灵仙，服5～10剂。

（3）恢复期（后期）：瘀积已净，骨已接续而不固。当功能活动时感无力，正气未复。治宜补调气血，养肝肾，增强骨质。用八珍汤，或用十全大补汤。

1）八珍汤：治宜失血过多，气血内虚治之。

药物：酒炒当归、川续断（上肢用川芎）、酒炒白芍（瘀积未净用赤芍）、白茯苓、甘草、熟地黄、党参、白术（或湿阻用苍术），或加黄芪，或杜仲、补骨脂之类。

2）十全大补汤：诸虚不足，神疲少气，无力，恶寒，自汗，面色不华等治之。其功用助阳固卫。

药物：即八珍汤加黄芪、肉桂后下。

若见大便秘结，燥屎停滞不下，固人之一身，元气绕流，稍有滞凝，则壅塞经络，隔遏阴阳，而为病，或寒或热，或气或血，或痰或食，为证不一。轻则消而导之，重必攻而下之，使垢瘀化去，而后正气可复。故伤后瘀阻，经络通利不畅，治宜活血破瘀理气攻下汤。药物：当归、芍药、桃仁、延胡索、木通、柏子仁、川牛膝、厚朴、川军、玄明粉、枳实。服 1～2 剂。

其是重攻下剂，内用大承气汤，非大实大满不可轻投，应慎用之。

服用注意：该药最好晚上睡时服用，翌日大便，有利于家属护理人员安定休息。若白天服药，晚上大便，尤其骨折患者，自己不起床取便盆，晚上必会影响护理睡卧。若患者服药后，大便下即停服，若服药之后，便下 1～2 次为正常，若便下 3 次者，即服用冷粥一碗，其泻即止（服药之前，先烧好粥备用）。

2. 脑部内伤辨证用药　陆氏在头部损伤的用药上，以开窍安神，升清降浊，为首要之法。《灵枢》云"心者，五脏六腑之主也，精神之所舍也""所以任物者谓之心也"。陆氏认为头部内含脑髓，头脑部损伤从脏腑来说，是脑髓受损，脑髓震动，扰乱了静守之府，出现神不守舍、心乱气越之症。颅内濡养脑髓的津液与血液瘀滞，蒙蔽清窍，《灵枢·海论》曰："髓海有余，则轻劲有力，自过其度，髓海不足，则脑转耳鸣。胫酸眩冒，目无所见，懈怠安卧。故脑髓受损，则轻受震，震激则脑气奎聚，闭塞不通，神明失司，发为昏馈。气塞则气机逆乱，血随之而聚。气逆则滞，血凝则疲，癖凝气滞阻于上，升降失司，神明被扰，或症见昏馈或昏馈虽醒，头晕泛呕不止。"

由于脑的生理功能和病理变化均可反映于全身各脏腑，其中与心、肝、肾三脏关系尤为密切，所谓"心者，君主之官也，神明出焉"，是人体生命活动的总称，是指整个人体生命活动的外在表现，包括心所在的神志，即人的精神。中医理论认为人的思维活动与五脏有关，所以"脑"的许多精神活动和思维由"心"来支配和实现。故头部内伤必累及心，心与脑关系最为密切。陆氏伤科治疗头部内伤以首先治"心"为原则，这是陆氏治疗头部内伤的主要学术见解。

治疗头部损伤除了以心为主之外，还要注意调节肝经气机，在损伤中后期，往往会伴有失眠多梦、头胀头痛、目眩头晕、郁郁不乐等症状，上述症状由于肝气抑郁、肝经气血郁滞、肝失疏泄、气机不调引起，肝的功能失调可引起心神情志的变化，所以头部内伤和肝的关系也较大。

陆氏伤科对头脑部内伤治疗遵照三期辨证的原则，一般以受伤后十日为早期，十日至四个月为中期，四个月后为后期。脑部损伤初期治心为先，金石重镇药和花穗轻升药相配伍，强调以重镇安神为主，佐以升清降浊，调和阴阳。中后期大多出现肝肾不足、脑髓虚衰之症，常用味厚补腻之品，以补益肝肾、生精益髓。陆氏有自创治疗脑震伤经验方——琥珀镇静汤、金箔镇静汤、赭石镇静汤。

　　脑震伤早期，神志昏迷或恍惚不清，头痛眩晕，心悸，夜寐不安，以重镇安神佐以升清气降浊气，散瘀护心，芳香开窍；方药为祖传验方琥珀镇惊汤，药物：琥珀、丁香、龙齿、天麻、藿香、丹参、赤芍药、当归尾、荆芥、豆豉。

　　如昏迷不醒，加金箔、麝香、石菖蒲、天竺黄（祖传验方金箔镇静汤）。

　　如呕逆严重，以祖传验方赭石镇静汤主之，药物：代赭石、藿香梗、龙齿、砂仁、淡豆豉、琥珀、赤芍药、明天麻、紫丹参、紫丁香。

　　如头面瘀肿，耳鼻出血，加参三七、紫丹参。

　　脑震伤中期，此时神志稍清，头晕头痛，夜寐欠安，以活血化瘀为主，以血府逐瘀汤主之，一般此时不用三棱、莪术之品，因其血瘀内阻为期尚短，非积瘀日久。临诊时可随证运用安神宁心、理气化痰、和胃降逆之剂。

　　震脑伤后期，肝肾亏虚，脑气虚弱，方用可保立苏汤，以养血益气，补益肝肾，并可根据症状采用通窍活血汤、补中益气汤加减调之。

　　3. 痹证的辨证施治　　痹证，为风寒湿三气杂至合为痹。若人体被风寒湿侵入易引起病变。《医经原旨》曰"虚邪之中人也，洒淅动形，起毫毛而发腠理，其入深，内搏于骨，则为骨痹，搏于筋，则为筋挛，搏于脉中则为血闭不通，则为痛，搏于肉与卫气相搏，阳胜者则为热，阴胜者则为寒，寒则真气去，去则虚，虚则寒搏于皮肤之间。其气外发，腠理开，毫毛摇，气往来行则为痒，留而不去则痹，卫气不行，则为不仁"。这说明风寒湿邪气，侵袭人体之皮肉筋脉骨，由于其各部位发生病变不一，故在临诊上患者之间，出现之症状各异，但其病因，皆因风寒湿痹所致。

　　凡颈背脊及上下肢发生病变则举动艰难，或痹于肌肤筋骨经络者，邪入不散，影响营卫气血不和，作痛或酸痛，或麻木不仁不痛，可感胀重麻等。治宜祛风燥湿散寒之剂，用羌活祛痹汤。药物：羌活（下肢加独活）、细辛、宣木瓜、秦艽、五加皮、防风、桑寄生、海风藤、丹参（下肢用牛膝）。

　　若见有瘀积血不和，加当归、芍药。

　　若寒重，可加桂枝、附子或寒重痛剧可加制川乌、制草乌、鹿角霜，温经散寒。

　　若风湿化热，加川柏、黄芩、丹皮，凉血清热。

　　若湿重，小溲黄赤，加苍术或加米仁。

若局部焮热，瘀积不散炎变，加山甲片、皂角刺。

若肝肾虚弱，风湿内攻，腰膝作痛，冷痹无力，屈伸不便，《内经》云："屈而不伸者，其病在筋，伸而不屈者，其病在骨。"治宜温经，疏通血脉，补益气血，健骨壮筋，使气血足风湿散之。用独活寄生汤。药物：独活、桑寄生、当归、芍药、川芎、熟地黄、秦艽、防风、细辛、杜仲、牛膝、党参、茯苓、甘草、肉桂。

二、针灸治疗

陆氏伤科用针灸治疗筋伤疾病，以中医理论为指导，运用经络腧穴理论为核心，并且有自己独特的针具和刺灸方法。以疏通经络、调和气血、调整阴阳为治疗目的。

陆氏伤科针灸治疗骨伤科疾病的特点主要是辨经治疗，确定疾病与何经相关，再取相应腧穴。辨经的方法有：①通过各经主病，其中既有各条经络循行部位的外部病症，又有其相表里的脏腑病症，对骨伤科疾病来说，以外部病证为主，《素问·皮部论》曰："皮有分部，脉有经络，筋有经纪，骨有度量，其所生病各异"以此来分析不同病症。②通过病位辨所属经脉病证，根据患病部位其所在经络，判断所属经络病症，再取相关腧穴。《素问·刺腰痛论》篇曰："足太阳，令人腰痛，引项脊尻背重状"唐代王冰注：足太阳之脉别下项，循肩转内挟背抵腰中，别下贯臀，故令人腰痛引项背尻背如重状。所以通过经络辨证是指导骨伤科疾病针灸治疗的重要原则。骨伤针灸还重视以痛为输，《内经》云"有所击堕，恶血在于内，若肉伤，痛未已，可则刺，不可远取也"。此说明了伤痛不已，可于所伤附近之侧治之，这就是以痛为俞之取穴法。

长银针具是陆氏伤科针灸治疗的特色，材质由银制成，比普通毫针长且粗，类似古时九针的长针，"长针者，锋利身薄，可以取远痹""故为之治针，必长其身，锋其末，可以取深邪远痹——长针，取法于綦针，长七寸，主取深邪远痹者也"。气血凝滞，经络痹阻不通，当以长银针导气行血，舒筋松肌而已。其功全在长银针具有导气行血作用，因经脉之气血，本壅塞不通，经针刺而畅通，气血运行之道，得复以常态，则其痛顿失，本因"不通则痛"今"通则不痛"诚如欲以微针通其经脉，调其气血，而长银针具在通经脉调气血之力较甚。临床上取穴还需根据伤势及部位之轻重；依照《内经》所云："人有所堕坠，恶血留内，腹中胀满不得前后，先饮利药，此上伤厥阴动脉，下伤少阴之络，刺足内踝之下，然骨之前血脉出血，刺足跗上动脉；不已，即刺三毛各一痏，见血已，左刺右，右刺左。"此缪刺之法在损伤的针灸取穴上亦有应用。陆氏伤科银质针针刺的手法在之后章节有详细论述。

三、导引按跷治疗

无论因损伤或风湿痹痛，其所致上肢下肢关节活动功能障碍，都可治宜"导引按跷"功能锻炼，即功能锻炼加推拿按摩。

"导引按跷"意义，《素问·异法方宜论》曰："天地所以生万物也众。其民食杂而不劳，故其病多痿厥寒热。其治宜导引按跷，故导引按跷者"。使用不同的外治法自古就有，古时高明的医生，就能够将许多外治方法综合起来，根据具体情况，随机应变，灵活运用，使患者得到康复，所以在当世，对指导临床也有重要意义。"故导引按跷亦从中央出也。故圣人杂合以治各得所宜。故治所以异，而病皆愈者得病之情，知治之大体也，而冬善病痹厥，故冬不按跷"对关节功能锻炼，须用导引按摩皮肉，动摇筋骨，促使功能恢复。冬天应注意外感。

用"导引按跷"功能恢复，首先在病始重视各关节活动功能，以防后患。关节功能病变，不但近关节骨折而且包括远端一般骨折所影响严重血肿瘀血凝结，或伤皮肉筋脉，或风寒湿痹，日久均能引起关节功能障碍。病变决不局限于所伤的一个关节，往往会影响其上下关节功能活动，同时发生或先后发生。用导引按跷功能锻炼，是促进关节活动，无病防病，有病治病，让患者早日恢复健康。若关节功能已经障碍，甚至关节已粘连，功能活动锻炼时，难免有点痛，必须通过痛才能阻止其痛。痛不会损伤皮肉筋脉骨，它是按照人体生理解剖、各关节活动功能去锻炼，逐渐使皮肉筋脉松弛，否则能出现肌断筋裂骨折之危。不过治疗上应特别要注意骨折未愈合，或风寒湿痹炎症发作期，不可用功能锻炼。只能在远端关节进行功能活动。若功能障碍，用导引按跷其疗效显著。

（一）上肢导引按跷法

1. 肩关节病变　肱骨颈或肱骨大结节骨折，用手法复位后，小夹板起关节固定，屈肘90°手心向上，前臂悬吊胸前，即开始各关节功能锻炼。

（1）每日把五指屈伸握拳，伸直分开合拢，日三次，每次50次，同时腕关节锻炼，用手掌向上下左右活动。

（2）第一至第二周，瘀血肿逐渐消清，肘关节屈肘90°手心向上，前臂悬吊胸前，晚睡卧把肘关节伸直而卧，或在前臂之下方垫物（逐渐减低），使全臂与躯干平行，尽量保持肩关节不动摇，避免骨折移位。若肱骨上中段骨折或尺桡骨骨折，也同样处理，这样可以预防肘关节引起功能障碍。因屈肘过久，会引起肌筋拘急、挛缩不伸之弊。

（3）第三至第四周，以患肢屈肘90°姿势把前臂放于台子上，在无痛限度下，可把前臂在台子上逐渐向前推动，前臂慢慢地向前移动，帮助肌筋放松。

（4）第四至第五周，其患肢可以自动上举 80°～90°，则可以用手托墙壁爬高锻炼法。

手托墙壁爬高锻炼：把患肢五指伸直，手指与手掌托于墙壁上，伸直肘关节，然后用手指搭墙不动，屈指节，同时掌臂也随之向上前进，指掌关节呈桥形，当手掌托墙壁有力，手指放松伸直手指，然后再屈指掌关节，手指放松伸直，手屈伸屈伸蠕动向上爬行，至肩关节略有疼痛，停止爬行。托墙之手慢慢从墙上下来，避免过快下墙防止肩关节疼痛。其功能锻炼每日三次，每次锻炼二十次。

（5）六周后骨折已痊愈，手臂不能完全上举，手臂已有杠杆力，则可以用滑车牵引锻炼。

滑车牵引锻炼法：用麻绳或尼龙绳一根，穿过滑车孔，一端吊物，用布袋，内放黄豆或米或黄砂，不可用石块与铁块，以防绳断压伤脚。开始 1.5～2.5kg，量力而行，以后逐渐增加半斤，增至 7.5kg。

功能锻炼时：患者患肢手握住绳之另一头，身立正，背向壁，肘关节伸直，手心向下，在相反方向牵引。手把绳子用力拉下，然后把绳子放松，患者之手臂随绳子一上一下牵引锻炼，每日 3 次，每次拉 50 次，然后配合推拿按摩肩关节，令其血气调和，其肩关节肌筋逐渐松弛，手臂逐渐高举。

（6）若见手臂不能挽后搭腰背，用手臂挽后牵引锻炼法。

手臂挽后牵引锻炼法：锻炼开始，握拳屈肘，然后把前臂向前伸直肘关节，以后屈肘尽量退至躯干之后，一伸一退，反复锻炼 20 次，使肩关节之肌筋逐渐松弛，则患者之患臂随之可以向后搭臂，搭骶骨，至搭腰。其时前臂挽后屈肘 90°。

当后挽搭腰，可以用健侧手挽后，去牵拉患肢之手，渐渐拉向健侧转移，若患者自感患肢之肩关节痛，即停止，以后反复继续拉，直至手从腰下渐渐向上，最后搭着肩胛骨下角，至肩胛骨中，也可以再上一些，至双臂挽后，两臂挽后对腰为之。

若由风寒湿痹症所引起肩关节痛，尤其年龄在 45 岁以上者，其臂上举后挽不利，肩关节无红热肿，而患者大多数怕冷，喜欢保暖，得热其痛减轻。称"漏肩疯"，或"冻结肩""肩关节周围炎"。其发病季节，在气候变化时候为多，如五月霉雨，八月秋凉初冷，十二月刮西北风等。可是病起轻重不一，多数患者病始痛轻，不注意早期治疗，以后其病逐渐增加，形成上举挽后不利；或受外感发热，邪入经络，立即发生疼痛；也有平常不痛，肩关节感酸或酸痛，重感外邪，突然开始疼痛去就医，又无对证治疗。而患者因怕痛，其臂不愿活动，肌筋拘急，挽后搭臂部外侧，病久其痛慢慢缓解，或减轻或痛止，此时肩关节已粘连。当手臂上举 90°，其肩关节出现耸肩，患肩比健肩高，双肩不对称，检查其肩胛骨下角，向外侧移位。其中也可有肩关节炎等兼症，局部出现热肿痛，经治疗后炎症消失而肩关节发生功能活动不利。总之，其治法必须要辨证论治，及时预防，提早功能锻炼，有显著之效果。

2. 近肘关节病变 屈伸功能障碍，用导引按跷功能锻炼用拎物屈伸法。

（1）肱骨中段或肱骨髁上骨折，或尺桡骨折，在临床上所见，受伤后立即就医，血肿在所伤之局部，过一夜之后，其血肿逐渐增加，甚至瘀血肿胀会影响至手与指。所以当骨折复位夹板固定后，应重视血流外溢，白天手心向上，前臂悬挂胸前一字平，晚上把前臂与手指高位，并鼓励患者做伸指屈握、握拳、五指伸直分开之功能活动，及腕关节活动以防伤肢瘀血肿胀而下流，瘀积不散，腕关节强直，屈曲不利，指节屈伸功能障碍。

（2）近肘关节发生病变，除肘关节炎外，对于骨折用小夹板起固定作用。在早期不可做关节屈伸功能活动，要防骨折移位。必须在四至六周，骨折已愈合，开始锻炼。在无痛限度下，可取掉吊布，把全臂下重，见肘关节能够有点屈伸，晚上伸前臂而卧（手心向上）。在前臂下方垫物，以后逐渐抽掉一层。至前臂之垫物逐渐抽完，肘关节伸展角度逐渐增大，慢慢地伸直其肘关节，同时白天把前臂悬吊胸前，以防肘关节伸而不屈之弊。

（3）肘关节已发生屈伸功能障碍，不能完全伸直，又不能完全屈曲（手指不能搭肩），其时可以用导引按蹻，用手拎物牵引锻炼法，同时用布悬吊前臂曲肘法。

手拎物牵引锻炼法：用小水桶一只，内放少量水（或用篮子内放少量石块）。其容量由小逐渐增加重量。一日锻炼三次，每次由 5 分钟延长至 20 分钟。当拎物手之握力不能维持时，即放下水桶，休息几秒钟，再拎水至肘关节牵引伸直为止。同时要做曲肘锻炼。若伸后不能曲肘白天乃要用布悬吊其前臂，以防伸而不能屈。

用布悬吊前臂曲肘锻炼法：开始把五寸阔布悬吊胸前（用手心向上，前臂一字平）。肘关节屈 90°，至骨折愈合。同时用患肢手摸嘴，摸颈项。至手指能搭肩关节为止。同时在局部推拿按摩，使气血调和，肌筋松弛，至肘关节功能完全恢复为止。

所以白天屈肘，晚上伸肘，一伸一屈，反复锻炼，开始预防肌筋收缩不伸。后期治疗肌筋挛缩不伸，以防后患。

3. 近腕关节发生病变　如腕关节炎，血肿，尺桡骨骨折。当发生病变开始，首先注意其预后之功能障碍，因腕关节强直，或畸形倾斜，或屈曲功能障碍。在临床所见，往往因为患者怕痛，不肯活动关节，或由于近关节骨折，过长时间固定不动所造成，若腕关节发生病变，如腕关节肿胀期，或严重瘀血肿，或骨折未愈合，其时虽然关节停止活动，必须保持腕关节正常位置，否则患者因于痛不动或因痛向屈曲方向倾斜更剧，而患者不知后果，只要不痛，患者已心满意足，这样不但影响病情好转，反为病情变坏。若炎症大势下降，瘀肿消退，骨痂增生，骨质愈合，才可运用腕关节功能活动。

（1）腕关节内收外展功能锻炼：伸直手指，手平放在桌子上，手掌内收、外展，如半扇形摇摆活动。若发现畸形倾斜，按其倾斜方向扳正，同时做按摩推拿，促使肌筋挛缩拘急松弛。

（2）腕关节屈曲功能锻炼：用手指与掌伸直托凳或桌子，前臂向手背侧屈曲，或把手指掌口相垂直，前臂也向下屈，用健手帮助患肢加压手背向前臂屈曲，若见手腕屈曲畸形，则按摩推拿，揿压矫形。恢复其关节功能。

4. **手指关节病变**　手指屈伸功能障碍锻炼如下所述。

（1）手指伸直握拳分开锻炼，预防关节活动功能障碍。

（2）手指关节屈伸不利，手指伸直不能屈，或半月形屈，先用患手指握大瓶，用健手扣压患侧手指屈曲，至手能自动握瓶，然后更换小瓶，最后改用 30 只筷，若手对筷有握力，叫他人拔其筷，拔不脱，以后依上法，一只只抽掉筷，抽至一只筷，其手已能握拳。

（3）若手掌手指形成半月形屈曲，不能伸直，把手掌朝下托在台子上，用健手扣压患肢手背上，由轻压至重压。让手指掌慢慢伸直为止。

若指节屈曲不伸，则用健手之手指掌拉患指伸直，同时用手指推压患指之凸出面。

（4）若拇指与示指间虎口狭窄拘急，口不开，可用左右两手之拇指示指各自相对扣压患手之指分开，逐渐松弛虎口之肌筋放松，直至恢复为止。

（二）下肢导引按跷法

1. **近髋关节病变**　发生髋关节屈伸功能障碍。在导引按跷功能锻炼，用足踏砖屈股法，或用竹筒挫棍法。

例如，股骨颈或股骨粗隆间嵌入型骨折，或股骨上三分之一骨折，或因风寒湿痹引起屈伸功能障碍。对于骨折，用四至六块夹板起关节固定，再用一块大之三角巾，包裹双髋关节。取两布角打结扎紧，以免髋关节活动，全腿外展倾斜，以免骨折移位，然后全腿两侧用砂袋固定，以防腿足外转。

（1）每天锻炼踝关节。由患者自己足背向上向下活动，以防久卧足背下垂，日久肌筋松弛，其足下垂不能向上举起之弊，常穿双丁字鞋固定其足。

（2）预防褥疮，嘱患者正常用自己手按摩推拿骶臀肌肉，或护理人员帮助做，同时还按摩足跟，使人身气血调和。其褥疮所起因人体仰卧不动，肌肤气血运行不畅，甚至失去血液营养，则肌肤坏死而溃疡。

（3）屈肢屈股锻炼法：骨折已四十天，其骨痂已增生，骨折已愈合，但不够坚固。其时可以用屈股屈肢锻炼法，患者身仰卧不动，而患肢股腘垫物，逐渐增加，当膝关节屈曲时髋关节腹股也随之屈曲，而患者也不觉痛。

（4）踏砖屈股功能锻炼法：约两个月，患者仰卧，嘱患者做提腿抬高试验，若患者之腿能自动上举，其腿已有杠杆力，说明骨折已愈合，可以做踏砖屈股功能锻炼。

踏砖屈股功能锻炼：伸腿正常，屈股欠利，伸坐屈膝，放方砖一块，足踏于砖上：逐渐叠加砖块。使足垫高，其大腿同时提高，则髋关节屈曲功能恢复。

（5）竹筒滚混功能锻炼：屈股正常，伸腿欠利，用竹筒一只，五寸长两头穿孔，用长绳一根穿过竹筒，嘱患者站立，手牵绳，患肢足踏于竹筒上，向前后挫滚竹筒锻炼，使腹股沟肌筋松弛，至腿伸直为止。

2. 膝关节屈伸功能障碍　髌骨骨折5～6周骨折愈合，或股骨下1/3骨折，或胫骨上1/3骨折，也往往引起膝关节功能障碍，必须两个月左右骨折已愈合，其腿能自动高举，说明骨折已愈合，可以功能锻炼。

（1）膝腘窝垫高屈膝功能锻炼法（已上述）。

（2）搁腿屈膝功能锻炼法：当膝关节强直，屈曲不利，嘱患者身坐椅上，膝关节位于所坐之椅边缘，其患肢伸直，并嘱患者把健腿扣压于患肢小腿上，则小腿逐渐下坠，膝关节逐渐屈曲。

（3）用竹筒挫滚法：患者身坐椅上，屈膝90°～100°，患侧之手拉住竹筒上之绳，患者足踏在竹筒上，自动向前后挫滚膝关节活动，同时可用双手抱膝屈曲，以至大小腿吻合为止。

3. 近踝关节病变　足背下垂不举，或足内收或外展功能障碍，如胫腓骨下端骨折，或距骨骨折，或因踝关节挫伤血肿，或因风寒湿痹踝关节炎，若不及时预防与治疗，容易至踝关节功能障碍。

（1）近踝关节发生病变，在敷药包扎时，必须把足背向上提举。足与小腿成直角形，不要把足背包成下垂。若肌筋松弛，常会使患者足踏地，长时间会发生关节痛。因肌筋松弛又瘀血凝结，关节硬化，引起久痛不止之弊。若有骨折，5～6周骨痂增生，骨折愈合，立即功能锻炼。

（2）足内收或外展功能障碍，若足偏向外口，距骨向内畸形突出，或足向内收畸形，穿直角形布底鞋，宜小适合于足。症见距骨严重突出畸形，患者把患小腿搁于健腿大腿上，用一手揿压按摩距骨向下，而另一手用力把足底扳向内侧，以早晨起床扳揿足为主要，肌筋松弛功能恢复。

（3）足背下垂功能障碍：包扎时使足背向上提，嘱患者立足踏地或睡卧脚踏墙壁。同时患者自动提举足背向上，肌筋锻炼，并用手按摩推拿，使经络气血调和，恢复足踝功能。

第三章 陆念祖治伤理论特色与学术思想

陆氏伤科经过数代人的不断临床实践和总结，逐渐形成极具特色的伤科学术理论。陆氏伤科第八代传人陆念祖的学术思想与疗伤技术是陆氏世代相传的。其自幼在父母的影响下，就习阅经方，并遂尽其妙。陆念祖先生不但从父母学医，又曾拜中医名家董廷瑶为师，博采众长、勤求古训，精读《医宗金鉴》《伤科补要》《医林改错》，特别崇尚叶天士、王清任之说。医业上对肩部损伤、腰脊内外伤、骨折脱位的诊治有独到之处，善用银质针灸治疗今之常见慢性筋骨脊柱损伤，善于把握外治和内治的关系，对内科杂病也涉猎颇深。经过 50 余年的临床医疗创立新说，形成自己鲜明的学术特色。其主要学术观点以"气血经络为纲"为总体原则，治法有"审证求因，内外兼顾，针药同施，善用灸法，动静结合，重视导引，中西互补"七大特点。从辨证到治法，在临床诊治上形成一个较完整的理论体系。

第一节 对损伤之认识

一、气血为纲

先生深以为损伤之症，不外气血。《灵枢·营卫生会》云："血之与气，异名同类"，人体正常的生理活动离不开气血，气和血输布于五脏六腑、四肢百骸，气血旺盛则能滋养五脏、四肢经络。《素问·缪刺论》中记有："人有所堕坠，恶血留内，此上伤厥阴之脉损伤"，如肢体、脏腑损伤，必及气血失调。病在血，用补气以生血；若蓄血之症，用逐瘀以行血；若血失之，分虚实而为补泻；病在气，用理气以行血，气行则血行，气滞则血凝。

损伤亦有轻重，轻者闪扭挫伤，气血凝滞作痛，皆当先疏通气血；如有伤筋动骨，此当续筋接骨，非调治数月，不得平复。重者，伤及经络，致使气血内停，离经之血外溢；更有甚者，损及脏腑，阻塞其气不得者必死，需急泻其血、通其气，亦或有可生焉。故当在治疗上，视其所损伤之轻重，若血不止者，外宜敷贴止血药，内宜止血和血之剂，血蓄内者宜下之，然后调理，必以顺气活血止痛。

使无留滞气血之患，须切记之。若伤有定位，其病不移，症不变者，治之则易，若有兼症，或有变症，错纵复杂，先辨其病，再议其方，必中旨而后已也，盖辨证之法，察其阴阳寒热，考其表里虚实，理治方药，随证化裁，而伤科虽用四诊（望闻问切）还必须着重摸诊、叩诊，否则极易发生误断。

损伤一般以其所伤的部位或症状来划分，即破坏了皮肉筋脉骨为外伤，若影响到体内气血，甚至损及脏腑，称为内伤。外伤和内伤，两者发病过程中，其生理病理的变化，有密切联系，尤其外伤常会影响到内，引起内伤，在诊疗上若有差错，轻则可致残，重则威胁生命，所以对各种损伤的疾病，必须予以足够的重视而防治。损伤之含义上相当广泛，根据历代文献之记载，对于损伤性疾病早有认识，并有了合理之分类方法，将损伤分为外伤与内伤两大类，亦有除掉损伤所发生两类之病症外，尚有其他病症，可同时发生或先后发生，从伤科角度来说，都叫它为兼症。因此在临床上往往会碰到错综复杂之病症，应做出正确诊断，给予适当治疗，《内经》所谓："治病必求于本"，本因求得，其疾病即可迎刃而解。

清代顾世澄曰："外伤因其为跌打刀刃损伤，初期不因气动于内，而是病生于外，外受有形之物所伤，乃血肉筋骨受病，非六淫七情为病"，外伤亦有在气在血之分也，所以损伤一证以气血为总纲。具体辨证时，须分其有瘀血停积，或亡血过多；盖跌打坠堕皮不破而内损者必有瘀血，若金刃伤皮破出血或至亡血过多，两者不可同法而治。有瘀血者，宜攻利之；若亡血者兼补而行之，又察其所伤，有上下轻重深浅之异，经络气血之殊，唯宜选逐瘀血，通经络和血止痛外，后谓养气血，补益胃气无不效也。以骨折与血脉关系，认为"脉为血之府，血行脉中。其一，贯于肉里，环周一身，因其机体外固，经脉内通，乃能流注，不失其常，若因伤折，内动经络血行之道不得项宣通，淤积不散，则为肿为痛，治宜除去恶淤气血流通，可以复完也"，所以血脉调积，循环流利，才能使全身皮肤滋荣润泽，其二，肌肉筋骨关节等强有力，启动自如，都受到血液灌溉之缘故，《内经》云："肝受血而能视，足受血而能步，掌受血而能握，指受血而能摄"。其三，血循环不息，与气有莫大关系，气为血之师，气行血自行，若营卫运行涩滞不畅，血脉空虚，皮肌筋骨得不到血液营养，则皮肤肌肉麻木，筋骨关节屈伸不利症状，若逢邪气侵犯血脉，营气运行不顺，血液会出现停滞，则在局部就发生病变。

对于营卫气血互相关系，相互生化，相互协调。营主营养，卫主卫外作用。血由气而生，随气而行。然气必有血附，才能发生生化运动作用。两者互相依赖，互相促进，即阳生阴长。若营卫不和，气血失调，阴阳失去平衡，就会产生各种症状，如失血之症、神昏、肢冷发热等症。若气血失调，引起营卫不和，在治疗上因气滞血凝，必须理气行血。若因气虚血虚，必须补气补血。此乃调和营卫也。《灵枢经》曰"人之血气精神者，所以奉生而周于性命者也，经脉者，所以行血气而营阴阳，濡筋骨，利关节者也。卫气者，所以温分肉，冲皮肤，肥腠理，司关阖者也。故血和则经脉流行，营覆阴阳，筋骨劲强，关节滑利矣。卫气和则分肉解利，皮肤调柔，腠理致密矣"。故经曰："风雨寒热不得虚邪，不能独伤人。卒然逢疾风暴雨而不病者，盖无虚，故邪不能独伤人。"以营和血畅，周流循环，营养全身。血胜则形体也胜，血衰则形体亦衰。只有血脉调和，循环流利，才能使全身皮肤滋荣润泽，肌肉筋骨关节等坚强有力，运动自如，因其都受到血流灌溉之缘故。而循环不息，与气有莫大的关系。经曰："气为血之帅，气行血自行。"若营卫运行涩滞不畅，血脉空虚，则皮肤肌肉筋骨得不到血流之营养，则皮肤肌肉麻木，筋骨关节屈伸不利症状，所以邪气侵犯血脉，营气运行不畅，血凝滞而不流，在局部就发生病变。

　　肢体关节活动功能障碍，在临床上是常见疾病，而且是多发病，若不及时预防和治疗，往往会引起关节功能丧失，有时患者也会形成残废。其病因不但由于损伤皮肉筋脉骨，或瘀血凝结，会影响关节功能，又有因风寒湿痹所引起关节炎症。患风寒湿痹者，年龄在四十岁以上，以老年人为多，中年也有，青少年少见。病因由于老年或病后体虚，或过去有过外伤史，或有劳损，抗力未复，如睡外当风着寒，居住潮湿，冒雨涉水等。其病开始轻重不一，当病起，感局部发生疼痛，或疼痛引及关节，但活动功能均正常，因于此，患者对自己之病，不重视而疏忽。其实若治疗不及时或不得当，则病转化为慢性，时痛时止，时轻时剧。若逢风雨寒雪，作痛增加，日久而形成痹症矣。其症虽属慢性，若重感外邪，常会突然急性发作，关节疼痛增加，局部发生热痛或恶寒冷痛。由于疼痛难忍，其关节怕动，一动即疼痛增加，肌筋逐渐拘急，挛缩不伸或强直不屈，则引起关节功能障碍，久则关节粘连，气血运行不畅，局部营养不足，则肌肉萎缩，或四肢麻木不仁。

二、经络理论

　　陆氏诊疗骨伤疾病除了辨清气血外，还需要分经辨证。全身外至皮肉筋骨，内至五脏六腑，都以经络为交通，如果经络受损，则产生相应症状，可由此来分析病症。陆氏祖传银质针亦根据经络学说为指导，主要循经取穴、以痛为输、运动中的痛点为取穴原则，结合灸法治疗骨伤顽疾。《素问·皮部论》曰："皮有分部，脉有经络，筋有经纪，骨有度量，其所生病各异"以此来分析不同病症。《素问·调经论》曰："五脏者故得六腑与为表里，经络支节，各生虚实，其病所居，随而谓之。病在脉，调之血；病在血，调之络；病在气，调之卫；病在肉，调之分肉；病在筋，调之筋；病在骨，调之骨。燔针动刺其下及与急者。病在骨焠针药熨。病不知所痛，两蹻为上。身形有痛，九候莫病，则缪刺之痛在于左而右脉病者巨刺之。必谨察其九候，针道备矣"也表明了气血经络辨病治疗的依据。

　　《灵枢·经水》篇上说："其治以针艾，各调其经气"所以针灸刺激以调其经气促使，经络发挥其推动经气及气血运行的功能，使损伤的肢体恢复其功能活动。但对于经络之主症，不可机械地对应，否则犹如缘木求鱼相差甚远。

如腰痛以督脉、足太阳、足少阴经为主，但一经病变会影响它经病变，若它经病变，其出现的症状各异，而且在同条经络上的病变会出现不同部位、不同的症状。也有经络不同而病变的部位相同。其出现症状与局部肌肉筋骨功能有密切的关系。同条经络发生病变出现症状不同。

《素问·刺腰痛论》篇曰："足太阳，令人腰痛，引项脊尻背重状"。唐代王冰注：足太阳之脉别下项，循肩转内挟背抵腰中，别下贯臀，故令人腰痛引项脊尻背如重状。

《素问·缪刺论》篇曰："邪客与足太阳之络，令人头项肩痛"。注：以其经之正者，从脑别下项，支别者，从转内左右别下，又其络其足上行循背上头，故项头肩痛也。

《素问·纵刺论》篇曰："邪客于足太阳之络令人拘挛引胁而痛"。注：以其经从髃内左右别下贯胂合腘中故病令人拘挛背急引胁而痛。

从上三条经文皆是足太阳经发生病变，由于病变部位不同，其出现症状各异，足太阳之经络发生病变，它可以影响上下出现项背尻背发生症状，若邪客项背部位发生病变可引起头项肩痛，若邪在腰背部发生病变可引起腰背拘挛引胁痛，这说明同条经络上发生病变出现各种不同的症状。

《素问·刺腰痛论》篇说："足少阴令人腰痛引脊内廉"。注：足少阴脉上股内廉，贯脊属肾，故令人腰痛引脊内廉。

《素问·缪刺论》篇说："邪客于足少阴之络，令人卒心痛，暴胀胸胁支满"。注：以其络支别者并正经，从肾上贯肝膈，走于心包，故邪客之则病如是。

《素问·痹论》上说："肾痹者，善胀，尻以代踵，背以带头"。注：肾者胃之关，关不利则胃气不转，故善胀，尻以代踵，谓足挛急也。脊以代头谓身蜷曲也，踵足跟也。肾之脉起于小指（趾）之下斜超足心，出于然骨之下循内踝之后别入跟中，以上踹内出腘内廉，上故股内廉，贯脊属肾络膀胱。其直者，以肾贯肝高入肺中气不足而受邪故不伸展。

以上经文三条说明足少阴同经病变，出现症状不同。足少阴腰痛于脊内廉，但它发生病变可影响到心痛，胸胁胀满或者影响下肢尻股足跟挛缩，出现足太阳之症状，因肾与膀胱为表里，所以足太阳经病变也会累及足少阴经，两经相互有密切的关系。

足少阴、足太阳在治疗上也是相连。如《素问·金匮真言论》篇说："病在肾腧在腰股"。注：腰为肾府，股接次之，以气相连故兼言之。所以我们在临床上常取腰股腧穴针灸之，取到满意的效果。

《素问·刺腰痛》篇说："腰痛如折不可以俛仰，不可举刺足太阳，引脊内廉刺足少阴。"此说明腰痛如折不可以俛仰刺足太阳，脊内痛刺足少阴，此为治疗二经病变之区别。经文中又说："腰痛引脊内廉是足少阴。"

而又在《素问·骨空论》说："督脉生病治督脉，治在骨上。"这说明腰痛在脊内廉刺足少阴而痛在脊椎骨上，这说明脊内廉与骨上痛之区别。

中医治病法则：常以四诊八纲为主体，做出辨证论治。但是在疾病过程中与经络学说有密切的关系，因为"经络"是人体内运行气血的通路，"经"有路经的意思，是纵行的线，"络"有网罗的意思，是经的分支，如网罗维络，无处不到，因此经络是沟通表里上下、联系脏腑器官的独特系统。所以经络内有脉气循行，发生病变有两种，一种局部病变，另一种局部病变病邪循经所放射影响其他部位发生病变出现症状。在《素问·疟论》篇说："邪气客于风府，循膂而下"（风府穴名，在项上入发际，同身寸二寸，大筋内宛：中也，膂谓脊两旁）"卫气一日一夜大会于风府，其明日日下一节，故其作也晏，此先客于脊背也。每至于风府则腠理开，腠理开则邪气入，邪气入则病作，以此日作稍益晏也。（节谓脊骨之节，然邪气远则逢会迟，故发暮也）其出于风府，日下一节，二十五日下至骶骨，二十六日入于脊内，注于伏膂之脉"项已下至尾骶凡二十四节，故下一节，二十五日下至骶尾，二十六日入于脊内，注于伏膂之脉也，伏膂之脉者谓膂筋之间，肾脉之伏行者也。肾脉循股内后廉贯脊属肾，其直行者，从肾上贯肝膈，入肺中，以其贯脊又不正应行脉，但循膂伏行故谓之伏膂脉。"其气上行，九日出于缺盆之中，其气日高，故作日益早也"。以肾脉其脊属肾，上入肺中，肺者，缺盆为之道，阴气之行速，故其气上行九日出于缺盆之中。此说明头项发病，脉气在脊骨循经放射胸前致病。又在曰"此邪气客于头项循膂而下者也，故虚实不同，邪中异所，则不得当其风府也。故邪中于头项者，气至头项而病；中于背者，气至背而病；中于腰脊者，气至腰脊而病；中于手足者，气至手足而病。卫气之所在，与邪气相合，则病作。故风无常府，卫气之所发，必开其腠理，邪气之所合，则其府也"虚实不同邪中异所，卫气相和，病则发焉，这段亦阐述了病邪可循经影响其他部位发生病变，所以需辨明本病经络。

《灵枢·经脉》篇："膀胱足太阳之脉，起于目内眦，上额交巅，其支者，从巅至耳上角，其直者从巅入络脑，还出别下项，循肩转内，夹脊抵腰中，入循膂，络肾入膀胱，其之者，从腰中下，夹背贯臀入腘中，其之者，从转内左右，别下贯胛夹脊内，过髀枢，循髀外，以后廉合腘中，以贯踹内，出踝之后循京骨至小趾外侧"以上所述是足太阳经在人体所循行之部位。

"是动则病冲头痛，目如脱，项如拔，脊痛，腰如折，髀不可以曲，腘如结，踹如裂……项背腰尻腘踹皆痛，小趾不用"以上是足太阳经脉气所循行局部发生病变或放射影响发生病变时出现的症状。

所以在临床上常见由于腰痛向上放射，因足太阳经起于目内眦，上额交巅，其直者从巅入络脑，还出别下项循肩转内，夹背抵腰中，所以腰痛可引起头痛目痛如脱，项脊牵制作痛，若腰痛向下放射因其支者从转内左右别下贯臀，夹背过髀枢外，从后廉合腘中，以贯踹内，出外踝至小趾，所以腰痛可引起臀腘小腿外侧痛，小趾麻木。以上皆是足太阳经络上的病变，由于病变部位不同，出现症状各异与其经气循行部位肌筋密切的关系，肌肉病变轻者气滞血凝，气血不和，重者肌筋拘急挛缩不伸，产生功能障碍。

足太阳之脉，令人腰痛，引项脊尻背，重状因足太阳之脉，从巅入络脑，还出别下项循肩转内夹背抵腰中，别下贯臀，所以腰痛引起项脊尻背重状。因其经脉气循行项背背腰抵，则以引起项脊尻背重状，若腰骶急性扭伤，当弯腰骶棘肌前屈放松时病变，功能失常，出现弯腰屈背，身不能挺直，或者身直骶棘肌完全收缩时病变则身直不能弯腰。

"邪客于太阳之络，令人头项肩痛"以其经之正者，从脑别下项，支别者，从转内左右别下，又其络自足上循背上头，故头项肩痛，其邪客于足太阳之经络循行头项肩背，该处有斜方肌。斜方肌罩于项背之处，左右共成斜方形，起于枕骨外粗隆，下项缘第七颈椎及全部胸椎棘突止于锁骨及肩胛骨。作用：抬头，提肩（有副神经及3、4颈神经主理），当斜方肌病变，疼痛拘急挛缩，疼痛轻则抬头提肩牵痛，重则抬头提肩发生功能障碍，稍动即感疼痛。

"邪客于足太阳之络，令人拘挛背急行胁而痛"以其经从髁内左右别下贯肿和腘中，故病令人拘挛背急行胁而痛，其邪客于背部该处经络脉气循行背之肌有背阔肌，是三角形扁平之肌，起于下六胸椎棘突，及腰背筋膜，止于肱骨结节间沟，作用：内旋提肋助吸气，以及固定上肢时躯体向上（第6、7、8颈神经支配），背阔肌发生病变，背痛拘挛引胁肋疼痛，上肢提举则胸胁痛。

《灵枢·经脉》篇记载："肾足少阴之脉，起于小趾之下，邪走足心，出然谷之下，循内踝之后，别入跟中，以上踹出腘内廉，上肢内后廉，贯脊属肾，络膀胱，其直者，从肾上肝膈入肺中，循喉咙，挟舌本，其支者，从肺出络心，注胸中。是动则病饥不欲食，面如漆紫，咳唾则有血，喝喝而喘，坐而欲起，目𥆧际如无所见，心如裹，若饥状，气不足则善恐，心惕惕如人将捕之是谓骨撅，是肾而生病者，口热，舌干，咽肿，上气，溢干及痛，烦心，心痛……脊股内后廉痛，痿厥，嗜卧足下热而痛。"

以上所述，肾足少阴脉循行部位，发生病变出现症状，古人认为"饥不欲食"由肾气受邪，无能润下焦枯涸，肾者胃之关，关不利则胃气不运，影响到脾失健运，则脾虚，随饥饿"不能食""面如漆紫，咳则有血，喝喝而喘"其面如漆紫，乃胃之本色见，则面色枯槁，精衰故也。故足少阴脉，其直者，从肾上肝膈，入肺中，则咳吐血，热而喘，水虚则火刑金，"坐而欲起，目𥆧际如无所见"阴虚则不能静也，肾虚则瞳神昏眩，故无所见。"心如裹，若饥状"如裹若饥，心肾不交，固手少阴之脉，下膈络小肠，足少阴之脉络膀胱贯肝膈，故为腹胀闭，上下不通是心肾不交也。"气不足则善恐，心惕惕如人将捕之是谓骨撅"肾志恐，故如捕，肾主骨，故为骨厥，厥者其气逆也，急眩仆不知人事，轻者渐醒，重则即死。"是肾而生病者，口热，舌干，咽肿，上气，溢干及痛，烦心，心痛"指经脉之病也，"固肾足少阴脉，其直者，从肾上贯肝膈，入肺中，循喉咙，挟舌本""脊股内后廉痛，痿厥，嗜卧足下热而痛"皆经脉所及之痛，精竭者神疲，故嗜卧，身半以下肾所主也，故足痛。固肾少阴脉，起于小趾之下斜走足心，出于然谷之下，上股内廉，贯脊属肾。在足少阴经脉上病变，腰痛可引起心痛，胸胁胀满腹胀满，在下腹引腰臀足心痛，肌筋挛缩功能障碍，与其经脉所引之气血，及其局部肌筋有密切的关系。如"足少阴令人腰痛引脊内廉"是少阴经脉上股内廉，贯脊属肾，故令人腰痛引脊内廉，该处有腰大肌，列于腰椎两侧，腰椎及椎间软骨，止于股骨小粗隆，与髂肌合作屈膝（第 2、3 腰神经）。"邪客于足少阴之络，令人卒心痛，暴胀支满"唐代王冰注：从其络支别者，并正经从肾上肝膈，走于心包故邪客病如是。根据前人论证分释：邪客于足少阴之络，令人心卒痛。而邪客于足少阴之络，其痛在腰，因腰为肾之府肾居腰中。今令人卒心痛，由于足少阴之络从肾上肝膈入肺中，其支别者，从肺出，络心注胸中；心为足少阴之脉，起于胸中，出属心包，故其出属心系，下膈络小肠，这说明络心须先入心包，故令人卒心痛，其邪引心包或引及于心。两者均能出现心的部位痛。心包络：在人体组织上很重要。心包是心的外膜，络附于膜，是通行气血的通路，合称心包络，心包络是心的外卫组织，有保护心脏的作用，邪气侵犯人体，一般都是由外至内，由表入里的，包络是心的外卫，故邪气犯心，常会侵犯心之包络，心包络受邪，必然会影响心的功能而出现心的症状，人们常说心病，多半是指邪在心包络而言，手厥阴心包经，起于胸中出属心包，下膈络三焦，其支者循胸胁，故其病变者则出现胸胁暴胀支满的症状。

第二节　对银质针灸理论之认识

陆氏银质针是陆氏伤科独有的针具，原本用于治疗外伤引起的关节功能障碍及痹证引起的鹤膝风、漏肩风等各种关节疼痛。陆氏第六代陆银华就擅长于以银质针治疗伤筋痹痛的中后期，在其弟子所著《陆银华治伤经验》就有记载。陆氏第七代陆云响大胆创新和改革，对针具、针法和取穴做了探索和改进，对治疗颈、肩、腰、腿、膝痛，取得了显著的疗效，起到了"以针代刀"的作用。至第八代陆念祖先生更是系统整理了银质针灸疗法的理论和学术特点，总结出银质针疗法的取穴原则，"循经取穴""以痛为输""运动中的痛点"。使银质针疗法这一传统技术发扬光大，丰富了针灸医学的内容，有力地促进了针灸学术的发展，使之更丰富与完善。

一、陆氏银质针的特点

陆氏银质针是从古代的"九针"基础上演变而来，其形状和作用似乎与"针"类似，但有别于针，它吸取了针、圆利针、长针和大针的特点制造而成。陆氏银质针系80%白银制成，针身直径为1毫米，约为普通不锈钢毫针3倍，除一种针身长度为7厘米、针柄长度为3厘米外，其余四种针柄长度均为6厘米，针身长度分别为9.5厘米、12厘米、14厘米和16厘米。针柄末端铸成圆球状，便于安装艾绒，使其不易脱落。

银质针治疗常用温针灸法，以达到温经通络、调和气血、祛除风湿、缓解痹痛之功。银质针具有粗钝的针尖，对于明显压痛和条索的部位有松解粘连软组织的功效，并且可避免刺伤经脉和骨膜。银质针身性韧而软，不易滞针或被肌肉过度收缩而折断。优良的导电性，可有效地调整经络穴位的电磁特性，诱发人体生物电，达到平衡阴阳、调整肌张力的作用。白银具有抗炎杀菌作用，不易感染。这些特点使银质针具有"取远痹""利关节"和"泻机关之水"的作用。

银质针温针灸时体内温度达到50℃左右，与其他材质（金和不锈钢）相比银针温针灸温热刺激最强、持续时间最长。近年来，人体穴位区肥大细胞特性受到针灸研究者的广泛关注，有实验证明，肥大细胞可被手针、电针、激光针灸激活脱颗粒，是针刺产生镇痛效应的一个重要环节。肥大细胞的脱颗粒效应可被细胞膜上 Ca^{2+} 通道 TRPV 家族介导，实验发现，在肥大细胞上，激光导致 RBL-2H3 胞外 Ca^{2+} 流入和组胺释放，并提示通道蛋白 TRPV4 参与其中，TRPV 家族中的 TRPV1 和 TRPV2 是机体对高温刺激敏感的两种钙离子通道，其中 TRPV1 可在温度高于43℃时被激活，TRPV2 可在温度高于52℃时被激活。银针温针灸温度52℃的刺激量可能会激活人体穴区皮下结缔组织中的肥大细胞膜上的 TRPV 通道而使肥大细胞脱颗粒，从而产生镇痛等效应。有研究发现银质针热传导作用优于普通毫针，能够改善腰椎间盘突出症的临床肌电图表现。温银针对大鼠动物模型具有消除肌筋膜软组织无菌性炎症、促进软组织修复的作用。温银针可以降低慢性损伤的模型兔骨骼肌中的 IL-8 水平，促进炎症的转归，为组织修复创造条件，使正常家兔骨骼肌的轻微热损伤可在短期内得到恢复。银质针温针灸治疗能促使穴位区血流量的增加，促进血液循环，提高细胞的生存修复能力，加速代谢产物和致痛物质的排除，并可通过细胞免疫调节机制，起到镇痛作用。其特点总结有以下几点。

（1）针身长而针体粗，容易刺及身体深部病变部位，针感刺激作用强。

（2）粗钝的针尖，以针代刀，对于腰部明显压痛和条索的部位有松解粘连软组织的功效，且可避免刺伤经脉和骨膜。银质针身性韧而软，不易滞针或被肌肉过度收缩而折断。

（3）良好的导热性，充分发挥艾条的药性，直接升高病区的温度，通过细胞免疫调节机制，改善无菌性炎症，发挥镇痛作用。

（4）优良的导电性，有效地调整经络穴位的电磁特性，诱发人体生物电，达到平衡阴阳、调整肌张力的作用。

（5）白银具有抗炎杀菌作用，不易感染。这些特点使银质针具有"取远痹""利关节"和"泻机关之水"的作用。

二、银质针的治疗原则

陆氏银质针针刺的治疗，是根据经络理论，按穴论治以"盛则泻之，寒则留之，菀陈则除之"的经旨为依据，并结合人体生理解剖功能灵活运用。手法以泻法为主，以通为用，疏泻病邪，缓解挛缩。一般均留针温针灸，以激发经气，使阳气自复，寒气自散。

（一）缜密取穴

陆氏银质针针刺取穴少而精，一般每次取3～5穴。主要采取"循经取穴"，配以"以痛为输""功能运动中的痛点"为取穴原则。

1. 循经取穴　如辨腰痛：腰背部为督脉和足太阳膀胱经所处。《素问·骨空论》"其直者，从巅入络脑，还出别下项，循肩膊内，挟脊抵腰中，入循膂，络肾，属膀胱"。《灵枢·经脉》："膀胱足太阳之脉，是动则病冲头痛，目似脱，项如拔，脊痛腰似折，髀不可以曲，腘如结，踹如裂，是为踝厥。"此为足太阳经的病候，足太阳经循行部位在小腿部的逆冷、麻木、酸楚等症，是由于外邪侵犯足太阳膀胱经而致气上冲而产生，其描述的症状与腰腿痛症状相符。督脉行于头项背后正中线，《难经·二十八难》："督脉者，起于下极之俞，并于脊里，上至风府，入属于脑"，其旁四行乃足太阳经脉循行。督脉贯脊而过，足太阳膀胱经在督脉旁而行，督脉统督诸阳，为"阳经之海"，五脏六腑之精气均流注于足太阳膀胱经。腰痛类疾病大多与脊柱、下肢经脉有关。督脉、足太阳膀胱经的气血不畅，经脉痹阻，而针刺其经所属，以通为用，至血脉通畅、脏腑调和、邪气疏泄。故治腰痛可循督脉太阳等经取穴，常取督脉之命门、腰俞、长强、阳关，足太阳经之大肠俞、膀胱俞、白环俞、肾俞、八髎、志室、胞肓、秩边。颈椎肩部疾病取穴以手阳明大肠经、手太阳小肠经、手少阳三焦经所属为主，常取颈夹脊、肩前、肩贞、肩隅、肩髎、臑腧、曲池、手三里。

2. 以痛为输　《灵枢·经筋》首次提出以痛点取穴的原则，文中反复阐述"治在燔针劫刺，以知为数，以痛为输"，输即穴位，以痛为输与阿是穴基本类似。唐代孙思邈《备急千金要方》里提及："有阿是之法，言人有病痛，即令捏其上，若里当其处，不问孔穴，即得便成痛处，即云阿是。灸刺借验，故云阿是穴也。"

某些疾病的发生，因卫气不足，腠理开泄，风寒湿邪乘虚入侵，入腠理袭筋经为病，人体的某一部分就会发生相应的气血阻滞，经脉不通，不通则痛，产生压痛，在机体可以触及异常痛点。所以有些痹证，特别是涉及经筋痹阻的病症，局部无穴可言，但有特定病处可循，唯有"以痛为输"作为取穴方法，以银质针之长针深刺的特点，尤为有效，对局部气血痹阻之处可激发经气，结合温灸温通之法，可奏除痹止痛祛邪之功。

在临床实践中骨伤科疾病常见的痛腧穴有，腰骶部多在第十二肋骨下缘、腰椎各横突、棘突，第一骶椎骶中嵴、髂后上棘内缘的髂嵴等压痛点。四肢多在肩部喙突及喙肱韧带、肱骨外上髁、坐骨结节处、髌骨前缘、足底等处。颈部多在颈横突末旁、肩胛骨内侧缘。

3. 功能运动中的痛点　银质针取穴以运动中的痛点为原则，这种家传陆氏银质针独特取穴的方法是陆念祖先生于1996年首次在杂志上提出。顾名思义，机体罹患某些疾病时，在静止状态时没有明显的疼痛或压痛，只在运动中或者在某些特定功能位时，才会诱发产生的疼痛，这就是功能运动中的痛点。诊疗疾病不仅要明确其病因病理，还要对其病位病势了然于心，在骨伤科领域对于疼痛的判断尤为重要，需要了解疼痛的时间、性质、部位、诱发因素等。有些疾病疼痛部位范围较大，压痛点又不明显，但可以令患者进行功能活动，常常能引出疼痛点而确定穴位。这种痛点穴位有别于以痛为输和阿是穴。如屈髋屈膝分腿试验阳性，多数伴股内收肌群痉挛，取居髎穴针刺，得气后针退至皮下，再向上斜刺至耻骨部位，患者感觉腰臀部酸胀，即出针，股内收肌群痉挛即可解除，直腿抬高试验恢复正常。

（二）崇尚温灸

"针药同理，内外同治"是陆氏伤科治伤理论依据之一，陆氏银质针温针灸之法是基于此理论的重要治疗方法。陆氏认为针、灸、药，要相须为用，《内经》曰："汤药攻其内，针灸攻其外"。《备急千金要方》说："若针而不灸，灸而不针，皆非良医也；针灸不药，药不针灸，已非良医也……知针知药，固是良医"。

温针灸是灸疗的一种，也古称"灸焫"，《素问·异法方宜论》："脏寒生满病，其治宜灸焫。"王冰注："火艾烧灼，谓之灸焫"。该法有温经通络、升阳举陷、行气活血、祛寒逐湿、消肿散结、回阳救逆等作用，对风、寒、湿邪侵袭为患的疾病尤为适宜。温针灸之法自古就有，在先秦至魏晋南北朝时期，开创了针刺和灸法的理论体系，在经络理论的指导下，针法和灸法发展基本是同步的，当时就已"针""灸"并称。温针灸之法早在汉时已很盛行，张仲景著《伤寒论》曰"太阳病三日，已发汗若吐、若下、若温针仍不解者，此为坏病"，《灵枢·官针》也有温针灸的描述，其文曰："焠刺者，刺燔针则取痹"，明代吴昆《素问注》解释说："燔补者、内针之后，以火燔之暖耳，不必赤也。"陆廋燕先生考证后认为"从吴昆所举燔针的操作方法上看来，古之燔针可能就是目前的温针"。陆氏温针灸即在银针刺穴之后留针，再将艾绒搓团裹于银针柄上，或做成艾绒卷，取半寸左右长的节段，包于针炳点燃，通过针体将灸火的温和热作用于人体腧穴以防治疾病的方法，此可治寒痹之在骨。该法针对骨伤科痹痛之症具有温通经脉、行气活血的作用。适用于寒盛湿重，经络壅滞之证，如骨关节痹痛、肌肤不仁等。

　　陆念祖先生创新发展了中医银质针温针灸的理论与治法，银质针主"通"，温针灸主"温"，以"温通"立法，提出了银质针深透刺结合温针灸，以"温经通络，调和气血，祛除风湿，缓解痹痛"治疗肩颈腰膝痹证的学术观点。在温通活血总法则下，具体治法又各有侧重、随证权变。温针灸治疗肩周炎（肩胛周痹）注重温经通络，活血止痛；腰颈痹痛重在行气通络、温养筋脉；温银针灸治疗膝痹，意在通脉络，祛痹阻，形成了银质针温针灸的理论和治法学术思想体系。

　　在灸疗和温针灸的具体实践中，陆念祖先生认为温灸之法也需辨证施之，陆先生辨腰部痹痛等伤科疾病，大多从"肝肾"论治，结合经络辨证。以腰痛之症为例，大多症见腿脚寒凉，腰膝酸痛、腰背冷痛、筋骨痿软，关节疼痛等，此为肝肾不足、营血亏虚、风寒湿邪侵袭所致。陆师认为"太阳为诸阳主气"，《素问·生气通天论》说："阳气者，精则养神，柔则养筋"，故辨证取腰背部及督脉和手足三阳经所处，施以银针合用艾灸以温经散寒、行气通络、激发经气，使"阳气自复，寒气自散"。此谓"阴平阳秘""壮阳而去阴翳"也。温针宜于风湿寒之邪所侵袭而致的疾病，如冷麻不仁，走注酸痛，肢节不利，经络壅滞等骨伤痿、痹之症。陆先生还强调灸法不能从其温热的表象，认为其只可用于寒证，其实灸疗亦可热证用灸。如关节红肿疼痛热痹之症，也可用温针灸治疗，取其温灸引阳泻热祛邪之意。《黄帝明堂灸经》明确提出热证可灸，温灸具有化湿泻热、宣通三焦气机功效，以针刺温灸，可引阳散泄以起泻热镇惊定志的作用，对于湿热型的痹痛也可施治。有现代研究认为，灸能退热、抗休克、改善微循环所以临床大可不必拘泥热证不灸，只要病情需要，亦可灵活应用。

（三）善施伏针

　　每年伏针季节，许多患者每天早上六点到下午六点在陆氏伤科接受伏针治疗。几十年来，夏天里的伏针盛况已成为陆氏伤科门诊特有的亮丽风景。陆氏三伏天施银质针温针灸以中医"天人相应"理论、"春夏养阳、秋冬养阴"学说及经络学说为理论基础。《素问·四气调神大论》"是故圣人不治已病治未病，不治已乱治未乱"，明确提出了"未病先防"这一预防医学思想，陆氏伤科历来就较为重视治未病，"治未病"包括三个方面的内容：①未病先防。即在机体处于健康或亚健康之时，采用一定的方法增强体质，提高机体的抵抗力以预防疾病的发生。②既病防变。在疾病发生的初期及时采取措施，积极治疗，防止疾病的发展与传变。③瘥后防复。立足于扶助正气、强身健体，防止疾病复发。银质针三伏针体现了陆氏治未病的思想。

根据我国的古历法，三伏是指初伏、中伏、末伏。三伏的日期是按节气的日期和天干地支的日期相配合来决定。《史记》中就有论述中国的节气，战国末期的《吕氏春秋》明确提到立春、立夏、立秋、立冬四个节气。中国历史上使用"干支纪法"，至少从公元前720年起，到公元1911年，已有两千六百余年的历史。所谓"干支纪法"即是年、月、日、时各以十天干甲、乙、丙、丁、戊、己、庚、辛、壬、癸，十二地支子、丑、寅、卯、辰、巳、午、未、申、酉、戌、亥，共同组合排列而成。而三伏天所用的庚日，便是干支纪法中的干支纪日。所谓"夏至三庚便数伏"，就是按农历的规定，夏至后第三个庚日开始为头伏（初伏），第四个庚日为中伏（二伏），立秋后第一个庚日为末伏（三伏），每伏十天共三十天。有的年份"中伏"为二十天，则共有四十天。三伏天出现在夏至后，历经小暑与大暑，立秋后还有一段秋老虎。这段时间正是七、八月份，是一年中最高温、最炽热、最潮湿、最闷热的季节，但也是阳消阴长开始的时候，人体亦受自然界阳气旺盛的影响，人体阳气处于一年的旺盛期，阳气欲动，寒凝之气易除，可乘势而治之，可以取得较好的疗效。

骨伤疾病或因风寒湿、或因年老体衰肝肾亏虚，阳气不足多见，当三伏天气候炎热，利用自然季节规律，人体腠理开疏，机体阳气充沛的有利时机，此时以长银针深刺，温灸法刺激人体穴位，激发经络功能，调和气血，能引伏留筋骨深处的外邪易于外泄，同时假伏天阳气助体内不足阳气，以增强卫外作用，遵循"发时治标，平时治本"的原则。在夏天未发病时，可"培本"以扶助正气，提高疗效。可以使患者的阳气充实，增强抗病能力，减少发病和复发的概率。

银质针伏针治疗有两点原则，具体如下所述。

1. 宜长针深刺　伏针稍有不同于普通的用针之法，利用银质针之长针深刺，其理由有其一，伏针所治疗疾病多为慢性筋骨四肢痹证，久邪痹阻伏而不去，是阴证里证居多，而非当令新感之邪。其二，《黄帝内经·阴阳清浊》曰："清者其气滑，浊者其气涩，此气之常也。故刺阴者，深而留之；刺阳者，浅而疾之；清浊相干者，以数调之也"。《景岳全书》云："针不深则隐伏之病不能及，留不久则固结不得散也"，所以伏针治疗中应以"治病求因逐本"，邪之所凑，针之所至，以病之沉浮来决定针刺深浅，才能达到扶正祛邪的目的，这体现了中医的辨证论治思想。

2. 必须结合温针灸　伏针治疗中多与温针结合，这也是伏针治疗中一大特色。温针灸能宣通气血，温通经络，用于寒滞经络、气血痹阻之证甚验。温针灸结合针刺灸艾灸，温阳以行经气，还能加强针灸手法的刺激作用，以达到有效祛邪的目的。温针运用在伏针中，取天地阳气天火之源，借艾火热力地火之源，针刺穴位，扶人体阳气，治疗久病顽证，引伏留筋骨之邪外泄，两者相得益彰，使疗效更加显著。

三伏针灸属于中医时间医学范畴，与子午流注、灵龟八法一样体现了中医传统医学的精髓。陆氏伤科善用三伏天温针灸之法，遵循传统之"阴阳五行""天人相应""冬病夏治"理论，充分体现其传统中医流派的内在精神。随着中医现代化的推进，时间疗法，有其科学性及临床应用价值，应通过深入研究三伏针灸疗法的治病机理，努力拓宽临床治疗范畴，显示出其在防治疾病方面的重要地位，从而把三伏天灸疗法这一独特疗法发扬光大。

三、银质针操作方法

（一）定位

根据银质针针刺要求，选择病变部位与经络范围，熟悉穴位解剖和局部解剖。根据穴位，结合体位、体型、个体差异决定进针点及针刺路径，这是银质针的定位方法。由于银质针材质和规格不同于普通毫针，进针部位较毫针深，在定位所以时需强调熟悉穴位解剖。

（二）持针

采用双手持针方法，以右手示指、中指、环指指腹与拇指指腹对合持针柄，左手（切手）以同等姿势扶持针体，双手夹持针把握牢固、稳当，提插探刺方便。视病变部位软组织的厚薄度选用合适长短的银质针，使针体（针身加针柄的长度）外露于皮肤的距离以 9～12 厘米为合适。因为过短的外露针体在艾条燃烧温针灸的过程中，由于针体将较多的热量传导到皮肤，可能造成皮肤灼伤；过长的外露针体，在温针灸过程中会散发较多的热量，造成辐射到皮肤的热量及传导到针尖的温度降低，从而影响疗效。在上述位置上医师用左（右）拇指指腹与同侧示、中两指的指腹相对地适度捏住针身的远侧端，也就是距离针尖2～3厘米的位置，以及右（左）拇、示指的指腹也相对适度地捏住针柄与针身交接处偏下方的针身（而不是缠绕的细银丝与针身的焊接处），同时还可用同侧右（左）中指末节背面抵正针身制动。但三者的作用力必须适当，一定保证外露针体挺直而不变形。由于银质针的针柄较粗和较硬，而其针身较细和较软及焊接处的针身因热处理受损而形成一薄弱环节。如果医师把上方三指捏在针柄而不在其交接处偏下方之针身的话，那么当上方三指向下针刺的作用力必然导致焊接连成一体的缠绕细银丝与针身之间的脱焊而影响针刺操作。银质针针刺成功的要点之一在于医师执针的下方手指向下刺入的作用力必须大于上方手指向下刺入的作用力，才可保证针体不发生变形。如果医师的上、下两处手指用力不当而发生颠倒，也就是上方手指向下刺入的作用力大于下方手指向下刺入的作用力，这对执在针柄错误位置的针刺而言，很容易在针柄与针身交接处的薄弱环节产生针身的折曲或变成锐角，较多次这样的折曲很有可能日后产生该处的针身断裂，这种针体断针临床上时有发生；相反，对执在交结处偏下方针身正确位置的针刺来讲，如果上下执针手指用力不得当时也会产生针体的变形，但变形部位不在交结处而在针身本身，多属弧形弯曲或折曲成钝角，金属损伤的程度较前者的锐角形成要轻的多，这就不易产生针身的断裂。医师用双手的拇、示、中指在针身的上、下两处施用相对地捏住或抵正针身的作用力，做到轻重得当，必然保证了针身挺直，就便于银质针正确进针，这是该疗法取得成功的要点之一；如果这种捏针的作用力过紧或过强，常会在进针前使针身出现不同程度的"S"状变形而影响针刺治疗。

（三）进针操作

1. 切手作用　切手十分重要，选定针刺点后，左手要进一步切压定位，确认周围解剖标志，保证针刺精度与安全，进针探刺时调整与维持角度，改变针体弧度，诱导针尖刺向目标。

2. 基本针法　银质针的基本针法是提插法，在提插过程中探针、定位，进针直到目标。由于银质针长，针刺位置深，体软，在改变方向时，要求大幅度提起，退针后再改变方向探刺，不能单纯扳针柄，由于针尖无移动而不起作用。此时如进针甚至会转向对侧而发生意外。

由于银质针针感强烈，在一些特定部位只要针刺部位正确，大部分已有针感，故我们未再采用其他针法来诱导。

（四）进针方法

1. 直刺　与皮肤、软组织垂直，用于上肢、踝部。直刺接触面积小，路径短，精确度高。用于要害处或密集区域刺法。

2. 斜刺　进皮后，与皮肤、软组织成锐角，针刺路径长，与病区接触面积大，是银质针最常用进针法，适合于大范围针刺，可以减少针刺数目。

3. 横刺　从机体侧面进针，透刺路径长，接触面积大，常用于肌腹、腰部、四肢。

4. 直接刺　进皮后直接刺达病区。

5. 间接刺　进皮后先刺向一个目标，再进一步转刺到病区，用于深部、结构复杂区域，以确保能安全到位。

6. 散刺　从一个进针点，放射状刺向各部位，用于肩胛骨、髂骨翼针刺。

7. 透刺　利用长针不断穿透各个病区及解剖层次，透刺与散刺效率高，可减少进针点与针刺数目。

8. 括刺　利用针尖在骨面上推刺，可提高针刺密度。

9. 围刺　可以从不同方向，向同一目标针刺。

10. 排刺、集丛刺　按一定方向集中用针，以提升针刺强度。

（五）进针针感

针刺过程中，银质针针尖刺入机体的正常软组织直至骨骼表面，除皮肤出现刺痛外，其他各层软组织均无明显不适引出。而当刺及穴位或病变区（痛点分布处），则会表现为"酸、胀、痛"等。

当银质针针刺引起局限性针感的同时，有相当数量的患者还常并发向远离这个局限性针感病变区的躯干部位，特别是向四肢可以直至末端传导的"酸、胀、重、麻、痛"等临床表现。

第三节　对风寒湿痹之认识

骨伤科医师临床上除跌打损伤以外，遇见最多的就是各类痹证，损伤和痹证可以互为因果，痹证乃是风寒湿三气杂至，合而为痹也。如果身体有所损伤，则"肢体损于外，则气血伤于内，营卫有所不贯，脏腑由之不和"，气血损伤，导致营卫功能紊乱，营气不能附隶于血，失其循脉营运之职，卫气不顺脉外而行，失其卫外御邪之能，复感风寒湿就会导致痹证的发生。《素问·调经论》说："取血于营，取气于卫。"《灵枢·寿夭刚柔》说："刺营者出血，刺卫者出气。"如痹证日久兼有外伤，则更易迁延不愈，因正虚邪恋，风寒湿热之邪痹阻经脉，至气血不足甚，病及脏腑而致肝肾亏损，肉萎筋缩。所以对于损伤和痹证，临床上需辨清其因果、消长、转化之关系，病因病理了然于心，应诊时才能得心应手。

痹者感风寒湿邪和而为之，发起亦殊矣，其风气胜者为行痹，寒气胜者为痛痹，湿气胜者为著痹也，风则阳受之故为痹行，寒则阴受之故为痹痛，湿则皮肉筋脉受之故为痹著而不去也，故乃痹从风寒湿之所生也。骨伤科临床风寒湿痹的辨证，需重视结合经络部位辨病，与内科稍有不同侧重。

《素问·风论》篇论风气："卧出而风吹之，血凝于肤者为痹，凝于脉者为泣，凝于足者为厥，此三者，血行不得反其空，故为痹厥也"（空者，血流之道，大经隧也）。《金匮要略·血痹虚劳病脉证并治》谓血痹："夫尊荣人，骨弱肌肤盛，重因疲劳汗出，卧不时动摇，加被微风，遂得之"，此乃风邪滞于脉，血行不利则血痹，临床所常见"落枕"，突然发生颈项强痛。《黄帝内经·素问》曰："风气与太阳俱入，行诸脉俞，散于分肉之间，与卫气相干，其道不利。故使肌肉愤月真而有疡，卫气有所凝而不行，故其肉有不仁也"。《读素问钞》注解道："因肉分之间，卫气行处，风与卫气相薄，俱行于肉分之间，故气道涩而不利也，气道不利，风气内攻，卫气相持故肉而疮出也，伤疮也。若卫气被风攻之，不得流转所在，偏并凝而不行，则肉有不仁之处也，不仁谓而不知寒热痛痒"，此乃风邪伤卫。

骨伤科临床常见风痹以"风客足太阳经，与太阳之气俱入项背之间，下行诸脉俞，散于分肉之间，转于卫气，以至卫气所行之道不利，故使肤愤然高起而有痛疡"为常见，此为风邪至卫气滞而不利，不能循行于肌肤，故肌肤麻木不仁，不知寒热痛痒。结合临床，颈背腰脊属足太阳经脉所循行，如患颈腰痛引及臀部痛，而后累及小腿肌肉胀痛如裂，如患疮痛，常闻患者讲："愿把肉割掉，腿锯掉"，因疼痛难忍，日夜不安，承受不了，甚至产生抑郁之念，可是其下肢小腿无肿胀，皮肤又不红不热，未见患疮之症状，等胀痛好转，小腿即出现麻木不仁，如经之谓其小腿足背足趾麻木不仁，不知寒热痛痒。

《黄帝内经》阐述寒邪侵入经脉："经脉流行不止，环周不休，寒气入经而稽迟，泣而不行，客于脉外则血少，客于脉中则气不通，故卒然而痛""寒气客于脉外，则脉寒，脉寒则缩蜷，缩蜷则脉绌急，绌急则外引小络，故卒然而痛，得炅则痛立止"，王冰注释道"脉左右环，故得寒则缩蜷而绌急，则卫气不得通流，故外引于小络脉也，卫气不行，寒内薄之，脉急不纵，故痛生也"。因重中于寒，则痛久矣。此乃谓"重寒难释，故痛久不消"。《素问·举痛论》"寒气客于经脉之中，与炅氧相薄，则脉满，满则痛不可按也""寒气稽留，炅气纵上则脉充下而血气乱，故痛甚不可按也"。《灵枢经》曰："寒则筋急"，而张景岳曰："阴寒之气，客于肌肉筋骨之间，则凝结不散，阳气不行，故痛不可按也"，又曰："寒则血凝涩，凝则脉不通，不通则痛矣"。所以在临床所见着寒，或色兼白，筋凝而不散，以肌筋拘急、挛缩不伸、疼痛拒按为主要辨证要点，此时治疗当以银针刺之以引阳气、温针灸之以温经助阳行痹。

《素问》谓湿邪曰："有渐于湿，以水为事，若有所备，居处相湿，肌肉濡渍，痹而不仁，发为肉痿"，《素问经注节解》释："业惟近湿，居处泽下，皆水为事也，平者久而犹愆，感之者尤甚矣，内属于脾，湿着于内，则卫气不荣，故肉为痞也，故下经曰：肉痿，得之湿地也"。《内经》曰："因于湿，首如裹，湿热不攘，大筋软短，小筋弛长，软短为拘，弛长为痿"，王冰注为"表热为病，常汗泻之，反湿其首，若湿物裹之，望除其热，热气不释，兼湿内攻，大筋受热，则缩而短，小筋得湿，则引而长，缩短故拘挛而不伸，引长故痿弱而无力"，《内经》又曰："地之湿气感，则害皮肉经脉"。因为湿气偏胜，则荣卫之气不行，所以感则皮肉筋脉不适，此乃湿着，而引起皮肉筋脉至清不仁。临床常见皮肤麻木不仁，肌肉萎缩，肌筋拘急或弛长，由于湿胜荣卫之气不行，所以在治疗上遵循"定其血气，各守其乡"，各条经脉皆有其血气运行之责，如有受累则出现本经之症，此时需安定之，使之各守其位，不得出位。

风寒湿是三种致病之邪气，其由于人体虚损而乘虚而入。而且风寒湿三者可以互相逢合而成病。在临床所出现之症状各异，其治法也有所不同，如日常所见，外感风寒，治宜疏解，若受寒湿，治宜温经散寒化湿。而着风湿，治宜去风燥湿。症见风湿化热，治以凉血清热祛风化湿。若治疗不及时或不得当，则转化为慢性，时轻时剧，时痛时止，阴雨风雪作痛增加，日久而形成痹证矣。

第四章　陆念祖临证心法和治伤经验撮要

陆念祖先生认为当今之骨伤疾病较之之前有很大不同，随着社会的发展、人们生活方式的改变，发病规律也有异于以前。急性骨伤疾病相对减少了，慢性筋骨病、脊柱痹病增多，这就需要特别关注四时、寒暑、胜复之理。《素问·金匮真言论》曰"冬病在阴，夏病在阳，春病在阴，秋病在阳"，《素问·四气调神大论》曰："四时阴阳者，万物之根本也。所以圣人春夏养阳，秋冬养阴，以从其根，故与万物沉浮于生长之门"，清楚地认识到社会科技的发展可以影响四时五行，使自然界的变化对疾病产生新的规律，如空调之普及使人们在夏天患冬病，经常熬夜之人，日夜颠倒，必定影响吾辈施针之子午流注法。只有熟读经典、揣摩医术、掌握脉舌之理、辨识疾病的发生发展规律，审证求因辨证施治，方能效如桴鼓。以下整理陆念祖先生之临证治疗经验，按照常规病种分列，但其中把有特色的疾病单独列节，方便读者同道阅读参研。

第一节　骨折的诊治

治疗骨折首先要求及时正确地复位，发挥中医小夹板的固定长处，恰当地把骨折部位的固定，和伤肢的早期活动结合在一起。这样一方面保持了局部的相对固定，有效地控制了对骨折断端不利的活动；另一方面，又为肢体和全身的活动创造了条件，使肢体在骨折愈合期间进行适当的功能锻炼，充分发挥了活动对骨折愈合的有利作用，因而取得了骨折愈合时间短、功能恢复好、并发症少的效果。从治疗骨折而言，不能绝对地认为："完全休息，绝对固定"。这是只注意到骨折的局部，忽视了整个肢体和全身，只考虑到伤肢活动对骨折愈合不利的一面，而没有考虑到伤肢活动对骨折愈合有利的一面，认为固定对局部骨折愈合的有利一面，没认识到其对骨折愈合及整个肢体功能恢复不利一面，这种孤立地只顾局部，不注意整体的方法，违反了人体的生理活动规律，气血运行，妨碍了整个肢体和全身的活动，造成了骨折愈合慢、治疗时间长、功能恢复差、并发症多等许多缺点。

对于骨折的治疗，需要细致认真，辨清骨折的部位，以及断端移位的方向、作用力等损伤要点。骨折的病势病程变化有一定原则，首次治疗最为重要，稍有疏忽即可导致不良的效果，所以在骨折的临床治疗中绝对不可没有把握勉强诊治。

陆氏伤科认为治疗骨折有一定的程序，首先须正骨矫正骨位，其次敷贴、夹缚固定，内服药物，功能锻炼（各有其不同的特点和要求），至于内服方药，如患者仅具有因伤而起的症状，可以按照步骤，先后进展不同方剂；若同时具有非因伤而起的症状，必须根据中医辨证的法则，灵活处理。治疗骨折的原则是：固定与活动结合，骨折软组织并重，局部与全身兼治，积极发挥患者的主观能动作用。

一、矫正复位

（一）手法

骨折断骨位置移动，必须以手法矫正，使其复位。手法有多种，具体如下所述。

1. 摸骨　为正骨矫形的第一步，通过骨位和体形的变化，了解骨折和脱臼。

2. 拔伸　骨折断端重叠移位，应以拔伸，使其相对。

3. 正畸　骨折断端高凸凹陷偏斜，使其恢复。

4. 按压　使已断骨合拢一处，而复其原状。

5. 提端　将移位断骨下倾者向上提端，外斜者向内端，或直端或斜端，使其口衔接。

6. 拉关　近关节骨折或移位关节拉直关拢矫正关节位置。

7. 推拿

（1）使错折之骨复正原处，同时使紧张的筋肉恢复正常。

（2）拿法是与推法相对的一种手法，实际上在复位时多与推法结合运用，复位骨折后，伤势虽愈，但是气血运行未畅，推拿而通经络活血。

8. 按摩　按是重压，摩是轻揉，两者结合运用，一轻一重，畅通气血，"按其经络以通气血"这就是按摩二法的重要作用。

（二）原则

1. 手法矫正原则

（1）尽早整复：早期正确整复，可使骨折顺利愈合。若由于患处肿胀严重，在断端处出现有畸形未完全整复，在初期每次换药固定之前，必须继续整复断端以达到正确对位的要求。

（2）尽量对位良好：对位越好，固定也越稳定，患者也能及早功能锻炼，使骨折早期愈合。肢体长短相等，关节旋转压伸正常，肢体功能可以恢复到满意程度。

2. 手法矫正注意事项

（1）整复骨折时，必须要准备足够的助手人员，掌握较熟练的技术，切勿在准备不足的情况下施用暴力；避免增加皮肉筋脉损伤，术者施术必须了解清楚骨折的情况及整复的要求，方法步骤在操作中协同一致。

（2）操作方法要掌握"软""硬"劲本领，助手相对方向拉力要均匀，在水平线上，复位要方向明确，部位确实着匀稳定，术者手指与皮肤（患部），通过皮肉直接作用于骨折断端，断端切忌向皮肤摩擦以防皮肉筋脉损伤。

二、骨折固定与外敷药

骨折固定适合骨折部位局部固定，固定和活动在骨折治疗上非常重要，固定为了保持骨折在整复后位置，活动是保持肢体功能，加速骨折治疗愈合的重要因素：骨折必须固定而关节必须活动。若不活动，尤其在骨折血肿胀之后，血瘀内积，肌筋容易僵化，所以骨折固定后近关节即应功能锻炼，但关节活动不当容易使骨折之断骨而移位。在处理固定与活动的关系时，固定从肢体活动出发，而活动又要以不影响骨折的固定为限度，这样，既保证了局部的固定，有效地控制了骨折断端的活动，又为整个肢体和全身活动创造条件，使得骨折早日愈合。

（一）固定含义

骨折外固定起支架作用，用来控制肢体的整复位置。用外固定，把肌肉收缩活动骨折移位的消极因素，转交为维持固定矫正残余畸形的积极作用。

（二）固定形式

1. 夹板局部固定法　适用一般骨干骨折，如肱骨、尺骨、骨干骨折，桡骨下端骨折及一般胫、腓骨干骨折。

2. 超关节夹板固定法　把夹板成为梯形屈曲，以便超关节固定，如肱骨外颈颈骨折、股骨粗隆间骨折（加三角巾固定）和踝部骨折等。

3. 活动带抱漆固定　随肿消失，逐渐收紧，逐渐调整固定。

4. 联板固定　适用于破皮骨折，近创口的夹板，以便每日换落时拿下，减少断端的活动。

5. 肚腹布固定　适用肋骨骨折、胸腰椎骨折。

夹板器材，外固定的主要用具：三夹板，塑料板，木板，多带形胸腹布，绷带，布带，寸阔纱带。

（三）包扎步骤

骨折整复前即应根据患者骨折的情况，选好外固定用具，按次序并列固定。

1. 外敷药　均匀地敷在骨折周围。在骨折初期血肿时，由于断端血管出血，皮肤肿热用冷敷类（收缩血管，减少出血），切忌热敷类（防促进血肿）。中期后期由于气滞血瘀，则用热敷促进血运代谢，提早骨折愈合。

2. 放置夹板　夹板之长短、宽窄、厚薄须根据各部骨折的具体要求，及肢体形态的需要，在用夹板固定时，于局部固定大小长短夹板可用一至六块。

3. 绷带固定法　在骨折部外敷药之后，即用绷带缠绕数圈（不宜过紧），安装夹板再进行包扎，固定夹板，先捆中间二周，在适当压力下，捆绑肢体断端。按压夹板的四分之一绷带二周打法，以三点固定法，绷带不宜过紧，如果血肿继续肿胀，就把绷带放松。

（四）包扎注意事项

包扎须松紧适宜，力求平衡均匀，以不妨碍气血运行为原则。一般初期肿胀的较松，肿渐退，包扎渐紧，肿退包扎宜紧。断端愈合后包扎又当松。注意关节活动的原则下，近关节屈曲包扎，或直形包扎，都不宜过紧。在断端处包扎要牢固，可能有某面高凸现象，就应以高凸处，用棉垫垫住凸起，夹板包扎，可以矫正其骨折的不正部。注意血运障碍：当包扎后观察肢体下端，皮肤是否正常，如皮色变，则须重新包扎，同时还需询问患者有否麻木感。这是很重要的，以免后患。固定包扎后必须提高按放位置，要必须屈肢 90°，防止伤肢以下血肿剧增。固定治疗应注意事项具体有如下六点。

（1）骨折治疗，手法复位，要求骨折对位必须细致，正确，切不可粗枝大叶，草草了事，以防后患。

（2）骨折包扎固定紧松适宜，过紧影响肢体血运，过松脱帮失去固定作用，易引起骨折移位，尤其斜行骨折。

（3）骨折手法复位，对位正确，包扎固定，或无骨折伤经络，局部瘀血肿，必须及时用活血破瘀消肿，并把伤肢一周内抬高位（因为三天内出血止，七天后血肿渐消），以免血肿下流，瘀血凝结不散，远端立即开始自动或被动功能锻炼。

（4）骨折固定时间，不可太长久，以防关节硬化，一般骨折固定三十至四十天，少年幼儿固定二十至三十天，其骨痂已增生，骨折已愈合，其时着重关节功能锻炼，若成人股骨干骨折，必须要五十至六十天，若老年股骨头骨折，固定两个月以后，因为骨折虽然愈合，卧床其腿能自动高举，骨折已愈合，防不够坚固，万一不慎，易引起再骨折之危。

（5）骨折已经愈合，无碎骨进入关节腔，其关节发生功能障碍者，必须及时功能锻炼，否则肌筋挛缩不伸，日久关节粘连或强直不屈，功能障碍，在人体肢节，各部位、各关节功能活动不同，在临床必须早日运用各种不同之"导引按跷"

功能锻炼，各得所宜，以防肢体形成残废之危。

（6）对于关节功能障碍，虽是骨折或损伤引起，但应注意患者原有风寒湿痹，或伤后抵抗力不足感受风寒湿痹。

三、内服药

骨折应三期辨证用药，分为内出血肿胀期，瘀积期和恢复期。

（一）内出血肿胀期

即早期，1～3天血肿增加止，而7～14天以后，瘀血肿逐渐消退，骨折常伴有络脉伤（络脉即血脉，阳络为动脉，阴络为静脉，孙络即微血管）。血流脉外，血瘀凝结，气血不调，为肿为痛。治以活血破瘀行气，消肿止痛，用桃仁四物汤加味。

药物：当归尾、川芎、赤芍药、大生地、桃仁、乳香、没药、川牛膝，在上肢用丹参，下肢用牛膝，若瘀血肿严重，则加苏木、泽兰，服2～5剂。

若服药后瘀血肿渐消，血肿减轻，去桃仁、红花，加秦艽、五加皮，若见瘀血肿减轻，而瘀积严重肌肉紧张，去苏木、泽兰而桃仁、红花仍用之。

若有瘀血化热肿，皮色不变，可加清热凉化之药，荆芥、薄荷、金银花、连翘之品，至热肿消则去之。

若见瘀血化热，皮肤出现红肿热痛，将成脓，其症即如痈初起肿毒。因病初起，偏于轻浅，夫肿毒初起，皆由营血阻滞郁而为热，营卫之气血失其常度。病既形于外，必有表证，则用仙方活命饮。

方药：金银花、当归、天花粉、皂角刺、山甲片、赤芍药、陈皮、乳香、没药、防风、白芷、甘草、贝母粉（吞）。

（二）瘀积期

即中期，局部肿势消失，但余瘀内积未净，气血运行尚未完全恢复，故骨未续，痛未止。治宜和血通络，祛瘀生新，用和血散瘀汤。

药物：全当归、川断、赤芍药（或白芍）、桑寄生、生地黄（或熟地黄）秦艽、五加皮、川牛膝或加茜草、威灵仙，随证加减服5～10剂。

（三）恢复期

即后期，瘀积已净，骨已接续而不固。当功能活动时感无力，正气未复。治宜补调气血，养肝肾，增强骨质。用八珍汤，或用十全大补汤。

八珍汤：治宜失血过多，气血内虚治之。

药物：酒炒当归、川断（上肢用川芎）、酒炒白芍（瘀积未净用赤勺）、白茯苓、甘草、熟地黄、党参、白术（或湿阻用苍术），或加黄芪，或杜仲、补骨脂之类。

十全大补汤：治宜诸虚不足，神疲少气，无力，恶寒，自汗，面色不华等治之。其功用助阳固卫。

药物：即八珍汤加黄芪、肉桂（后下）。

若见大便秘结，燥屎停滞不下，固人之一身，元气外流，稍有滞凝，则壅塞经络，阻遏阴阳，而为病，或寒或热，或气或血，或痰或食，为证不一。轻则消而导之，重必攻而下之，使垢瘀化去，而后正气可复故伤后瘀阻，经络通利不畅，治宜活血破瘀理气攻下汤。

药物：当归、芍药、桃仁、延胡索、木通、柏子仁、川牛膝、厚朴、川军、玄明粉、枳实。1～2 剂。

该方是重攻下剂，内用大承气汤，非大实大满不可轻投，应慎用之。

服用注意：该药最好晚上睡时服用，翌日大便，有利于家属护理人员安定休息。若白天服药，晚上大便，尤其骨折患者，自己不起床取便盆，晚上必会影响护理睡卧。若患者服药后，大便下即停服，若服药之后，便下 1～2 次为正常，若便下三次者，即服用冷粥一碗，其泻即止（服药之前，先烧好粥备用）。

四、骨折后恢复锻炼

骨伤疾病的治疗和康复在于动静结合，并且需要辨证的思维，"动"包含两层意思，其一是当前疗伤时的功能活动，其二是今后肢体的"动"的功能，这也是治疗骨伤疾病的目的。"静"指骨骼软组织及关节得到静养，使之修复，防止遗留后遗症。"动"在疾病治疗既是手段，又是目的，通过功能活动促进气血流通，濡养关节，避免关节粘连，最后充分恢复机体组织活动的功能。动与静既是对立的，又是统一的，没有相对的静止状态，组织就无法修复；没有恰当的运动，组织、关节就无法恢复原有的活动功能，"静"在临床上容易做到，如嘱骨折患者制动一段时间，但往往会忽视"动"的治疗，在骨折静养后及时的被动和主动活动是决定以后机体活动能力的关键。避免出现骨折已愈合，已做到了对位正确，但是未及时活动和提早功能锻炼，日久关节僵化，轻则必须经过几个月才能恢复，重则造成残废，在生活上不能自理的后果。

活动锻炼形式：采用的以自主活动为主，被动肢动活动为辅的原则。总体原则为以下两点，具体治疗可参前文损伤治疗之导引按跷治疗。

（一）自主活动

其是主要功能锻炼的形式，即指患者在多个不同关节不同阶段进行多种方式锻炼方法。锻炼时患者要主动，用力保持肌肉紧张，利用肌肉的抵抗作用，使断端稳定患肢关节自动活动和健肢带动患肢，使动作协调对称，平衡，多面，多次。

运动量的大小按骨折愈合可分为以下两个阶段。

外伤后血肿期：在骨折固定后立即开始在上肢为伸指压拳，下肢为踝关节背伸背屈，等血肿消失、功能正常为1～2周。1～2周在伤肢近关节健肢带动患肢活动，为屈伸。

血肿消散恢复期：为伤后5～7周（小孩2～3周）。在人力所能及的范围内活动次数及活动范围都可加大，在下肢能自动上提，上肢能自动上举，骨干已有拼力，可以近关节用力锻练，促进肌肉拉紧恢复，缩紧。

（二）被动活动

当患者肌肉乏力尚不能自动活动时，必须帮助患者进行辅助活动。先按摩患肢，主要用于骨折远端有肿胀的肢体，操作时要轻柔，不使骨折移位。然后再帮助患者活动关节，防止关节肌肉萎缩、粘连。无论早期或后期，操作时要与患者合作，放松肌筋动作要慢，活动范围逐渐由小到大，一旦自动活动恢复即可停止被动活动，若后期肌筋萎缩粘连，在功能锻练时未有进展，可以用药物熏洗后使肌肉、筋骨活络后练功，可以促使功能锻练，提高恢复伤肢功能。

五、内服药治疗注意要点

（1）高龄体弱者，破气化瘀药不可大量施用，瘀血气肿稍退，即用壮筋骨补气血之品。

（2）近关节骨折，每易肌筋损伤，血运不畅，待瘀化肿退，即应用补肾养气血之品，以防止肌肉萎缩关节硬化，并加强功能锻炼。

（3）脾胃不佳患者，应以健脾和胃之品，若早投滋补之剂，影响脾胃运化，后天之本功能弱化，气血损伤较难恢复。

（4）素患风湿或骨折后筋骨气血未复，在气血两亏下，复感寒湿气邪袭入，宜疏风寒化湿。

（5）肩胛骨与髋骨骨折可能合并内伤应配合内伤治疗。

六、常见骨折固定法

正骨复位之后，固定包扎是接骨重要环节，尤其在近关节骨折，用小夹板超关节固定，若骨折断端，用手法对位相当正确，而用小夹板固定得不好，或不适其位，则失其固定作用，易引起骨折再移位。骨折固定，以前大多数是用杉树皮作小夹板，上肢之肌肉力量相对弱小的部位用橡皮胶筒，现今多用可塑性塑料夹板。人体之四肢关节，在生理解剖之组织构造不同，其功能各有不同，用包扎固定也有所区别，略述几个骨折固定法如下。

（一）髌骨骨折

"井"字包扎法与"人"字包扎法。

1. "井"字包扎法　医者用右手握住已复位之髌骨，不可放松。髌骨上之皮不可起缩，左手把消肿膏敷贴膝关节，再取髌垫复合于髌骨之上，以后把纱布罩于膝关节裹膝之周围，取布制棉垫数层配合个人不同的腘窝深度，衬于膝腘后，再外附长 2 尺左右夹板以防膝关节屈曲，先敷消肿膏，然后用五分阔纱带四条，两条长一尺五寸对折，平放在髌骨之左右两侧，离髌骨约二横指，另二条长三尺，一条放于髌骨之上缘外边，绕过大腿之后，再回绕大腿之上打结，另一条放于髌骨尖之下与胫骨粗隆之间，绕过小腿之后再回绕小腿之上打结，最后把左右两侧之带，各取一带头，抽过折孔，把左右各二带头抽紧，至上下两带紧紧扣于髌骨之上下。用此法固定，断骨不易移位，适应于髌骨横行骨折，或用两骨分离，或粉碎性骨折。

2. "人"字包扎法　夹板衬于膝腘后，消肿膏覆盖髌骨之上，用绑带两条，先把绑带在胫骨粗隆上环绕两圈，而后逐步向上，在髌骨上环绕三圈，直包髌骨上缘之外，以后从膝拉下绕过膝腘，绑布从下回绕，则绑带转入小腿，环绕胫骨粗隆之后，再从膝腘移向大腿，以后所有绑带均扣髌骨之上下缘环绕，而在膝关节之两侧，均可见人字型。

对"人"字包扎，可加入"井"字包扎，可以防止髌骨横行骨折，断端桥型突起。

或用于髌骨骨折严重血肿，若用"井"字包扎抽紧瘀血凝结集中髌骨之周围，影响消肿障碍，先用"人"字包扎，等血肿消退，则改用"井"字包扎固定。髌骨损裂，或髌尖骨折无移位，可单独"人"字包扎固定。

"人"字包扎当可用于髌骨骨折已 30～40 天，骨折已愈合，取掉"井"字包扎与夹板，改用"人"字包扎，以便功能活动，两周后，膝关节可以屈伸功能锻炼，以上两法，均有显效，若见下午出现足肿，谓脚气肿，晚上可以把足抬高位，其肿逐渐消退。

以上两法在初诊开始，可用六尺长带对折，带套放足心足背，患者可下地牵带直腿步行，自感脚踏地有力，膝髌不觉疼痛难行，再提早功能锻炼，三个月左右功能已完全恢复。

（二）近肩关节骨折

腋垫小辫子包扎法：腋垫用棉纸折成二至三寸长，卷成一寸周圆，放在抽出一尺五寸许之绷带上，用胶布条固定。

包扎开始，患者端坐凳上，医者用手法把骨折复位后，上臂向下垂直，屈肘90°，手心向上，嘱助手一手扶住前臂，另一手捏肘关节之内外髁，用力向下牵引，同时医者把腋垫衬托于患肢之腋下，把绷带之两端嘱另一个助手向上牵拉，医者复查骨折平整，敷药包扎，向助手取绷带两端，稍斜向肩关节，在肩胛骨肩峰与喙突上打结固定，绷带一端留出一尺余长（如同留一辫子）勿包扎到里面，在包扎时，其带作中心点，然后把绑带环绕上臂二分之一几圈，而后循过前胸（或后背）至健肢腋下，再循背后，至患侧肩上越过小辫子绑带之后（或小辫子绑带之前），再转向腋下环绕上臂，以后把绑带继续向肩臂胸背，循环包扎，同时用四块小夹板超关节固定其中，用完三寸阔绑带三卷，两带头在肩上打结，最后再用三条带，分上中下三点扎缚固定，如此包扎，绑带不易松弛，骨折断端不易移位，腋下衬托腋垫勿妨碍动静脉之血运，最后屈肘90°，手心向上，用五寸阔布悬吊于胸前（此乃陆氏悬吊法），睡床时，除肘关节近关节骨折屈肘90°以外，其他部位骨折均可伸直肘关节而卧，动静结合，以防肘关节屈肘时间过久，则关节功能障碍，对于肩关节用小辫子包扎法，适应于肱骨头、肱骨大结节、肱骨上三分之一骨折，或肩关节脱臼复位之后。

（三）肋骨骨折

先用夹板一块，长五六寸，宽三四寸，剪成圆角，用纱布包裹，用三寸绑带包扎，把纸板放于骨折处，用绑带2～3卷包扎固定，然后加多头带胸腹布包扎固定，患者即疼痛减轻，躯下有支持力，皮肤不易过敏。

（四）股骨头、股骨粗隆间骨折

牵引复位后，用4～6块超关节小夹板固定，然后用三角巾包扎，固定双臀双髋关节，主腿两侧用砂袋固定，以免断端移位，防止足外展，一方面用活血破瘀，而后调补气血，保持血液运行通畅，以防股骨头无菌性坏死。

第二节　软组织筋伤的诊治

一、总论

肌肉、筋和经络受到扭力损伤，或由职业工作中正常受到扭力劳伤（劳损）或伴有风寒湿痹，常生于颈部及四肢关节，一般经手法或针灸治疗后，其症状可以缓解，甚至顿然消失。但由于严重扭伤治疗不及时，或风寒湿痹，日久引起肌肉挛缩、关节粘连、筋粘连或筋膜撕裂，则疗程较长。

（一）临床症状

1. **轻度扭伤**　伤处疼痛，或仅有轻度微肿胀，动作牵制痛，活动尚好，或功能略受到轻度障碍。

2. **重度扭伤**　伤后出现严重肿胀，或皮肤青紫，疼痛甚剧，关节功能限制，甚至功能消失，此种现象可能有筋膜撕裂或筋断裂存在。

（二）扭伤与骨折脱臼的鉴别

（1）扭伤者，除肿胀疼痛、皮肤青紫外，其四肢有凹凸不平畸形，肢体无缩短现象。

（2）扭伤形成，由于扭伤力较轻，压痛点主要在肌肉筋络（软组织方面），其骨没有明显压痛，不致引起骨折；如有骨折或脱位者，其疼痛比较剧烈；若有移位骨折或脱臼者，必有畸形。

（3）如在手指筋断，痛轻，甚至无痛；伴有撕裂性骨折，则有疼痛。

（4）伤后功能尚好，活动正常，或活动功能少，有障碍；若伴有骨折或脱位，其活动功能就有明显的限制。但是必须注意筋断和经脉挫伤或断裂，亦可引起功能障碍，而术者若用手摇动伸展，其关节功能完全正常，但预后不良，必须用手术缝合。

二、治疗

（一）外治法

用手法治疗，或针灸治疗，但在初次损伤，有瘀肿严重者，先外敷消肿膏，至瘀肿消失，后用手法治疗或针灸治疗，同时可以贴伤膏；若陈旧性扭伤，有瘀血积滞者，治宜用洗药，活血化瘀，然后进行针刺，若瘀积不散，则可用针灸，针尾用艾燃烧，关节功能不利，则必须功能锻炼。皮肤过敏用伤药水。

（二）内治法

（1）若有瘀血瘀肿：用破瘀活血汤，或和血散瘀利湿汤。

（2）若伤后无肿或微肿或瘀血肿已消：用成药，跌打丸，小活络丸，舒筋活血片，舒筋活络丸。

（3）伤后兼邪，外感风寒，用银花散，或用当归四逆加减，若重于寒湿或风湿，则用羌活祛痹汤之数。

（4）局部痛减轻而无浮肿压痛，邪滞不散，受外感风寒用防风通圣散，重于寒湿或风湿则用风湿骨痛药。

三、分论

由于发生扭伤的部位不同，或其病因各异，治法不一，在临床常见颈、肘、腕、腰、膝、踝为六个部位，分述之，腰部筋伤请详见第四章第四节。

（一）颈部筋伤

颈部筋伤（落枕），其痛在扭伤部位，压痛明显，无肌筋拘急痛。

1. 病因病机　落枕，虽有扭伤因素，其扭伤是诱因，乃血痹之症，兼邪可致。"夫尊荣人，骨弱肌肤盛，重因疲劳汗出，卧不时动摇，加被微风遂得之"。所以该病在临床常于睡卧之后发生，大多数在早晨突然动作（如刷牙）立即发生，颈项强斜痛，其症主要原因是夜寐被风寒侵入，邪潜伏于中，病气未发，在突然扭伤，促使邪气动，动则气血不和，经络气滞血凝，血痹不行，肌筋挛缩不伸作痛，不通则痛。

2. 症状

（1）颈项强斜，倾斜 30°～40°，或左或右，其颈不能转动，牵制痛，有时引背（肩胛骨之侧背部），其压痛点在颈项与肩胛之间，无肿压痛明显。

（2）背痛（离脊 3 寸，在肩胛骨内侧之背），其痛在背略有浮肿但颈项功能正常，点头感背部筋拘痛。

3. 治疗

（1）手法治疗：令患者坐于凳上，坐正，两上臂垂直屈肘，手放在大腿上不可用力。医者以手指轻轻揉颈与肩胛部，然后扳拨肌筋以舒适肌筋经络之气血，以后，医者一手托住患者之下颌，一手固定患者之额顶，转动患者颈项，并把头（点头，抬头）轻轻转动，此时，一面与患者谈话，分散其注意力，一面用适当力量猛然使患者之头向健侧旋转，此时可以听到"嗒"的一声，手法即告完成。或左右均做手法（在做手法时叫患者颈项不能用力，放松肌筋，否则效果不大）。

（2）针灸法

1）一般颈项强斜，取穴颈夹脊配落枕、中渚。

2）若颈项强斜较重，取穴颈夹脊配风池、大杼、落枕、中渚。

3）背痛取穴颈夹脊配噫嘻（向肩胛骨方向斜刺）。

（3）睡卧法：若头向左倾斜，侧卧枕头垫高，倘睡右侧则不用枕头，从睡眠中矫正头斜形。

（4）内服药：当归四逆汤加葛根，或用防风通圣散一包临睡吞（成药）。

（二）肘部伤筋

肘部扭伤，轻者：只有外侧或内侧发痛，重者：出现肿胀伸屈动作不利，患者有自觉扭伤因素，若患者扭伤不明显，痛在肘外侧（肱桡关节），局部压痛，易成网球肘。

网球肘：该病大多数见于成人，以右肘较多，左肘较少，两肘同时发生比较少见。

1. 病因病机　该病的起因，大多数是由于工作操作积劳损伤（劳损），肘部经常伸屈用力，或者前臂旋转用力，形成该病重要因素，以打网球运动员常致该病而得名"网球肘"，而在临床上，如厨师、水电工、常用鼠标者等发病为多（职业病）。

其病理机制，肘部外侧肱桡关节筋膜受损，"筋为刚""筋力刚劲，故能束骨骼动作强健"，该病经常屈伸与前臂旋转用力，筋为刚虽非常坚韧，但常常用力摩擦日积月累必受到不同程度损伤，气滞血凝，血不荣筋，筋失其养，则其痛久久不愈，前人认为"有伤于筋，纵，其若不用"说明"过用气或迫筋，筋络内伤，机关纵缓，若不维持"，于是产生症状，患者自感动即疼痛。

2. 辨证　损伤之程度有轻重不同，所表现的症状也有轻有重的差异。

（1）轻症：有扭伤史或劳损（无明显外伤史），自感肘关节外侧痛，臂力减退但可工作。

（2）重症：无明显外伤史（"劳损"）或有外伤，局部酸痛肘外侧痛引肩项，局部伴有轻度肿胀，患臂不能用力，取一只热水瓶或用扫帚扫地都不能做，少用力即感痛，当检查时，肱骨外髁与桡骨小头之间，有局限性压痛，尤其在桡骨小头内侧肌筋压痛更明显，当指压时，患者叫疼痛，同时在面部也有疼痛的表情，或压痛在桡骨小头外侧，这两部位压痛点是诊断该病主要依据。

比较严重的病例，肘关节在过伸，或旋转的情况下，有酸痛感觉，在检得压痛点时局部略有浮肿或有隐隐结块，如有慢性炎症的现象，平常痛轻，突然疼痛增加，其时兼有风寒湿痹侵入与瘀相搏化热引起突变，皮肤热感，日久发生结块。

3. 治疗

（1）手法治疗：患者取坐位，医者面对患者，先用拇指揉其压痛点，而后使患者肘部伸直，手掌向上，手指伸开，腕关节背屈，医者以一手顶住患指的手心，一手托推患肘，同时用拇指按揉疼痛部位，待按揉三五次后，再用力使患肘过伸，即将肘上属手法完成。

（2）针灸治疗：直接银针刺入在压痛点，并针尾燃艾，一周二次（浅刺筋上）。其刺法"以痛为输"因"病在筋，调之筋；病在骨，调之骨；燔针劫刺其下及与急者"以上治疗乃是调筋法，筋急则烧针而劫刺之。

（3）内服药：在急性时有炎症症状可用羌活祛痹汤。若伤筋开始用小活络丸之类。

（4）如有风寒湿痹侵入与瘀相搏化热引起突变，皮肤热感，可用陆氏伤膏外敷。

（三）腕部伤筋

腕部扭伤，皆因跌扭伤，或为工作扭伤，痛于手腕双侧（尺侧）或腕背或腕前痛，局部无肿胀或微肿压痛明显，当前臂，内转外转即感腕外侧腕背腕前侧牵制痛。其活动受限制，若在手腕内侧（桡骨）伤筋，就感筋挛疼痛，或在腕掌关节桡侧痛，常由于桡侧筋痛日久变为腱鞘炎。

腱鞘炎：通常发生于腕关节桡骨茎突部筋痛，尤其以腕部桡骨茎突和第一指掌关节（拇指）内侧更为多见，但其他指掌关节，并且二三四指也有。

1. **病因病机**　桡骨茎突狭窄性腱鞘炎，发病在腕部痛，其痛可引及拇指，患者均为指腕用力操作工人和家务劳动者，"形苦志乐，病生于筋"，所以该病的起因与患者的工作性质有关，乃是经筋之之病，因腕关节桡骨茎突部有两条筋（即外展拇指长肌与伸拇短肌肌鞘腱）长期过度使用劳力，则筋在骨沿（浅骨沟）常常滑动，因此易遭受筋膜创伤，同时腕关节在各种不同位置动作，易遭受间接摩擦伤。

开始筋膜损伤，因"筋脉之渗灌注节者"。筋膜伤则气血不和"气上逆则六俞不通，湿气不行，凝血蕴里而不散，津液凝蓄，蓄而不去，而积皆成矣"。故临床可见腱鞘囊肿，"恶血在内而不去，卒然喜怒不节，饮食不适，寒温不时，腠理闭而不通，其开而遇风寒，则血气凝结，与故邪相袭，则为寒痹"由于"血不行转为热，热则消肌肤"。所以在临床开始筋伤，无肿而痛，不久或日久突然疼痛，肌肤热感，局部出现浮肿，则筋膜炎变（逐渐慢性发炎）而成筋痹，因邪"痹在于骨，则重，在于脉则血凝而不流，在于筋则屈不伸"。所以由于筋伤邪滞不散，血不禁筋，日久"筋膜干，则筋急而挛"。若"寒多则筋挛骨痛"。因此桡骨茎突部有明显压痛拒按，是该病之特征。

从现代医学的解剖所见桡骨茎突附近的软组织结构，在桡骨茎突旁侧有 2.5厘米左右的腱鞘通过，此腱鞘包着外展拇长肌肌腱和伸拇短肌肌腱，腱鞘外侧为腕背横韧带覆盖，肌腱和腱鞘紧密相连，遇拇指及腕部长期的过度劳损及慢性寒冷刺激，极易使该肌腱和腱鞘发生水肿，水肿后两者位置更形紧密，摩擦力更为增加，长期以后该处两腱鞘粘连，增厚，及发生纤维性变化，因此肌腱通行困难，屈伸不利，以致不通则痛。

2. **辨证**　该病所有患者均诉，桡骨茎突处，持久作痛，几个月或经年痛不止，屈伸或指按之疼痛，初起局部无肿胀压痛，着寒后（风寒或寒湿）突然发生疼痛，在局部略有热感，浮肿，有压痛拒按（用银针针灸后流出黄水），痉挛疼痛，屈伸不利，日久痛减轻，浮肿消失，则桡骨茎突有明显畸形突出，根据临床症状与《素问》上说"病在筋，筋挛节痛不可以行，名曰筋痹"。又如《灵枢》上说"手屈而不伸者，其病在筋伸而不屈者，其病在骨"。从上文所说如手指指掌关节伤筋（腱鞘炎）患者自感手指屈后不能自动伸直，必须用另一手拉患指，才能使手指伸直，并有咯响声，患者即感疼痛。所以该病由于劳损兼寒邪为寒痹，久之成为筋痹。

桡骨茎突狭窄性腱鞘炎，是比较常见的腕部疾患。在治疗上根据经筋之病"治在燔针刃刺，以知为数，以痛为输"所以该病使用针刺针灸治疗法，若"病在筋，筋挛节痛，不可以行，名曰筋痹，刺筋上以病起筋灵病已止"。说明筋寒痹生，使筋热病可愈，若"寒邪于臂掌之间不可得屈，刺其踝后，先以指按之痛，乃刺之"。以上所述该症在用针刺可逢以压痛最显著，作为施银针刺腧穴。

3. 治疗

（1）桡骨茎突狭窄性腱鞘炎：取穴阳溪穴。

阳溪穴因"阳络在两筋间溪涧也"，此穴在桡骨茎突之前，两筋之间，若两筋炎变后引起狭窄、粘连增厚，以压痛点为输，刺在阳溪以上，或阳溪以下。

若桡骨茎突部痛引拇指加合谷，痛在肘部加曲池。

（2）手指掌指关节腱鞘炎（又名弹响指）：取穴：以压痛为输。

（3）若手腕外侧扭伤或劳伤：取阴郄，若在腕背侧中间取阳池，若在腕背上端近尺骨取养老。以上部位痛略有功能障碍，向内转动或向外转动经筋拘急，急可银针刺之，刺后其拘急痛即可缓解。

（四）膝部伤筋

膝部扭伤，轻者无肿或微肿痛轻，重者有严重血肿，其血肿肿胀在1～2小时内剧烈发生，指压比较肿硬，局部疼痛。

1. 病因病机　膝内侧筋起于股骨内踝，止于胫骨内侧关节面，而外侧筋起点在股骨外踝，而止于腓骨头，两侧筋当膝关节伸直时，固定不能旋转，所以受伤时膝关节伸直时被暴力扭伤，击致筋所伤，由于内踝略向内突出，所以膝关节扭伤常见内外两侧，尤以内侧为多见。

2. 辨证

（1）内侧筋伤：由于膝关节伸直时膝之外侧被重物撞击，膝关节向内屈曲伤，在膝内侧股骨内踝筋附着点压痛微肿，膝部强力向外翻时，局部疼痛，患者足着地，也发生疼痛（患者肢体载重）。

若筋受伤时，如果筋牵扯过度，则筋可撕裂，在临床膝关节不发生摆动。若筋完全断裂，当小腿伸直时，小腿能向外展20°左右，在内踝中间筋压痛。

（2）外侧筋伤：在膝关节伸直受强力内翻而撕裂，即使完全断裂其可引起两侧不稳定感，较内侧筋断裂为轻。

3. 治疗　在治疗方面，筋伤主要制动休息，同时用消肿膏包扎固定。

（五）踝部伤筋

踝部扭伤，常见于内外两侧，其中以外侧（腓距韧带）扭伤为多见，应与筋断鉴别。踝部扭伤：由于脚扭伤后，轻者局部无肿而痛，步行正常；重者有严重肿胀疼痛，着地痛，步行跛行，在足外踝下压痛明显。筋断裂：由于脚扭伤后，其足外翻，外踝肿胀剧甚，皮肤青紫，争取早期治疗，其痛较慢停止，治疗不当，以后病足常要扭伤。

1. 手法治疗（筋断不能做手法）　医者一手捏住患者之足踝，手心托在足跟腱，另一手用拇指徐徐按揉伤处，拇指放在压痛最剧部位，使瘀血渐渐消散，以后将足向内翻。内侧扭伤则使足外展，拔拉筋络，再轻轻推拿伤处，然后将足归正常位置端正，足部勿使内翻或外展，将足背屈使舒筋活络。医者一手按定伤处，一手握住趾跖部，以后把足用力向下按，再使其足归回正常的位置。

2. 敷药　早期外敷陆氏四黄膏，再足外翻绷带向内侧包扎，足外展则绷带向外包扎，中后期外敷陆氏消肿膏。

第三节　肩周炎的诊治

肩关节周围炎简称肩周炎，又称"冻结肩""漏肩风""肩凝症"等，医学文献最早记载类似肩周炎的中国医家为晋代皇甫谧（215—282），其所著《针灸甲乙经》描述"肩胛周痹，曲垣主之"。肩周炎是一种常见的疾病，由于肩周围肌肉、肌腱韧带和关节囊等软组织的慢性炎症和病变，逐渐形成关节内外粘连，出现疼痛和关节功能受限，病程可到数年之久。长期持续的疼痛和肩关节功能障碍，可造成生理和心理的障碍，严重影响患者的生活和工作。

一、以痹辨之，从筋论治

陆念祖先生对肩周炎研究颇深，在早年就提出肩周炎的病因"常由慢性的多次小外伤（劳损）或一次急剧的创伤后发病；或因风寒湿的侵袭积久筋凝气聚；或因中风后肢瘫，肩部经脉不通，经筋拘急而发病"，基于此，先生提出了肩周炎要以"痹"辨之，从"筋"论治的思想。

肩周炎属"痹证"范畴，为肝肾亏虚、气血不足、复感风寒湿外邪所致。《素问·痹论》曰："风寒湿三气杂至，合而为痹也"。《诸病源候论》载："此由体虚腠理开，风邪在于筋故也。春遇痹，为筋痹，则筋屈，邪客关机，则使筋挛。"由于肩部外伤后，气血不和，或受伤后瘀积不散，或年老气血衰血不荣经脉，或病后体虚，气血不足，外卫不固，皆因肌肤抗力不强，被风寒湿气侵入而致病，《内经》曰："虚邪之中人洒淅动形，起毫毛而发腠理，其入深，内搏于骨，则为骨痹，搏于筋，则为筋挛，搏于脉中，则为血闭，搏于肉与卫气相搏，阳胜者，则为热，阴胜者，则为寒，寒则真气去，去则虚，虚则寒搏于皮肤之间，其气外发，腠理开，毫毛摇，气往来行，则为痒，留而不去则为痹，卫气不行，则为不仁。"可见体虚复感风寒湿邪，引起气血不和，痹阻筋络，致局部粘连，从而出现局部疼痛，活动受限，肢体麻木不仁等。

《灵枢·经筋》篇云经筋在人体的分布循行于体表为主，每遇关节及髂肉丰厚处则散布、聚集，诸经筋网络交叉、互相联通。十二经筋受十二经脉气血之濡养，但两者作用各异，明代张舟宾《类经》云："盖经脉营行表里，故出入府藏，以次相传，经筋联缀百骸，故维络周身，各有定位"。经脉运行气血，属络脏腑；经筋包括了肌内、肌腱、韧带、筋膜等组织，能维系四肢百骸，主司周身关节的运动。肩周炎以肩部筋节的疼痛、引掣、拘挛为其特征，当属筋经受累，《内经》云"治在燔针劫刺，以知为数，以痛为输"。先生以"温通祛痹解痉"之治则，循经取穴、以痛为输之取穴原则，银质针温针灸长针深刺治疗肩周炎疗效颇为灵验。

二、外邪为标，亏虚为本

陆氏认为肩周炎的病机：既有实邪，又有正虚；寒证多见、热证少见；感受风寒湿等外邪为标，年老体衰致气血、肝肾的亏虚为本。《金匮要略·脏腑经络先后病脉证》系统地说明了疾病的发生"客气邪风中人多死。千般疾难，不越三条"，从中医病因角度阐述疾病的发病因素：其一，正气不足、脏腑虚弱之人，五脏正气不能内守，外邪由经络向内穿，故为内因；如人过七八之数，气血渐亏，肝肾不足；气虚则不能温煦全身，抵御外邪，血虚则脏腑、机体、经络关节营养与润泽不足，当风寒湿外邪侵入肩部及周围空窍可产生肩部的痉挛痹痛。《灵枢·经络》曰"肝者，筋之合也"，《素问·阴阳应象大论》"肾生骨髓"，年老之人，逐渐体衰，肝血肾精不足，筋失所养、髓不营骨，则关节肢体筋脉拘急，屈伸不利。其二，周身关节、血脉、经络相连，如果拥堵欠畅，容易为外邪所中；其三，房室过度，跌仆、外物所伤，说明疾病的产生尚有人为不慎，或者意外，如房室过度损伤肾精，导致虚损，又金刃所伤，气血受损，或者日常生活中，肩挑臂抬、扭闪仆挫等会损伤肩部经筋、节窍、络脉，造成损伤而致病，此亦可归为外因。

由此陆氏认为肩周炎的病机：感受外邪为标，但所谓"邪之所凑，其气必虚"，由于年老体弱，肝肾不足，脾胃虚弱，气血化源不足，不能生化而继见血少，以致气血两虚，筋失所养，故外邪可乘虚而入，故气血、肝肾的亏虚为本，肩周炎实属本虚标实之证。

三、中西合参、互补治疗

（一）病因学发现

临床上将肩周炎可以被划分成"渐冻期（freezing）""冻结期（frozen）"和"解冻期（thawing）"三个阶段，根据发病原因分为原发性和继发性两类。肩周炎的病因和发病机制尚未被确定，一般认为肩周炎的病变部位主要涉及盂肱关节囊及其周围滑囊和周围包裹的肌腱。喙肱韧带和肩袖间隙的挛缩与增厚、肱二头肌长头腱鞘的粘连或闭塞均与肩周炎有关，有学者认为肩周炎的成因是慢性损伤所致炎症，Neviaser 对肩周炎挛缩的关节囊取活检，呈炎性病变，Ogilvie 通过关节镜发现显示前关节囊和腋下褶皱的挛缩，并有轻度或中度的滑膜炎，并没有发现粘连。学者通过对肩周炎的组织病理研究，肩关节僵硬症状的病理基础是异常增生并致密排列的胶原细胞和成纤维细胞，但纤维化病变并不能解释发病早期肩周炎的急性疼痛。肩周炎的病理过程是炎症反应还是纤维化还在研究中，甚至有学者认为肩周炎存在交感神经营养不良，其一种由于外伤导致的反射性交感神经营养不良综合征，类似"创伤后骨萎缩综合征"。Hutchinson 发现基质金属蛋白酶的缺乏似乎和肩周炎或掌腱膜挛缩症有关。

陆氏伤科在临床中发现肩周炎和许多疾病有相关性，如糖尿病、缺血性心脏病、胆囊炎等。在陆念祖先生带领下，陆氏伤科团队运用临床流行病学研究方法：病例-对照研究，探讨评估肩周炎发病的危险因素，结果显示甲状腺疾病、肩关节轻微外伤史、糖尿病史和颈椎病是肩周炎发病的相关危险因素，进一步分析得出，肩关节轻微外伤史和糖尿病史是肩周炎发病的独立危险因素。由此提出了糖尿病型肩周炎这一新论述，并且把轻微外伤史独立作为一项潜在的危险因素进行分析，并发现其是肩周炎发病的独立危险因素，以上研究在肩周炎的病因研究中首次报道。基于此陆念祖先生在提出肩周炎以"痹"辨之、从"筋"论治的基础上，提出了肩周炎的病因分型：外伤型、退变型、风寒型、中风型和消渴型。

（二）肩周炎的临床分度

早在 20 世纪 90 年代，陆念祖先生就根据肩周炎治疗的临床需要，创造性地以病情的轻重来分度治疗肩周炎。

轻度：患肩上举 135°以上，外展 70°以上，后挽摸棘（以中指尖摸到处为准）第三腰椎棘突以上，生活基本自理，疼痛、压痛、夜痛均（＋）。

中度：上举 90°～135°，外展 60°～70°，后挽摸棘达第三腰椎棘突以下、髂臀部以上，诸痛均（＋＋＋）。

重度：上举 90°以下，外展 60°以下，后挽摸棘困难，患手只能摸到患侧髂臀部，不能自理洗脸、穿衣等，诸痛（＋＋＋）或（＋＋）。

基于肩周炎的症状和体征按照肩周炎的病情进行分度，以主观和客观相结合的原则，具有简便、准确及可操作性。此种分度法对治疗方法的选择，特别是外治法如针灸推拿手法等，在临床上具有指导意义。轻中度肩周炎以银质针温针灸配合手法治疗，重度肩周炎以麻醉下肩关节松解手法治疗，通过肩周炎病情分度，选择有特色和优势的个体化治疗方案。

（三）肩周炎治疗

1. 银质针温针灸治疗　陆氏伤科在肩周炎治疗方面，将银质针与毫针同时应用，配合艾灸加热，形成温针灸。针法独特，疗效显著。操作方法如下。

患者取健侧卧位，患侧肩关节在上方，取 1 根 14.5 厘米规格的陆氏银质针，从肩前穴进针，直刺进肩关节透肩贞穴，患者感觉酸重胀。在整个进针过程中，不作捻转泻法。用毫针刺肩髃、肩髎、臂臑，如有肘痛加曲池、手三里，引痛至手加合谷。再在针尾装 1 厘米长艾条，待完全冷却起针。

　　陆氏银质针取肩前穴透肩贞，肩前为经外奇穴，在肩部当腋前皱襞顶端与肩髃穴连线的中点，正坐垂臂取之在三角肌前缘，深面有肱二头肌和喙肱肌及韧带，主治：上肢瘫痪，肩关节周围炎，臂不能举，肩臂内侧痛。长银针取此穴透刺，不但穿过肩关节及部分滑囊，而且在其周围绕着多个滑囊。由于银质针的导热性很好，而该针为纯银所制，故通过艾条的持续加热，使其将热量很快传递给肩关节囊及其周围的滑囊、韧带等组织，使这些组织充分受热，在充分受热后，这些组织的挛缩明显松解，粘连也明显松动，并且加速了血液、淋巴液的循环，使肩周的炎症渗出迅速吸收。消除疼痛作用明显。

　　2. 肩周炎三步松解手法　陆念祖先认为要改善肩关节活动障碍，就要彻底松解肩关节粘连，纠正肩关节及周围软组织紊乱，使筋疏络通，故在应用银质针的同时，还要结合手法松解，才能立竿见影，疗效稳定。陆氏理筋整复手法亦为陆氏伤科家传绝技。传至当今陆氏第八代传人陆念祖先生，在系统继承陆氏家传手法的基础上，有所创新与突破。依据肩部解剖原理和关节正常运动方向，对粘连的肩关节施以柔和、均匀的手法，一步到位，分别在多个角度上彻底松解粘连组织，再配合按摩舒筋活络手法，使肩部周围组织达到松、顺、通。松则不僵，顺则灵活，通则不痛。具体手法包括以下 3 步：松解上举位的粘连：患者仰卧位，医者站于患侧，医者用手托住患者肘部，保持屈曲肘关节约 90°，紧贴患者耳侧，手心向上徐徐上举，平稳用力，将患臂压下至与床平，此时可闻听到撕布式喀嚓之声。松解外展位的粘连：上举的粘连松解后，将患肩分别在外展 45°位和 90°位，按上举位粘连松解操作步骤进行。松解旋后位的粘连：患者取侧卧位，手心向内，医者一手扶住患者，一手使患肘屈曲向后上腰背部。此时手心向外，再屈肘使其手指到达对侧肩胛部时，如有粘连也可闻及响声。松解手法要领总结为"上举要靠耳，外展不内旋，后挽贴躯体"。陆氏三步松解手法，在松解过程中解决了肩关节前屈、外展、后伸、旋前、旋后等各个方向上的粘连，具有很好的解剖学基础，取得了显著立竿见影的疗效。

　　3. 功能锻炼巩固疗效　肩关节周围炎经过银质针及手法松解治疗后，功能多可在即时得到显著恢复。但需要及时进行松解后功能锻炼，其作用是促进局部血液循环，防止发生粘连和肌肉萎缩痉挛。肩周炎手法松解后的锻炼与常规导引原则相同，需循序渐进，以主动运动为主。患者在银质针和手法松解治疗后要及时进行功能锻炼。功能锻炼由以下 2 步组成：双手爬墙法：患者面朝墙站立，双足并立，足尖挨墙。双上肢向前伸，用手掌扶住墙，然后通过各手指的倒换，使手掌贴着墙面而向上爬行。健肢带动患肢，向上举。举至极限时，他人可以用双手推患者双侧肩胛骨，促使患者双上肢上举。此时会出现疼痛，疼痛以患者能忍受为度。疼痛难以忍受时，原位停留 1～2 分钟，待疼痛稍微缓解后继续上爬。到最高点时，在中指尖部墙面画一横线作为标记，保留肢体该体位 1～2 分钟后，通过手指的倒换慢慢滑下。再次重复前述动作。健手拉患手手法：患者双足并立，挺胸收腹。患手挽到身后，手背贴于躯体，用健手拉住患手尺侧，向对侧和上部牵拉。拉到极限，放松重复以上动作。陆念祖主任医师要求每天上、下午各 1 次，每次以上 2 个锻炼动作各做 10 次，既不能过量，也不能减量。坚持 15～30 天。为了减轻疼痛及提高锻炼效果，在锻炼时一定要同时口服消炎镇痛药 1 周。以上锻炼方法，很好地维持了上举、后伸、旋后等各个方向上的功能，巩固了银质针及手法松解的疗效。

4. 中药内服

（1）疼痛期：肩周炎疼痛期以风寒湿型与瘀滞型常见。

1）风寒湿型。

主证：可见于病变各期。肩部疼痛，肩关节活动轻度受限，恶风畏寒，复感风寒之邪疼痛加重，得温则痛减，或伴头晕、耳鸣，舌淡苔白，脉浮紧或弦。

治法：祛风散寒，舒筋通络。

方药：三痹汤（《张氏医通》）或桂枝附子汤（《伤寒论》）加减。三痹汤方组：人参、黄芪、白术、当归、川芎、白芍药、茯苓、甘草（炙）、桂心、防己、防风、乌头（炮）、细辛、生姜、红枣。桂枝附子汤方组：桂枝、芍药、附子、生姜、大枣、甘草。

2）瘀滞型。

主证：肩部及周围筋肉疼痛剧烈或肿胀，昼轻夜甚，病程较长，因痛而不能举肩，舌有瘀斑，苔白腻或薄黄，脉弦或细涩。

治法：活血化瘀，行气止痛。

方药：身痛逐瘀汤（《医林改错》）加减。方组：秦艽、川芎、桃仁、红花、甘草、羌活、没药、当归、五灵脂（炒）、香附、牛膝、地龙（去土）。

（2）冻结期：肩周炎冻结期以瘀滞型为主。症舌脉、治法、方药及临证参考同疼痛期。

（3）恢复期：肩周炎的恢复期多为气血虚型。

主证：肩部酸痛，劳累后疼痛加重，伴头晕目眩，气短懒言，心悸失眠，四肢乏力，舌质淡，苔少或白，脉细弱或沉。偏气虚者，气短懒言，四肢无力；偏血虚者，头晕、眼花、心悸、耳鸣等。

1）偏气虚者。

治法：益气舒筋通络。

方药：黄芪桂枝五物汤（《金匮要略》）加减。方组：黄芪、桂枝、芍药、生姜、大枣。

2）偏血虚者。

治法：养血，舒筋通络。

方药：当归鸡血藤汤（《中医伤科学》）加减。方组：当归、熟地、桂圆肉、白芍、丹参、鸡血藤。

临床应用：经过 20 余年临床实践，万余例病例的积累，上海市静安区中心医院陆氏伤科形成了全国领先的肩关节周围炎治疗特色，被称为"上海滩的肩周陆"。对于轻中度患者，门诊经陆氏伤科银质针和陆氏伤科肩关节粘连松解手法（具体手法包括 3 步：①松解上举位的粘连。患者仰卧位，医者站于患侧，医者用手托住患者肘部，保持屈曲肘关节约 90°，紧贴患者耳侧，徐徐上举，平稳用力，将患臂压下至与床平，此时可闻及"撕布"之声。②松解外展位的粘连。上举的粘连松解后，将患肩分别外展至 45°位和 90°位，按上举位粘连松解操作步骤进行。③松解旋后位的粘连。患者取侧卧位，手心向内，医者一手扶住患者，一手使患肘屈曲向后上腰背部，此时手心向外，再屈肘使其手指到达对侧肩胛部时，如有粘连也可闻及响声。上述手法约在 1 分钟内完成，一般治疗两次可以好转。对于重度患者，结合短效全麻技术，于 2003 年开始，在内泊酚静脉全麻下，使患者肌肉完全放松，经陆氏肩关节粘连松解术治疗后，再配合陆氏伤科银质针治疗，一周内可以恢复肩关节功能。到目前麻醉下手法松解共治疗了三千多例，长期随访治愈率 90% 以上。

陆氏伤科第八代传人陆念祖主任医师于 1994 年报道陆氏伤科银质针温针灸配合手法治疗肩周炎 2089 例，按照肩关节上举 170°以上，后挽摸棘超过第三腰椎棘突以上，生活自理，无疼痛，恢复正常工作者为痊愈，如其中有一项达不到即为无效的疗效标准，结果 2089 例中除 3 例兼肺癌患者无效外，其余均痊愈，痊愈率为 99.9%。其中经 2 次治愈者 2038 例，占 97.7%，3 次以上治愈者 48 例，占 2.3%。

陆氏伤科李伟医师等于 2003 年报道用陆氏伤科银质针配合肩部松解手法治疗肩周炎 30 例，并与毫针治疗的 30 例做对照。按照《上海市中医病证诊疗常规》肩周炎疗效判定标准（肩部疼痛消失，肩关节功能完全或基本恢复为治愈；肩部疼痛减轻，活动功能改善为好转；症状无明显改善为未愈）。结果银质针组中，治愈 25 例，好转 4 例，未愈 1 例，总有效率为 96.7%；毫针组中，治愈 10 例，好转 12 例，未愈 8 例，总有效率为 73.3%。经统计学分析，提示银质针组的总有效率明显高于毫针组（$P<0.05$）。

陆氏伤科王慧芳医师等于 2005 年报道全麻下陆氏伤科肩关节粘连松解手法配合陆氏伤科银质针治疗重症肩周炎 200 例，根据肩关节疼痛基本消失，肩关节功能完全或基本恢复为治愈；肩部疼痛减轻，活动功能改善为好转；症状无明显改善为未愈的疗效评定标准判定，结果经 2 次治疗后，治愈 173 例，好转 27 例，治愈率为 86.5%。

陆氏伤科张天伟副主任医师等 2008 年对科室应用陆氏伤科银质针治疗的 1200 例重症肩周炎患者中的 100 例患者进行长期疗效随访。根据自行设计的肩关节周围疗效评定量表判定[该量表具体内容见：程少丹，张天伟，陆念祖，等。肩关节周围炎疗效评定量表的设计及临床应用。中国中医骨伤科杂志，2010，18（1）：23-25]，结果该疗法的长期有效率达 100%，治愈率达 86.9%。

由于陆氏伤科治伤特色明显，疗效显著，不但吸引了大量的患者，也吸引了全国的其他同行前来学习。陕西省西安市中医院学习陆氏伤科银质针治疗肩周炎的技术后，经过临床实践证实陆氏伤科银质针治疗肩周炎作用快，关节功能恢复可达到立竿见影的效果，1～2 次治愈，肯定了陆氏伤科银质针的疗效。

第四节　腰痛的诊治

腰痛是伤科临床常见病，它包括腰腿部、肉筋骨脉等软组织病变，常因外感、内伤或闪挫导致腰部气血运行不畅，脉络绌急或失于濡养引起以腰部一侧或两侧或正中发生疼痛为主要症状的一种病证，亦可兼见其他诸多部位不适，以胸部、背部、胁部、腹部、脊部、臀部、小腿及脚部兼见不适为常见。《内经》中分别叙述了腰痛的性质、部位与范围，并提出病因以虚、寒、湿为主。《诸病源候论》亦有论述"坠隋伤腰""劳损于肾"等病因，分为卒腰痛与久腰痛。唐代《备急千金要方》《外台秘要》增加了按摩、宣导疗法和护理等内容。金元时期对腰痛的认识已经比较充分，如《丹溪心法·腰痛》指出腰痛病因有"湿热、肾虚、瘀血、挫闪、痰积"，并强调肾虚的重要作用。清代，对腰痛病因病机和证治规律已有系统的认识和丰富的临床经验。《证治汇补·腰痛》指出："唯补肾为先，而后随邪之所见者以施治，标急则治标，本急则治本，初痛宜疏邪滞，理经隧，久痛宜补真元，养血气。"腰为肾之府，乃肾之精气所溉之域。肾与膀胱相表里，足太阳经过之。此外，任、督、冲、带诸脉，亦布其间，故内伤则不外肾虚。而外感风寒湿热诸邪，以湿性黏滞，湿流下，最易痹着腰部，所以外感总离不开湿邪为患。内外二因，相互影响，如《杂病源流犀烛·腰痛病源流》指出："腰痛，精气虚而邪客病也……肾虚其本也，风寒湿热痰饮，气滞血瘀闪挫其标也，或从标，或从本，贵无失其宜而已。"说明肾虚是发病关键所在，风寒湿热的痹阻不行，常因肾虚而客，否则虽感外邪，亦不致出现腰痛。至于劳力扭伤，则和瘀血有关，临床上亦不少见。

腰痛大致可以分为内伤肾虚腰痛、风寒湿痹腰痛、损伤腰痛三种。内伤肾虚腰痛有阴虚阳虚之分；风寒湿痹腰痛有风胜寒胜湿胜之别；损伤腰痛又有急慢性之分。它们在发病常以肉筋骨脉受损，气滞血凝，因"腰者，一身之要，屈伸俯仰，无不由之，若有损伤，则血脉凝涩，经络壅滞，令人卒痛，不能转侧"。

一、病因病机

肾亏体虚先天禀赋不足，加之劳累太过，或久病体虚，或年老体衰，或房室不节，以致肾精亏损，无以濡养腰府筋脉而发生腰痛。历代医家都重视肾亏体虚是腰痛的重要病机。如《灵枢·五癃津液别》说："虚，故腰背痛而胫酸。"《景岳全书·腰痛》也认为："腰痛之虚证十居八九。"

外邪侵袭多由居处潮湿，或劳作汗出当风，衣裹冷湿，或冒雨着凉，或长夏之季，劳作于湿热交蒸之处，寒湿、湿热、暑热等六淫邪毒乘劳作之虚，侵袭腰府，造成腰部经脉受阻，气血不畅而发生腰痛。若寒邪为病，寒伤阳，主收引，腰府阳气既虚，络脉又壅遏拘急故生腰痛。若湿邪为病，湿性重着、黏滞、下趋，滞碍气机，可使腰府经气郁而不行，血络瘀而不畅，以致肌肉筋脉拘急而发腰痛。感受湿热之邪，热伤阴，湿伤阳，且湿热黏滞，壅遏经脉，气血郁而不行而腰痛。

腰部持续用力不当，劳作太过，或长期体位不正，或腰部用力不当，摒气闪挫，跌仆外伤，劳损腰府筋脉气血，或久病入络，气血运行不畅，均可使腰部气机壅滞，血络瘀阻而生腰痛。

二、辨证内治

（一）内伤腰痛

多由肾虚，"足少阴令人腰痛，痛引脊内廉"其痛悠悠然，腰部酸痛，痛势较缓，屡发不已，腿膝萎软无力，劳累更甚，卧床休息则减。

（1）肾阳虚

【主证】腰背酸痛，胫酸跟痛，耳鸣耳聋，畏寒肢冷，浮肿或夜尿频数（或尿少），气短声低，自汗，眼目无神，阳痿滑精，面色暗淡，舌淡，脉浮虚或沉迟。

【治法】温补肾阳。

【方药】肾气丸或右归丸。

1）如肾阳虚见小便失禁、遗尿夜尿特多、遗精等症比较突出则可称为"肾气不固"。治疗宜补肾固涩，如多尿用缩泉丸加减，遗精用固精丸加减。

2）如肾虚水泛而以尿少、水肿为主证，宜温补肾阳兼利水，用肾气丸加牛膝、车前子（即济生肾气丸）。

3）如肾阳虚以喘息短气为主证的为"肾不纳气"用肾气丸加胡桃肉、五味子之类。

（2）肾阴虚

【主证】腰背酸痛，胫酸跟痛，耳鸣耳聋，头目眩晕，五心烦热，便秘尿赤，傍晚口干，盗汗失眠，梦遗阳痿，舌红或裂，或有光苔，脉细弦数。

【治法】滋养肾阴。

【方药】六味地黄丸或左归丸。

若症见肾阴虚而兼见颧红唇赤，性欲亢进，多梦少睡，夜半口干甚小便短赤，舌红而干，脉沉数或细数，宜滋阴降火用知柏八味丸。

（二）风寒湿痹腰痛

人体由于感受风寒湿三种邪气，留着于经络之间，气血不能流通而引起，称为"痹证"。风寒湿痹腰痛，由于体虚肾气不足，卫外不固，致风寒湿三邪乘虚而入，如劳伤肾气，经络既虚，或因卧湿当风，风湿乘虚而入与气血相持而为腰痛。体质强弱，生活环境和病邪性质不同，腰痛临床表现不一样。"风寒湿三气杂至合而为痹"但是三气偏胜不同"风气胜者为行痹""寒气胜者为痛痹""湿气胜者为着痹"。"风痹之因，或无气不足，或病后体虚，或饥饿劳动，风邪乘之则风痹（行痹）；寒痹之因，营养不足，卫外不固，皮毛空疏，腠理不充，或充寒冒雨，露卧当风则行寒邪袭而寒痹之症作矣（寒痹又叫痛痹）；湿痹之因，或身居痹湿，湿气袭人，冲风冒雨，湿留肌肉，内结经脉，或雨湿之到，起居不慎，而湿之症作矣（湿痹又叫着痹）"。

1. 主要症状

（1）轻腰痛型：腰部经常酸痛，腰重、腰牵痛，得热痛减轻，遇寒痛增加，气候变化如阴雨则痛势尤甚，局部之肿，压痛不显，患者自感痛，腰部功能正常。

（2）重腰痛型：当发作时，腰左右转侧不便，不能坐立或不能久坐久立，腰部患者自觉疼痛，或酸痛，或酸楚，或麻木而用指压腰痛的部位以腰椎关节，或腰椎两侧（腰椎横突）痛，或指压痛不明显，患者自感痛，嘱患者弯腰，自觉腰部酸痛，如有筋拘急，过弯腰就感疼痛，或仰腰即感疼痛引臀腿，有的可引背痛，可有腰椎曲度消失而成强背，有时患者严重发作的时候，腰屈背身不能挺直，挺直感疼痛，或向左（或向右）倾斜，或腰痛身直不能弯腰，弯腰即感痛，或仰腰感痛，其痛一般在腰椎。

（3）腰腿痛型：开始腰痛在腰椎或左或右或左右均痛，肌肉拘急疼痛，以后疼痛引臀腿，久则引小腿外侧及足背麻木不仁，行步引跛，发作时腰屈背斜，坐立不安，只能斜坐。患者自觉腰腿疼痛如刀割难受，卧床检查两腿长短不等，患肢较健肢长或短，抬腿实验阳性，腰部两侧或腰骶痛，其主要疼痛在臀下（环跳穴），或骶之外侧（秩边穴）压痛或股线中间压痛，自感筋拘痛，由股转向小腿外侧及足背，日久小腿外侧麻木，肌肉萎缩，而臀部肌肉萎缩，皮肤松弛，局部无肿压痛，时轻时剧，其痛有一年到两年，甚至五年到十年。

（4）若见患者语声无力、呻吟做痛，痛在骨节，考虑厉节风痛（类风湿关节炎），更要注意骨疽病（结核）。

2. **辨证治疗**　该病治疗方面由于风寒湿三气并至而起，所以治法祛风散寒除湿为主，但又要审察其所感外邪的偏胜，而采取不同的措施。

（1）行痹（风痹）

【主证】腰骶（四肢）关节疼痛，游走不定，涉及多个肢体关节屈伸不便，或见恶风发热表证，舌苔白，脉缓。

【治法】以祛风通络为主，佐以散寒利湿。

【方药】防风汤或当归四逆汤加味，若见有痰用小青龙汤。

（2）痛痹（寒痹）

【主证】肢体关节疼痛较剧，痛有定处，关节屈伸不便，皮肤不红不热，得热则痛减，遇寒则痛加剧，舌苔白，脉弦紧。

【治法】以温通散寒为主，佐以疏风燥湿，酌加温通之剂。遇热则通，遇寒则凝。

【方药】羌活祛痹汤寒重加桂枝、附子，肾阳虚用阳和汤，若兼痰饮入络用小青龙汤。

（3）着痹（湿痹）

【主证】肢体疼痛沉重，疼痛固定不移，或肌肉麻木，活动不便，舌苔白，脉濡缓。

【治法】以祛湿活络为主，佐以祛风散寒。

【方药】羌活祛痹汤加味，或用肾着汤、独活寄生汤，若寒湿化热，痹痛发热，用羌活祛痹汤加山甲片、皂角刺、白芥子，或风湿化热，则用风湿祛痹汤。

（三）损伤腰痛

急性腰扭伤（俗称闪腰）或挫伤：损伤的分类，在临证上分为内伤与外伤两大类，内伤是无形受伤，以伤气伤血或气血两伤为主（属扭伤），外伤为外受有形之物所伤，乃肉筋骨受痛，以伤皮伤肉伤骨（骨折脱臼）为重点（挫伤）。

1. **病因病理**　关于腰痛发病，"强力举重，久坐湿地，伤肾少精腰背痛"又"卒然损伤于腰而致痛，此由损血搏于背脊所为"。

腰闪扭伤在临床上是常见的疾病，由于扛、抬、推、拉重物或猛力举重或突然弯腰，拾物转身过速（扭伤）发生腰痛，其致病原因，如体虚肾亏或经常劳伤肌肉筋骨或感受风寒湿痹，其腰部抗力不足，在急性操作时，姿势不正，超出正常范围活动，使局部经络肌肉受伤，则气滞血凝而引起腰痛（属内伤），若因坠堕撞击致腰痛，是没有内因因素（属外伤）。

2. **辨证治疗**　腰闪扭伤：主要伤气、伤血、气血两伤，症状不一，有轻重之分，"气伤痛，形伤肿，故先痛而后肿者气伤形也，先肿而后痛者形伤气也"。

【主证】腰部痛处固定，或游走，或胀痛不适，或痛如锥刺，日轻夜重，或持续不解，活动不利，甚则不能转侧，弯腰屈背，身不能挺直，或身直不能弯腰，或酸痛，或弯腰挺直正常，而坐立不利，坐必用一手叉腰，一手扶腿，立时需用两手用力托大腿才能立，或久坐久立痛，咳嗽转侧痛，局部压痛轻或压痛不明显，患者自觉疼痛或酸痛。面晦唇暗，舌质隐青或有瘀斑，脉多弦涩或细数。

【治法】活血化瘀，理气止痛。

【方药】舒经活血汤、四物腰痛汤加减。如有红肿加桃仁、红花，或用血府逐瘀汤。若有大便秘结血瘀内积用复元活血汤，或大成汤。若年老或体衰伤腰便秘，则用四物腰痛汤，加四仁汤，也可用脾约麻仁丸。若兼有肾虚，则用四物腰痛汤加杜仲、补骨脂或狗脊。若气虚下陷则用补中益气汤。

三、针灸治疗

腰痛病位在腰，与肾及足太阳、足少阴、督脉密切相关，初发多属实证，可因感受寒湿、湿热等外邪及跌仆外伤等引起，病久多以肾虚最为常见。无论外感内伤，总以肾虚为本，跌仆闪挫或寒湿、湿热之邪为其诱因。《素问·脉要精微论》曰："腰者，肾之府，转摇不能，肾将惫矣。"说明了肾虚腰痛的特点。《素问·刺腰痛》认为腰痛主要属于足六经之病，并分别阐述了足三阳、足三阴及奇经八脉经络病变时发生腰痛的特征和相应的针灸治疗。陆氏善用银质针温针灸治疗腰痛病，主要取其温通气血、疏通经络、散寒祛湿的作用。《内经》曰"病在肌肤，肌肤尽痛，名曰肌痹，伤于寒湿，刺大分小分，多发针而深之，以热为故，无伤筋骨"，故以银质针之深刺取深邪顽痹。

（一）腰病的部位

在临床对于腰痛点部位（督脉经），或腰椎脊旁开五分，即华佗夹脊穴，腰椎旁开一寸半（第一侧线）或腰椎旁开三寸（第二侧线）皆是足太阳膀胱经经络所循行，"腰为肾之府，肾经有病，则影响足太阳膀胱经经脉，此为肾与膀胱为表里之故"。

（二）银针刺的作用

"当看损伤之轻重，轻者气血凝滞作痛，此当导气行血而已"。对腰急性扭伤患者施针后，其痛立即消失，或微轻度隐痛，此灵验的效果，全在银针具有导气行血舒筋松肌作用，因经脉之气血，本壅塞不通，经针刺而畅通，气血运行之道，得复以常态，则其痛顿失，本因"不通则痛"今"通则不痛"诚如欲以微针通其经脉，调其气血。而银针具通经脉调气血之功甚，而使急性腰痛得到缓解。

（三）刺法

《内经》曰："有所击堕，恶血在内伤痛未已，可侧刺，不可远取也。"此说明了，伤痛不已，可于所伤附近之侧治之，所以银针有从痛为输的取穴法。

（四）取穴

取膀胱经肾俞、气海俞、大肠俞、关元俞、次髎，施以强刺激或中等刺激，使针感向远端放射，患者往往有下肢放射感，再辨证审因以毫针配穴。臀部压痛或酸痛，可取环跳、秩边、胞肓。若筋拘急行小腿肚痛、酸、胀，可取臀纹正中承扶、足三里、阳陵泉、委中、承山、昆仑。若小腿外侧麻木或行足背，甚至肌肉萎缩，阳陵泉、悬钟、丰隆。

第五节 腰椎间盘突出症的诊治

腰椎间盘突出症是指椎间盘老化以后，弹性降低，在某种因素下造成纤维环破裂，髓核被挤压出来，压迫刺激周围神经根血管，而出现痛麻等症，发病时腰部呈撕裂样剧痛，曲膝卧床休息后疼痛减轻，活动或咳嗽，喷嚏，均可使疼痛加剧，并沿坐骨神经走行路线向腿部放射，明显受限病程较长的患者，下肢有放射痛合并麻木。患者中有 85%病例可引起坐骨神经痛。该病突出的原因主要是椎间盘退变，一般在 20 岁以后，椎间盘开始退化，水分丢失，纤维环韧带弹性逐渐减低，本身椎间盘组织缺乏血液供应，修复能力差，加上负重大，活动多，遇到外伤，积累性劳损，造成纤维环破裂。长期腰肌劳损，肌肉和韧带萎缩，紧张性增强，使椎间盘的内压增大，也是造成纤维环破裂、髓核突出的重要原因。中医认为该病主要是肝肾虚损，气滞血瘀，筋伤骨错，风寒湿邪乘虚侵袭人体，瘀阻经络而发病。

一、病因

（一）基本病因

1. 腰椎间盘的退行性改变是基本因素　髓核的退变主要表现为含水量的降低，并可因失水引起椎节失稳、松动等小范围的病理改变；纤维环的退变主要表现为坚韧程度的降低。

2. 损伤　长期反复的外力造成轻微损害，加重了退变的程度。

3. 椎间盘自身解剖因素的弱点　椎间盘在成年之后逐渐缺乏血液循环，修复能力差。在上述因素作用的基础上，某种可导致椎间盘所承受压力突然升高的诱发因素，即可能使弹性较差的髓核穿过已变得不太坚韧的纤维环，造成髓核突出。

4. 遗传因素　腰椎间盘突出症有家族性发病的报道，有色人种该症发病率低。

5. 腰骶先天异常　包括腰椎骶化、骶椎腰化、半椎体畸形、小关节畸形和关节突不对称等。上述因素可使下腰椎承受的应力发生改变，从而构成椎间盘内压升高和易发生退变和损伤。

（二）诱发因素

在椎间盘退行性变的基础上，某种可诱发椎间隙压力突然升高的因素可致髓核突出。常见的诱发因素有增加腹压、腰姿不正、突然负重、妊娠、受寒和受潮等。

二、临床分型及病理

从病理变化及 CT、MRI 表现，结合治疗方法可做以下分型。

1. 膨隆型　纤维环部分破裂，而表层尚完整，此时髓核因压力而向椎管内局限性隆起，但表面光滑。这一类型经保守治疗大多可缓解或治愈。

2. 突出型　纤维环完全破裂，髓核突向椎管，仅有后纵韧带或一层纤维膜覆盖，表面高低不平或呈菜花状，常需手术治疗。

3. 脱垂游离型　破裂突出的椎间盘组织或碎块脱入椎管内或完全游离。此型不单可引起神经根症状，还容易导致马尾神经症状，非手术治疗往往无效。

4. Schmorl 结节　髓核经上下终板软骨的裂隙进入椎体松质骨内，一般仅有腰痛，无神经根症状，多不需要手术治疗。

三、临床表现

（一）临床症状

1. 腰痛　是大多数患者最先出现的症状，发生率约 91%。由于纤维环外层及后纵韧带受到髓核刺激，经窦椎神经而产生下腰部感应痛，有时可伴有臀部疼痛。

2. 下肢放射痛　虽然高位腰椎间盘突出（腰 2～3、腰 3～4）可以引起股神经痛，但临床少见，不足 5%。绝大多数患者是腰 4～5、腰 5～骶 1 椎间隙突出，表现为坐骨神经痛。典型坐骨神经痛是从下腰部向臀部、大腿后方、小腿外侧直到足部的放射痛，在喷嚏和咳嗽等腹压增高的情况下疼痛会加剧。放射痛的肢体多为一侧，仅极少数中央型或中央旁型髓核突出者表现为双下肢症状。坐骨神经痛的原因有三：①破裂的椎间盘产生化学物质的刺激及自身免疫反应使神经根发生化学性炎症；②突出的髓核压迫或牵张已有炎症的神经根，使其静脉回流受阻，进一步加重水肿，使得对疼痛的敏感性增高；③受压的神经根缺血。上述三种因素相互关连，互为加重因素。

3. 马尾神经症状　向正后方突出的髓核或脱垂、游离椎间盘组织压迫马尾神经，其主要表现为大、小便障碍，会阴和肛周感觉异常。严重者可出现大小便失控及双下肢不完全性瘫痪等症状，临床上少见。

（二）体征

1. 一般体征

（1）腰椎侧凸：是一种为减轻疼痛的姿势性代偿畸形。视髓核突出的部位与神经根之间的关系不同而表现为脊柱弯向健侧或弯向患侧。如髓核突出的部位位于脊神经根内侧，因脊柱向患侧弯曲可使脊神经根的张力减低，所以腰椎弯向患侧；反之，如突出物位于脊神经根外侧，则腰椎多向健侧弯曲。

（2）腰部活动受限：大部分患者都有不同程度的腰部活动受限，急性期尤为明显，其中以前屈受限最明显，因为前屈位时可进一步促使髓核向后移位，并增加对受压神经根的牵拉。

（3）压痛、叩痛及骶棘肌痉挛：压痛及叩痛的部位基本上与病变的椎间隙相一致，80%～90%的病例呈阳性。叩痛以棘突处为明显，系叩击振动病变部所致。压痛点主要位于椎旁 1 厘米处，可出现沿坐骨神经放射痛。约 1/3 患者有腰部骶棘肌痉挛。

2. 特殊体征

（1）直腿抬高试验及加强试验：患者仰卧，伸膝，被动抬高患肢。正常人神经根有 4 毫米滑动度，下肢抬高到 60°～70°始感腘窝不适。腰椎间盘突出症患者神经根受压或粘连使滑动度减少或消失，抬高在 60°以内即可出现坐骨神经痛，称为直腿抬高试验阳性。在阳性患者中，缓慢降低患肢高度，待放射痛消失，这时再被动屈曲患侧踝关节，再次诱发放射痛称为加强试验阳性。有时因髓核较大，抬高健侧下肢也可牵拉硬脊膜诱发患侧坐骨神经产生放射痛。

（2）股神经牵拉试验：患者取俯卧位，患肢膝关节完全伸直。检查者将伸直的下肢高抬，使髋关节处于过伸位，当过伸到一定程度出现大腿前方股神经分布区域疼痛时，则为阳性。此项试验主要用于检查腰 2～3 和腰 3～4 椎间盘突出的患者。

3. 神经系统表现

（1）感觉障碍：视受累脊神经根的部位不同而出现该神经支配区感觉异常。阳性率达 80%以上。早期多表现为皮肤感觉过敏，渐而出现麻木、刺痛及感觉减退。因受累神经根以单节单侧为多，故感觉障碍范围较小；但如果马尾神经受累（中央型及中央旁型者），则感觉障碍范围较广泛。

（2）肌力下降：70%～75%患者出现肌力下降，腰 5 神经根受累时，踝及趾背伸力下降，骶 1 神经根受累时，趾及足跖屈力下降。

（3）反射改变：亦为该病易发生的典型体征之一。腰 4 神经根受累时，可出现膝跳反射障碍，早期表现为活跃，之后迅速变为反射减退，腰 5 神经根受损时对反射多无影响。骶 1 神经根受累时则跟腱反射障碍。反射改变对受累神经的定位意义较大。

四、检查

1. 腰椎 X 线平片　单纯 X 线平片不能直接反应是否存在椎间盘突出，但 X 线片上有时可见椎间隙变窄、椎体边缘增生等退行性改变，是一种间接的提示，部分患者可以有脊柱偏斜、脊柱侧凸。此外，X 线平片可以发现有无结核、肿瘤等骨病，有重要的鉴别诊断意义。

2. CT 检查　可较清楚地显示椎间盘突出的部位、大小、形态和神经根、硬脊膜囊受压移位的情况，同时可显示椎板及黄韧带肥厚、小关节增生肥大、椎管及侧隐窝狭窄等情况，对该病有较大的诊断价值，目前已普遍采用。

3. 磁共振（MRI）检查　MRI 无放射性损害，对腰椎间盘突出症的诊断具有重要意义。MRI 可以全面地观察腰椎间盘是否病变，并通过不同层面的矢状面影像及所累及椎间盘的横切位影像，清晰地显示椎间盘突出的形态及其与硬膜囊、神经根等周围组织的关系，另外可鉴别是否存在椎管内其他占位性病变。但对于突出的椎间盘是否钙化的显示不如 CT 检查。

4. 其他　电生理检查（肌电图、神经传导速度与诱发电位）可协助确定神经损害的范围及程度，观察治疗效果。实验室检查主要用于排除一些疾病，起到鉴别诊断作用。

5. 诊断　对典型病例的诊断，结合病史、查体和影像学检查，一般多无困难，尤其是在 CT 与磁共振技术广泛应用的今天。如仅有 CT、MRI 表现而无临床症状，不应诊断该病。

五、银质针为主的治疗

陆氏银质针针刺的治疗，是以"盛则泻之，寒则留之，菀陈则除之"的经旨为依据。进针手法以泻法为主，以通为用，疏泻病邪，缓解挛缩。一般均留针温针灸，以激发经气，使阳气自复，寒气自散。针刺操作过程中，掌握正确的针刺角度、方向和深度，是提高疗效的重要环节。

该病病位在腰脊与经络。经络辨证当以督脉经、足太阳经和足少阳经。《素问·骨空论》："督脉者……还出别下项，循肩髆内，挟脊，抵腰中，入循膂，络肾"。《灵枢·经脉》篇十二经候："膀胱足太阳之脉，是动则病冲头痛……

脊痛。腰似折，髀不可以曲，腘如结，踹如裂，是为踝厥。"与腰腿痛症状相符。督脉行于头项背后正中线，其旁四行乃足太阳经脉循行，故治腰腿痛循经取穴，督脉经取命门、腰俞、长强、阳关；足太阳经取大肠俞、膀胱俞、白环俞、肾俞、八髎、志室、胞肓、秩边。足少阳经取环跳、居髎。

患者俯卧，肢体放松，陆氏伤科银质针取次髎、环跳、大肠俞（中央型则针刺双侧穴位），施以强刺激或中等刺激，使针感向远端放射，患者往往有下肢抽搐感，再配以毫针针刺陆氏伤科经验穴，加肾俞、气海俞、关元俞、承扶、秩边、胞肓、足三里、阳陵泉、委中、承山及承筋，以增强疗效。针柄上插上 2 厘米长艾段，温灸 20 分钟，透穴入体，达到温经散寒、扶阳固脱及消瘀散结之功效。取针后运用推拿手法舒筋活络，活血通脉，理筋整复。手法后调护急性发作期应卧硬床休息，症状缓解后，可在腰围保护下，下床进行腰背肌的锻炼，还应注意腰部的保暖。

六、腰椎间盘突出症的保健

（1）睡床要软硬适中，避免睡床过硬或过软，使腰肌得到充分休息；避免腰部受到风、寒侵袭，避免腰部长时间处于一种姿势，肌力不平衡，造成腰的劳损。

（2）腰部活动的应用：正确用腰，搬抬重物时应先下蹲，用腰时间过长时应改变腰的姿势，多做腰部活动，防止逐渐发生劳损，因工作性质而用腰过度或已产生轻度劳损时，可对症针灸推拿治疗，避免劳损进一步加剧，而最终引起腰椎退性改变。

（3）腰部保健运动：坚持腰的保健运动，经常进行腰椎各方向的活动，使腰椎始终保持生理应力状态，加强腰肌及腹肌练习，腰肌和腹肌的力量强，可增加腰椎的稳定性，对腰的保护能力加强，防止腰椎发生退行性改变。

第六节　膝关节炎的诊治

一、概述

膝骨关节炎（knee osteoarthritis，KOA）是一种以膝关节软骨的变性、破坏及骨质增生为特征的膝关节慢性退行性病变，又称增生性膝关节炎、老年性膝关节炎。在中年以后多发，患病率随着年龄的增长而增加，女性多于男性。40～60 岁人群的患病率为 10%～17%，60 岁以上达 50%，而在超过 75 岁的人群中，80%患病。联合国"骨与关节 10 年"研究将其列为重要疾病之一。

二、病因病机

（一）病因

1. **外因** 主要指外界因素作用于人体引起骨关节损害而发病，与六淫侵袭、邪毒感染等因素有关。

（1）外感六淫：风、寒、暑、湿、燥、火六种病邪称为六淫。《素问·痹论》曰："风寒湿三气杂至，合而为痹也"，说明痹证的病因是由风寒湿邪引起。

（2）外力伤害：《素问·宣明五气论》曰："久视伤血，久卧伤气，久坐伤肉，久立伤骨，久行伤筋，是谓五劳所伤。"举重运动员，长期举重，人体承受的负荷增加，可引起慢性劳损性疾病。外力长期伤害人体，是引起骨关节退行性疾病和骨软骨病的重要原因之一。

（3）地域因素：《素问·异法方宜论》指出：因不同地区的地理环境、气候条件及饮食习惯不同，好发疾病也各异。如大骨节病、氟骨病等疾病就有明显的地域性分布差异。

2. **内因**

（1）遗传因素：不少先天性畸形与遗传基因有关，如多发性骨软骨瘤、先天性膝关节脱位、先天性椎弓峡部裂及脊椎滑脱等疾病，往往有明显的家族史。

（2）年龄：人的年龄不同，易患疾病的种类不同，骨病患者亦如此，退行性疾病，好发于中、老年人。

（3）体质：青壮年人，正气旺盛，肾气充实，筋骨强壮，一般来说不易发生筋骨疾病，中老年人，身体虚邪毒乘虚而入，易发生感染性骨关节病。

（4）脏腑功能失调：肌肉筋骨与脾、肝、肾的关系密切，若脏腑功能失调，则可导致筋骨、肌肉、关节发病。

（二）病机

病机即疾病发生、发展、变化的病理改变。骨关节及其筋肉疾病的病理变化是错综复杂的，但亦有规律可循。主要与先天不足、体质强弱、病邪盛衰及脏腑失调有密切关系。

1. **先天不足** 《虚劳心传·虚证类》曰："有童子亦患此者，则由于先天禀受不足，而禀于母气者尤多。"父母体弱，精血不旺；或妊娠期失于调养，胎儿摄入不足，营养障碍；或母体内分泌代谢失调；或有遗传因素等，均可导致胚胎发育障碍和分裂异常。若胚胎期中胚层分化不全，则可影响脊柱的发育，或发育不良，产生半椎体畸形，或其他脊椎发育异常。

2. **体质强弱** 一般来说体质强，生命力旺盛，抗病能力亦强，病邪难以入侵；若体质弱，抗病邪低下，则邪毒可乘虚侵入而发病。如儿童期间患骨痨，即因儿童为稚阴稚阳之体，气血未盛，或因先天禀赋不足，以致髓弱骨嫩，结核杆菌就易乘虚内袭。感染之后，若虚亏，抗病能力不强，正不胜邪，则结核杆菌就可滋长繁殖，经血流扩散到全身。骨关节处松质骨多，血供丰富，是结核杆菌最易侵犯而发病的部位。

3. 病邪盛衰　病邪侵入人体发病与否，与病邪盛衰关系密切，如《灵枢·痈疽》中说："热气淳盛，下限肌肤，筋髓枯，内连五脏，血气竭，当其痛下，筋骨良肉皆无余，故命曰疽。"病邪旺盛，正气不足，正气不胜邪，邪毒内盛，气血耗竭，则发病。经过治疗，邪毒逐渐衰竭，正气渐复，则病可愈。

4. 脏腑失调　脏腑包括五脏六腑，是化生和储藏精气的处所，是主持人体生命活动的主要器官，脏腑功能失调可发病。筋肉骨关节疾病与肝、脾、肾的关系密切。

脾主肌肉、四肢，《灵枢·本神》曰："脾气虚则四肢不用。"脾的主要功能是运化水，营养四肢百骸。若脾失健运，则化源不足，肌肉瘦削，四肢疲意，活动无力，伤病亦难恢复。

肝主筋，藏血，《素问·五藏生成论》曰："故人卧，血归于肝——足受血而能步，掌受血而能握。"李东垣《医学发明》说："血者，皆肝之所主，恶血必归于肝，不问何经之伤：必留于胁下，盖肝主血故也。"说明肝与四肢、胸胁疾病的关系密切。若肝血不足，血不荣筋，则出现痉挛、肢体麻木、屈伸不利等症。

肾主骨、藏精，骨的生长、发育、修复均依赖肾脏精气的濡养。当人衰老时，肾精亦衰减，不足以生髓，养骨，故老年人多发生骨关节病。

三、诊断

（一）症状

1. 膝关节疼痛　表现为主动伸屈膝关节时关节疼痛和髌下摩擦感。其疼痛特点表现为上下楼梯时疼痛或疼痛加重，坐下休息时不痛；坐位站起行走时疼痛明显，走几步路后疼痛减轻，行走较长时间后疼痛又加重，此疼痛称为"开步痛"。

2. 膝关节反复肿胀　轻度外伤或扭伤即可引起关节肿胀、积液、疼痛，关节周围压痛，膝关节肌肉痉挛。也可以很长时间没有症状，因轻微外伤而反复发作。由于股四头肌无力或疼痛，膝关节可出现"闪失"现象。

3. 关节畸形　随着病情逐步加重，膝关节出现内翻或外翻畸形，关节骨缘增大。关节主动、被动活动范围逐渐减少，关节疼痛加重，走平路及站立时也出现疼痛。因关节韧带松弛出现关节不稳感，部分患者不能完全伸直膝关节，严重者呈屈曲挛缩畸形。疼痛由活动时加重、休息后缓解逐渐变为持续性疼痛。

（二）体征

查体见股四头肌萎缩，膝关节粗大，偶尔可触及滑膜肿胀，浮髌试验（＋），髌骨深面及膝关节周围压痛，关节活动轻度或中度受限。严重者可见膝内翻或膝外翻畸形，侧方活动检查可见关节韧带松弛。

（三）实验室检查

早期 X 线检查常为（－），偶尔侧位片可见髌骨上下缘有小骨刺增生。病情加重后，可见关节间隙狭窄，软骨下骨板致密，关节边缘及髁间嵴骨刺增生，软骨下骨有时可见小的囊性改变、多为圆形、囊壁骨致密。

（四）诊断要点

（1）近 1 个月内反复膝关节疼痛。

（2）X 线检查（站立或负重位）示关节间隙狭窄，软骨下硬化和（或）囊性变，关节缘骨赘形成。

（3）关节液（至少 2 次）清亮、黏稠、 白细胞计数（WBC）＜ 2000 个/mL。

（4）中老年患者（≥40 岁）。

（5）晨僵≤3 分钟。

（6）活动时有骨擦音（感）。

符合以上（1）＋（2）条或（1）＋（3）＋（5）＋（6）或（1）＋（4）＋（5）＋（6）条，可诊断膝骨关节炎。

四、鉴别诊断

（一）髌骨软化症

其表现为膝关节活动量越大，疼痛越明显，且有过伸痛，行走无力。膝前侧、下端、内侧、外侧及腘窝均有压痛，按压髌骨时伸膝，可触及摩擦感及压痛点。髌骨研磨试验（＋）。

（二）膝关节侧副韧带损伤

在韧带损伤部位有固定压痛，常在韧带的上下附着点或中部。膝关节呈半屈曲位，活动关节受限。侧方挤压试验（＋）。

（三）膝关节半月板损伤

有外伤史，伤后关节疼痛、肿胀，有弹响和交锁现象，膝内外间隙压痛。慢性期股四头肌萎缩，以股四头肌内侧尤明显。麦氏征和研磨试验（＋）。

（四）髌下脂肪垫炎

有外伤、劳损或膝部受凉病史。膝关节疼痛，下楼梯为甚，膝过伸位疼痛加重，髌下脂肪垫压痛明显，膝过伸试验（＋），髌腱松弛压痛试验（＋），X 线膝侧位片，可见脂肪垫处软组织的纹理增粗，少数可见脂肪垫钙化阴影。

五、治疗

（一）外治法

1. 陆氏银质针治疗　取仰卧位，患膝功能位，术者站于患膝侧，75%乙醇常规皮肤消毒后，取三号陆氏银质针（针身长 12 厘米，针柄长 6 厘米，直径 1 毫米）2 枚分别经内、外膝眼，沿髌骨下斜透刺关节腔，2 根银针在髌下成"十"字交叉，针尖应分别可在髌骨左右上缘皮下触及。不做提插捻转，余穴施常规针刺，平补平泻。在针柄上插一段长约 2 厘米艾条，点燃温灸，约 20 分钟燃尽，除去灰烬，拔针。每周治疗 2 次，10 次为 1 个疗程，期间银质针治疗 2~3 次。

2. 外用药

（1）敷贴法：陆氏四黄膏摊于伤科衬垫上，绷带包扎，2 日更换 1 次。陆氏伤科外用四黄膏由大黄、黄芩、黄柏、栀子组成，用时以蜂蜜调敷。变通了明代王肯堂《证治准绳》所载的四黄散，用栀子替代黄连，与大黄配伍加强了凉血活血化瘀的功效。四黄散以栀子为君。栀子苦、寒，归心经。心主血脉，栀子有活血止痛消肿之功效；大黄为臣，大黄属脾经，脾主肌肉，有止血、活血、祛瘀生新之功效；佐以黄柏，黄柏入肾经，肾主骨，有清热解毒、消肿止痛之功效；黄芩为使，黄芩属肺经，肺主皮毛，有清热解毒止血之效。而赋形剂用蜂蜜，又具有益气补中、止痛解毒、润燥防腐、和百药等功效，能有效增强四黄散的作用。诸药合用，共奏舒筋活血、消肿止痛之功，血祛瘀生新之效。若用后出现皮疹瘙痒者，随时去除。

（2）涂擦法：用药水或油膏，或乳剂，直接擦于患处，或擦后再配合理筋手法，适用于各种痹证、痿证、筋挛、退行性骨关节疾病及轻度软组织损伤等。

（3）熏蒸：将药物放入锅内加水煮沸后，用蒸汽熏蒸患处，适用于痹证、痿证、筋挛及退行性骨关节疾病。常用方剂有上肢损伤洗方、下肢损伤洗方、风伤洗剂及八仙逍遥汤等。

（4）热敷：将药物加水煎沸后，用纱布、毛巾等浸透煎热的药物，热敷患处，适用于四肢处。常用方剂有五加皮汤、海桐皮汤等。

（二）内治法

1. 中药治疗

（1）活血法（散法）

1）行气活血法：常用桃红四物汤（《医宗金鉴》）。用于血虚、血瘀等症，骨关节疾病的初期，患处肿痛者，固定不移，舌质暗红，舌边有瘀点，或舌面有瘀点，脉涩或弦紧者。

2）活血解毒法：适用于瘀血与邪毒内聚之恶性骨肿瘤，其代表方有：①消癌片（《肿瘤的诊断与防治》）。用于各种恶性肿瘤症见患处肿胀疼痛，呈进行性加剧，浅静脉怒张，舌质紫暗者。②六军丸（《外科正宗》）。适用于肿块坚硬者。③琥珀黑龙丹（《外科正宗》）。适用于患处肿块坚硬、疼痛，浅静脉怒张者。

（2）通络法（舒法）

1）祛邪通络法：适用于风寒湿邪侵袭而引起的各种痛症。其代表方剂有：①蠲痹汤（《百一选方》）。适用于风寒之邪乘虚入络，症见肢节疼痛者。②三痹汤（《妇人良方》）。适用于气滞血凝的风湿痹痛，筋骨痿软，手足拘挛者。

2）舒筋解痉法：适用于各种肌肉挛缩者。其代表方剂有：①羚角钩藤汤（《通俗伤寒论》）。适用于肝经热盛，热极动风，症见高热不退，神昏，烦躁，手足抽搐者。②镇肝熄风汤（《医学衷中参西录》）。适用于肝肾阴亏，肝阳上亢，气血逆乱，症见头痛，头晕，目胀耳鸣，四肢抽搐者。

3）温经通络法：适用于寒湿之邪阻滞经络而引起的肢节疼痛者。其代表方剂有：①麻桂温经汤（《伤科补要》）。适用于损伤后，寒邪侵袭之痛证，症见肢体关节剧痛，屈伸痛甚，痛有定处，患处长寒，得暖则舒，遇寒痛剧，舌淡苔白腻，脉弦紧。②骨质增生丸（《中医骨伤科学》）。适用于风寒湿痹证，或各种骨关节退行性疾病引起的疼痛。

2. 西药治疗

（1）透明质酸钠：为关节腔滑液的主要成分，为软骨基质的成分之一，在关节起到润滑作用，减少组织间的摩擦，关节腔内注入后可明显改善滑液组织的炎症反应，增强关节液的黏稠性和润滑功能，保护关节软骨，促进关节软骨的愈合与再生，缓解疼痛，增加关节的活动度。玻璃酸钠注射液（山东博士伦福瑞达制药有限公司生产，商品名施沛特）为一次性注射器包装，每支 2mL，含玻璃酸钠20mg。患者仰卧位，伸展膝关节，以髌骨下缘的水平线与髌骨外缘的垂直线的交点为穿刺点，也可经髌韧带任何一侧紧贴髌骨下方向后进针注入玻璃酸钠 2mL，每周注射 1 次，与针灸治疗交替进行，5 次为 1 个疗程。

（2）氨基葡萄糖：为构成关节软骨基质中聚氨基葡萄糖（GS）和蛋白多糖的最重要的单糖，正常人可通过葡萄糖的氨基化来合成 GS，但在骨关节炎者的软骨细胞内 GS 合成受阻或不足，导致软骨基质软化并失去弹性，胶原纤维结构破坏，软骨表面腔隙增多使骨骼磨损及破坏。氨基葡萄糖可阻断骨关节炎的发病机制，促使软骨细胞合成具有正常结构的蛋白多糖，并抑制损伤组织和软骨的酶（如胶原酶、磷脂酶 A_2）的产生，减少软骨细胞的损坏，改善关节活动，缓解关节疼痛，延缓骨关节炎症病程。口服 1 次 250～500mg，每日 3 次，就餐服用最佳。

（3）非甾体镇痛抗炎药：可抑制环氧化酶和前列腺素的合成，对抗炎症反应，缓解关节水肿和疼痛。可选用布洛芬 1 次 200～400mg，每日 3 次；或氨糖美锌 1

次 200mg，每日 3 次；尼美舒利 1 次 100mg，每日 2 次，连续 4～6 周。

六、临床应用

陆氏伤科第八代传人陆安琪于 l995 年报道用陆氏伤科银质针联合陆氏伤科经验方治疗 KOA 200 例，每周治疗 1 次，3 次为 1 个疗程。按治疗后膝关节疼痛、肿胀基本消失，屈伸自如，屈膝达 160°位为显效；膝关节疼痛、肿胀明显减轻，屈膝功能较诊疗前好转为好转；膝关节疼痛、肿胀略有减轻，屈膝功能无明显改善为无效。结果总有效率 98%。

陆氏伤科第八代传人陆念祖主任医师等于 2004 年报道应用陆氏伤科银质针配合玻璃酸钠局部注射治疗 KOA 35 例，按症状和体征完全消失为优；症状和体征基本消失，仅偶有上下楼梯时疼痛或（和）关节肿痛僵硬为良；疼痛或关节肿痛僵硬略有所减轻为可;症状及体征无改善为差的疗效评定标准,经 1 个疗程治疗后，56 个患膝中，临床疗效优者 37 个，占 66.1%；良 14 个，占 25.0%；可 5 个，占 8.9%，总优良率达 91.1%。

陆氏伤科王慧芳医师等开展了陆氏伤科银质针联合关节腔内注射玻璃酸钠与单纯关节腔内注射玻璃酸钠治疗膝骨关节炎的随机对照研究。共纳入病例 63 例，随机分为治疗组 32 例，对照组 31 例。参照 1994 年国家中医药管理局《中医病证疗效诊断标准》中膝骨关节炎的疗效评定标准（症状消失，关节活动功能恢复正常，无骨摩擦音，无明显晨僵为治愈；症状减轻，关节活动功能尚可，关节不肿大疼痛，上下楼梯轻度不适，关节活动时无骨摩擦音，无明显晨僵，胫骨内上髁或髌骨轻压痛为显效；症状减轻，关节活动功能较前好转，局部疼痛减轻，上下楼梯疼痛较前好转，关节活动时偶有骨摩擦音，晨僵较前减轻为有效；症状、体征无变化，关节活动功能无好转，上下楼梯关节肿痛、局部压痛、晨僵无改变为无效）。结果治疗组治愈 21 例，显效 9 例，有效和无效各 1 例，有效率 96.9%；对照组治愈 16 例，显效 7 例，有效 3 例，无效各 5 例，有效率 83.9%，经统计学分析，两组差异有统计学意义（$P<0.05$），治疗组优于对照组。

陆氏伤科程少丹医师等开展了陆氏伤科银质针温针灸与毫针温针灸治疗膝骨关节炎的随机对照研究。共纳入 200 例病例，随机分为治疗组和对照组各 100 例，采用国际公认的 WOMAC（西安大略和麦克马斯特大学）骨性关节炎指数在治疗前后进行记录，获得膝关节疼痛、僵硬和日常活动功能受限 3 方面评分，进行比较。结果两组患者膝关节疼痛评分、僵硬评分及日常活动功能受限评分治疗后均较治疗前下降，差异均有统计学意义（治疗组 $P<0.01$；对照组疼痛评分及僵硬评分 $P<0.05$，日常活动功能受限 $P<0.01$）；治疗后组间比较，治疗组较对照组下降更明显（疼痛评分 $P<0.01$，日常活动功能受限 $P<0.05$，差异具有统计学意义；僵硬评分 $P>0.05$，差异没有统计学意义）。

第七节　颈椎病的诊治

颈椎病又称颈椎综合征，是颈椎骨关节炎、增生性颈椎炎、颈神经根综合征、颈椎间盘脱出症的总称，是一种以退行性病理改变为基础的疾患，主要由于颈椎长期劳损、骨质增生，或椎间盘脱出，韧带增厚，致使颈椎脊髓、神经根或椎动脉受压，出现一系列功能障碍的临床综合征。表现为颈椎间盘退变本身及其继发性的一系列病理改变，如椎节失稳，松动；髓核突出或脱出；骨刺形成；韧带肥厚和继发的椎管狭窄等，刺激或压迫了邻近的神经根、脊髓、椎动脉及颈部交感神经等组织，并引起各种各样症状和体征的综合征。

该病属中医学"痹证"范畴。临床辨证主要分为肝肾亏虚、风寒湿痹两种类型。颈椎位于头部、胸部与上肢之间，又是脊柱椎骨中体积最小，但灵活性最大、活动频率最高、负重较大的节段，由于承受各种负荷、劳损，甚至外伤，所以极易发生退变。大约30岁之后，颈椎间盘就开始逐渐退化，含水量减少，并伴随年龄增长而更为明显，且诱发或促使颈椎其他部位组织退变。从生物力学角度来看，第5～6、第6～7颈椎受力最大，因此，颈椎病的发生部位在这些节段较为多见。

一、病因

1. 年龄因素　随着年龄的增长，颈椎会产生各种退行性变化，而椎间盘的退行性变化是颈椎病发生发展中最基本和最关键的基础。

2. 慢性劳损　是指各种超过正常范围的过度活动带来的损伤，如不良的睡眠、枕头的高度不当等。另外，长期低头工作者颈椎病发病率特高。再者，不适当的体育锻炼也会增加发病率，如不得法的倒立等。

3. 外伤　在颈椎退变、失稳的基础上，头颈部的外伤更易诱发颈椎病的产生与复发。

4. 咽喉部炎症　当咽喉部或颈部有急性或慢性炎症时，因周围组织的炎性水肿，很容易诱发颈椎病症状出现，或使病情加重。

5. 发育性椎管狭窄　椎管狭窄者更易发生颈椎病，而且预后也相对较差。

6. 颈椎的先天性畸形　各种先天性畸形，如先天性椎体融合、颅底凹陷等情况都易引发颈椎病。

7. 代谢因素　特别是钙、磷代谢和激素代谢失调者，往往容易产生颈椎病。

8. 精神因素　患者的情绪不好往往使颈椎病的症状更为严重。

二、病理生理

颈椎病的基本病理变化之一是椎间盘的退行性变。颈椎间盘运动范围较大，容易受到过多的细微创伤和劳损。其主要病理改变是：早期为颈椎间盘的脱水、髓核的含水量减少和纤维环的纤维肿胀，继而发生变性，甚至破裂。颈椎间盘变性后，耐压性能及耐牵拉性能减低。可以发生局限性或广泛性向四周隆突，使椎间盘间隙变窄，关节突重叠、错位，以及椎间孔的纵径变小。椎间盘退变常会引起继发性的椎间不稳定，椎体间的活动度加大和使椎体有轻度滑脱，继而出现后方小关节、钩椎关节和椎板的骨质增生，黄韧带和项韧带变性，软骨化和骨化等改变。而在椎体与突出的椎间盘及韧带组织之间形成的间隙，由于有组织液积聚，再加上微细损伤所形起的出血，使这种血性液体发生机化然后钙化、骨化，于是形成了骨赘。椎体前后韧带的松弛，又使颈椎不稳定，更增加了受创伤的机会，使骨赘逐渐增大。骨赘连同膨出的纤维环、后纵韧带和由于创伤反应所引起的水肿或纤维瘢痕组织，在相当于椎间盘部位形成一个突向椎管内的混合物，对颈神经或脊髓产生压迫作用。钩椎关节的骨赘可从前向后突入椎间孔压迫神经根及椎动脉。椎体前缘的骨赘一般不会引起症状，但文献上也有这种前骨赘影响吞咽或造成嘶哑的报告。脊髓及神经根受压后，开始时仅为功能上的改变，如不及时减轻压力，逐渐会产生不可逆的变化。因此如果非手术治疗无效，应及时进行手术治疗。

三、颈椎病分型

1. 神经根型颈椎病　因退变的椎间小关节、钩状关节增生或椎间盘的突出，压迫了颈神经根，引起较典型的根性症状（麻木、疼痛），且范围与颈脊神经所支配的区域相一致，常常表现为颈部、肩部和一侧上肢疼痛，颈部僵硬、活动受限，有明确的压痛点伴放射性疼痛，上肢的感觉、运动功能障碍，因其受压神经不同临床表现亦不同。

2. 脊髓型颈椎病　因颈椎体后缘骨质增生，后侧韧带钙化，椎间盘突出，椎板或黄韧带肥厚而压迫脊髓，引起脊髓损害症状。又分为中央型和中央旁型。中央型表现为步态不稳，四肢麻木无力，肌张力高，痉挛甚至强直（多见于伸肌和内收肌群），腱反射亢进，多无颈部疼痛和感觉障碍。中央旁型表现为同侧运动和对侧感觉功能障碍，即感觉运动分离，同时伴有同侧上肢神经症状，与神经根型颈椎病表现相同。

3. 交感型颈椎病　增生或颈椎间盘突出在椎间孔或横突孔处，压迫交感神经，引起一系列交感神经症状，其表现，如眼部、眼睑无力、视物模糊、瞳孔散大、眼球后疼痛、流泪等。头部：颈性头晕、恶心呕吐、头枕部疼痛。心脏症状：心跳加快或减慢，心前区疼痛，常被误认为冠心病发作。发汗障碍：一侧头面、颈手足多汗或少汗。另外常伴有耳鸣、耳聋、平衡失调等症状。

4. 椎动脉型颈椎病　因增生或突出物刺激，致椎动脉痉挛或被机械压迫造成供应脑组织的血循环减少引起一系列症状，其表现为颈性眩晕、恶心、耳鸣、耳聋、视物不清、头痛、一时性意识障碍甚至猝倒。以上症状多在颈部活动到某一位置时诱发。

5.食管型颈椎病　临床较少见，主要是椎体前缘出现骨刺，颈椎椎体前缘鸟嘴样骨质增生压迫食管引起患者吞咽困难的临床症状；或者刺激或压迫膈神经出现呼吸困难，或者刺激或压迫喉返神经引起声音嘶哑等，并出现其他相应的临床表现。表现为咽喉干涩、咽喉部疼痛、明显异物、吞咽困难、音哑等咽喉、食管症状。

6. 颈型颈椎病　临床上极为常见，是其他各型颈椎病共同的早期表现。以颈部症状为主，故又称局部型。由于症状较轻，往往重视不够，以致反复发作而使病加重。该型颈椎病由于颈椎较长时间弯曲，一部分椎间盘组织逐渐移向伸侧，刺激神经根，而引起头、颈、肩疼痛等异常感觉，并伴有相应的压痛点。约半数患者颈部活动受限或强迫体位，个别患者上肢可有短暂的感觉异常。活动时疼痛加剧，休息可以缓解。

7. 混合型颈椎病　是指颈椎间盘及椎间关节退变及其继发改变，压迫或刺激了相邻的脊髓、神经根、椎动脉、交感神经等两种或两种以上相关结构，引起了一系列相应的临床表现。

四、中医认识

在中国传统医学中"颈椎病"其症状近似于中医的"痹证""痿证""头痛""眩晕""项强"等。中医书籍也有所谓"骨错缝，筋出槽"等描述。早在两千年前的《素问》中，对痹证就做过如下描述："风寒湿三气杂至，合而为痹也。其风气胜者为行痹，寒气胜者为痛痹，湿气胜者为著痹也。"还根据症状和部位，将痹证分为筋痹、骨痹、脉痹、肌痹和皮痹。这些描述中包括了对颈椎病的描述。陆氏认为颈椎病多见于外感风寒湿邪伤及经络，或长期劳损，肝肾亏虚，或痰瘀交阻，气滞血瘀等原因引起。《杂病源流犀烛》中："凡颈项强痛，肝肾膀胱病也，三经受风寒湿邪。"

1. 太阳经气不利　风寒湿邪或暑湿之邪客于太阳经脉，或津失血耗，气滞血瘀，致使经气不利，太阳经络循行部位气血不通，不通则痛，头项、颈背、肢体痛疼，活动不利，拘紧麻木，屈伸不便等症状。

治则：解表祛风，除湿止痛。方药：羌活胜湿汤。

2. 经络痹阻　风寒湿邪客阻经络，长期劳损血行不畅等可致肌体气血运行失调，经气不和，脉络痹阻，气血瘀滞不通则全身疼痛。因其主要伤及太阳经气故而以上肢为著。气血运行不畅，机体失养故而出现麻木、萎缩、僵硬等症。

治则：祛风散寒，通经除痹。方药：蠲痹汤。

3. 气滞血瘀　外邪侵袭，停滞经络，或肝肾不足，气血运行无力，或劳损外伤，气血郁滞，或病久邪客经络等均可致机体气血运行不畅，而气滞血瘀。血瘀于经络则不通，不通则痛且固定不移，拒按。气滞血瘀日久，累及肝肾，肝血肾精亏虚，不能荣养清窍则头晕，眼花，视物模糊。心神失养则失眠，健忘，惊惕。舌质紫暗或有瘀斑，脉弦细涩乃气滞血瘀之症。

治则：活血化瘀，疏通经络。方药：身痛逐瘀汤。

4. 痰瘀交阻　风寒湿邪停滞经络，凝聚为痰，或经络痹阻，气滞血瘀，致使血津不布而为痰瘀交阻，血瘀则疼痛，痰阻则头重，眩晕，恶心，咽喉不利。痰属阴邪与湿同类，阻滞经络气机，故肢体沉重，厥冷，麻木，肿胀。痰瘀交阻，碍于气机则全身倦怠困弱，痰蒙清窍可见神昏，猝倒。

治则：祛湿化痰，散瘀通络。方药：导痰丸加味。

5. 肝肾不足　因经络，气血长期痹阻不通，日久伤及肝肾，或长期过劳，肝肾亏虚。肝肾不足，精血亏虚，清窍失养则头晕眼花，耳鸣耳聋。阴血不足，阳气偏亢，虚阳上越则头脑胀痛，面部烘热，口干咽干。肾精亏耗则腰膝酸软，抬举无力，活动牵强。肝血不足，筋失所养则拘挛，震颤，行动艰难。脉弦细乃肝肾不足之象。

治则：滋木涵水，调和气血。方药：六味地黄汤加减。

基于中医对颈椎病的上述观点，在治疗上形成了推拿手法、外用药物、针灸疗法及内治疗法等一整套的措施。根据不同的病因、证候，采用不同的治疗原则、不同的用药和不同的方法，尤以内、外并重的原则有别于现代医学的治疗方法，即不仅注重局部的整复错位、松弛肌肉、伸展筋脉，而且更注重疏通经络、调节内脏的整体康复，综合治疗为主。因此，中医治疗或中西医结合治疗颈椎病，无疑是我科的"特色"和"绝活"。

颈椎病诊断标准如下所述。

（1）有慢性劳损或外伤史，或有颈椎先天性畸形、颈椎退行性变。

（2）颈肩背疼痛，伴上肢放射痛或麻木，颈后伸时加重。

（3）颈部活动功能受限，病变颈椎棘突或一侧肩胛骨内上角有压痛，可触及条索状硬结。

（4）上肢肌力减弱，受压神经根皮肤节段分布区感觉减退，腱反射异常。

（5）臂丛神经牵拉试验阳性或压顶试验阳性。

（6）颈 X 线片显示：椎体增生，钩椎关节增生明显，椎间隙变窄，椎间孔变小。

（7）除外颈椎外病变（胸廓出口综合征、肩周炎、肱二头肌腱鞘炎、网球肘、腕管综合征、肘管综合征）所致以上肢疼痛或麻木为主的疾患。

（8）症状、体征与 X 线片的异常所见在椎节上一致。

符合以上（1）、（2）、（5）、（6）+（8）标准或（2）、（6）+（8）其余一项者可诊断为神经根型颈椎病。

五、颈椎病的针灸治疗

（一）选穴处方

治法：祛风散寒，活血化瘀，舒筋通络。以太阳经、少阳经、督脉局部腧穴为主。毫针刺用泻法或平补平泻，并加用灸法。

1. 基本处方及选穴思路

（1）基本处方：颈椎夹脊穴、风池、天柱、大椎、肩中俞、肩外俞、肩井、曲池、合谷、外关、后溪。

（2）选穴思路

1）立足病变局部：该病其病变部位明确，病位在颈。颈项部为头颅之枢机，除手厥阴心包经和带脉外，几乎所有十二经脉和奇经八脉都由此通过，因而此处经络分布的密度最高，是联系全身脏腑的一个枢纽。

治疗项强痛常用穴位包括后溪、风府、承浆、前谷、天柱、委中、申脉、风池、肩井、少海、昆仑、束骨、大椎。临床选穴以局部取穴为主，常取头项部和上背部穴位，如风池、肩井、大椎穴，现代文献更强调取颈夹脊、阿是穴，并与循经取穴相结合，古代文献中偏重取后溪、前谷、委中、申脉穴，现代文献偏重取曲池、外关、合谷穴。

颈夹脊穴为经外奇穴，位于颈背部，行于督脉与足太阳膀胱经之间，故而兼具两者的主治功能，能资助督脉，调整全身的阳气。夹督脉伴足太阳膀胱经穴分布，依据"经脉所过，主治所及"的理论，针刺颈部夹脊穴，能直达病所，疏通局部经络，使颈部经络通畅、功能协调，具有疏理局部气血而止痛的作用；风池、肩井为足少阳经穴，同为足少阳与阳维脉交会穴，阳维主一身之表，维系六阳经经气，风池又为祛风之要穴，有疏利颈部关节的作用，故《针灸甲乙经》曰："颈项不得顾……风池主之。"《针灸大成》记载："风池能治颈项如拔，痛不得顾"；大椎是督脉穴，为诸阳之会，刺之能激发诸阳经经气，通阳活络；天柱因穴位于颈项部而得名，为足太阳膀胱经穴，膀胱与肾相表里，肾主骨生髓通脑，故犹如支柱的天柱穴有上连下贯的作用，既能益气升清，又有滋水涵木、通经活络的作用，是治疗颈部疾病的要穴。肩中俞、肩外俞为手太阳经穴，诸穴疏通局部太阳经气。

2）结合循经取穴：颈椎病是一种病位在颈、又可涉及全身的疾病。因途经颈项的经脉不但循行于项背，而且网络四肢，和全身也有密切的关系。故而颈椎病的症状不仅见于项背，也可见周身功能失调的表现。后溪为八脉交会穴之一，与督脉相通，外关为八脉交会穴之一，与阳维脉相通，以疏调阳气，舒筋通络，活血化瘀。循经取穴与局部用穴远近相配，共奏祛风散寒、疏筋活络、理气止痛之功。

3）辨病取穴与辨证取穴相结合：按西医分型辨证取穴治疗，根据 X 线片或 CT 提示的颈椎病变部位及临床症状，单纯选取相应的夹脊穴进行针刺，或根据病变部位和神经节段理论选取相应夹脊穴。从其局部位置考虑，颈夹脊穴为邻近椎动脉的体表投影，其下都有相应的椎骨下方发出的脊神经后支，亦是颈椎负重最大、最易劳损的部位，为颈椎病的常见颈肌紧张部位，故取之可缓解颈肌痉挛，并可协助恢复颈部生物力学平衡，而减轻对神经根、脊髓、椎动脉、交感神经等造成的压迫或刺激，改善颈部的微循环状态，对毛细血管的通透性有调整作用，改善组织缺血缺氧状态，以达疏通经络、舒筋止痛之功。

4）双侧用穴：双侧取穴的特点是根据颈椎的解剖生理特点。颈椎节段失稳发生于颈椎病的早期并持续一段时间，而颈部软组织（包括肌肉）是维持颈椎生理弧度和颈椎稳定性的重要保证，它们的异常必然导致颈椎节段的不稳和颈椎生理弧度的改变。而颈椎有左右侧对称的特点，故其稳定性要靠颈部双侧力学的平衡来完成。所以，虽然临床有椎间盘突向一侧或一侧椎间关节增生的病例，但依据中医学“治病必求其本”的原则，其病位是在两侧，取颈部的双侧穴位有助于纠正被打破的力学平衡，这与中医阴阳平衡、左右经络之气相通的观点是一致的。

2. 辨证加减　因途经颈项的经脉不但循行于项背，网络四肢，和脏腑也有密切的关系。故而颈椎病的症状不仅见于项背、四肢，也可内涉脏腑，出现脏腑功能失调的表现。

风寒湿者加风门、风府祛风散寒、除湿通络；气滞血瘀者加膈俞、条口活血化瘀、通络止痛；痰湿阻络者加丰隆、脾俞化痰祛湿、通络止痛；肝肾不足者加肝俞、肾俞、养老、太溪补益肝肾、养筋强骨；气血亏虚者加肝俞、脾俞、足三里补益气血、荣养经筋。

3. 对症及其他选穴　根据压痛点所在取阿是穴、天宗，疏通经气、活络止痛；上肢及手指麻痛甚者加曲池、合谷、外关疏通经络、调理气血；头晕、头痛、目眩者加百会、风池、太阳祛风醒脑、明目止痛；恶心、呕吐加天突、内关调理胃肠。

颈夹脊穴具体如下所述。

哑门：位于项部，后发际正中直上 0.5 寸，第 1 颈椎棘突下。向下颌方向缓慢刺入 0.5～1 寸。

阿是穴：两侧第 2 颈椎、第 4 颈椎、第 6 颈椎棘突下，后正中线旁开 2 寸，颈部夹脊穴直刺 0.8～1.2 寸。

大椎：第 7 颈椎棘突下凹陷中，斜刺 0.5～1 寸。

肩髃：肩部，三角肌上，臂外展，或向前平伸时，当肩峰前下方凹陷处。

曲池：于肘横纹外侧端，屈肘，当尺泽与肱骨外上髁连线中点。

外关：位于人体前臂外侧，腕横纹皱纹向上三指宽处，接近手腕背侧的位置。

合谷：此腧穴在手背第1、2掌骨间，当第2掌骨桡侧的中点处。

中渚：位于手背部位，小指与无名指指根间下2厘米手背凹陷处。

（二）操作方法及疗程提示

1. 操作提示　局部穴位用平补平泻法，间歇行针。远部各穴用提插捻转法，根据证候的虚实施行补泻手法。根据病变部位选取相应颈夹脊穴，操作时患者正坐，微低头，以30号1.5～2寸毫针，从夹脊穴75°或旁开夹脊穴0.5寸以45°向颈椎斜刺，有抵触感时，上提少许行针得气后，平补平泻，使针感向项、肩臂部传导。大椎穴直刺1～1.5寸得气后，将针稍提使针尖向患侧斜刺，行平补平泻，使针感向肩臂传导。肩井穴，以押手拇、示、中指提捏起肩井穴，直刺得气后，微向颈部斜刺，使针感向项部传导。肝俞、肾俞、足三里行捻转补法，余各穴行捻转泻法。每次留针10～15分钟。

2. 针刺疗程提示　每日或隔日1次，10次为1个疗程。

陆氏近年来致力于颈椎病的研究，尤其是在治疗神经根型颈椎病方面积累了丰富的经验。颈椎病多因长期低头动作，感受风寒，年老体虚等所致。常见颈肩及上肢疼痛麻木，或伴有眩晕，步行无力等表现。其中神经根型颈椎病典型症状为颈痛伴上肢放射痛，颈后伸时加重，受压神经根皮肤节段分布区感觉减弱，腱反射异常，肌萎缩，肌力减退，颈部活动受限，颈项板滞，牵拉试验、压顶试验均阳性。

陆念祖主任医师认为治疗神经根型颈椎病的首要目的就是解决患者颈肩痛，以及上肢麻木的症状，通过多年的临床实践，总结出一套快速缓解病症的治疗方法，一般治疗两次并能取得较好的疗效。

（1）治疗方法具体如下所述。

1）刺穴拔罐（第一次治疗）：患者取俯卧位，双掌重叠至于前额下，治疗前先将要针刺的天宗穴、臂臑穴常规消毒（取患侧的天宗穴和臂臑穴，若双上肢疼痛麻木则取两侧的天宗穴和臂臑穴）。用5mL针筒，每穴针刺注射2%利多卡因和5%确炎舒松的混合液2mL（利多卡因和确炎舒松比例为1:1），针刺后立即在两穴处拔罐，余循经拔罐，留罐10～15分钟。起罐后擦去血迹，乙醇消毒，并嘱患者当天针眼处避水，以防感染。拔罐后以颈部华佗夹脊、颈胸椎棘旁背伸肌、颈椎横突后结节区、胸锁乳突肌、冈上肌、斜方肌、肩胛肌、冈下肌、大小圆肌，以及产生放射痛的上臂、前臂为重点推拿区域，沿手太阳小肠经、手阳明大肠经循行之路，用滚、揉、拿、拨等手法以舒筋通络，以点、按、压等手法重点刺激风池、风府、天宗、极泉、臂臑、曲池、合谷等穴，以激发经气，促使气血通畅，推拿十分钟左右。

2）温针灸（第二次治疗，第二次治疗与第一次治疗间隔两天）：患者取俯卧伏掌位，针刺颈椎夹脊穴、风池、风府、天宗、臂臑、手三里、曲池、后溪、外关、合谷等穴，刺激穴位或者病变区，则会出现酸、胀、痛等感觉，针柄上插上艾条，温灸20分钟，取针后运用推拿手法活血通脉，理筋整复。

温针灸治疗颈椎病的特色：温针灸治疗颈椎病见效快，可消炎止痛。解除压迫神经水肿、充血及肌肉不适及疼痛症状，具有温通经脉、行气活血的作用。具有简、便、验的特点，临床疗效更佳。

（2）注意事项：穴位处皮肤有破损或瘢痕者禁用。施针前仔细检查针具是否有毛刺、倒钩，以免弄伤患者。留针艾灸时注意观察，以免燃尽的灰尘掉落烫伤患者。

（3）适应证如下所述。

1）符合颈椎病西医诊断标准。

2）自愿接受针灸治疗者。

（4）禁忌证如下所述。

1）有颈部骨折或手术史，神经功能缺损，先天脊柱异常等疾病的患者。

2）合并严重心脑血管疾病，肺部、肝脏、肾脏、造血系统等疾病者。

3）孕妇及哺乳期妇女。

4）精神紧张，体质虚弱，劳累过度，饥饿空腹，大量出血，失液后患者。

（5）意外情况预防及处理如下所述。

1）局部血肿：针刺手法柔和，取针后及时按压。

2）晕针：心理疏导，针刺手法不宜刺激量过大，晕针后即可取针，保持室内空气流通，患者去枕平卧，适量饮水，稍作休息。

3）滞针：消除紧张，避免连续单向捻针，用各种手法松解肌肉。

4）断针：检查针具，进针行针动作轻巧，嘱咐患者不要任意变动体位，发生断针可用手指或镊子取出，没入皮内，请外科会诊。

5）神经系统损伤：方向正确，手法轻柔，出现症状轻轻退针或变换方向，不宜再做强手法，出现晕厥等严重症状，应立即取针急救。

第八节　脱　位　诊　治

中医骨伤科手法治疗脱位历史悠久，早在原始社会，人类与自然界作斗争时，受了伤就知道用手抚摩，以此减轻疼痛，消散肿胀。通过不断总结，不断探索，逐步形成了早期的疗伤手法模式。《内经》在《素问·血气形志》篇就提出了"经络不通，病生不仁，治之以按摩醪药"。《汉书·艺文志》载有《按摩十卷》这说明在秦汉以前，用手法治疗损伤已很广泛。隋唐太医就曾有"损伤折跌正之"

的规定，这说明当时人们已认识到正骨手法是治疗损伤的主要手法，唐代孙思邈著《备急千金要方》书中记载了下颌关节复位方法。唐代蔺道人在他编著的《理伤续断方》一书中，对理伤手法有发展，记载了"相度""揣摩""拔伸""捺正""搏平""跨入""屈伸"等手法，为后世伤科手法治疗的发展奠定了基础。以后历代医家继续发展，积累了丰富的经验，尽管流派不同，手法不一，但其原理和目的是一致的。随着中医伤科手法的完善，以及边缘学科的渗入和精密医疗仪器的广泛使用，使中医伤科的治疗手法得到空前的发展。

陆氏伤科专治"跌打损伤，接骨入骱"，兼治关节痹痛等症，不外乎手法正骨入骱，内服汤药，外敷药膏消肿，肿消血瘀气滞未净，故用伤膏，若有关节硬化，瘀积不散，肌筋挛缩拘急，以汤药洗，针灸，以及导引。

凡构成关节的骨关节面脱离了正常位置，发生关节功能障碍者称为脱位。其影响因素包括：①外因：直接暴力、间接暴力（多见）。②内因：年龄、局部解剖特点（不同类型关节的稳定程度，因其关节臼窝深浅及关节周围韧带的强弱而有所不同。髋关节的臼窝较深，可容纳股骨头的大部分，接触面积大，而且周围又有强韧的韧带，故甚为稳定，不易脱位。肩关节相反）、病理因素、性别、职业、体质等。

关节脱位表现为疼痛和压痛、肿胀、功能障碍。

陆氏伤科常见脱位的治疗如下所述。

一、肩关节脱位

多有摔伤、肩关节撞击伤病史，肩关节肿胀、疼痛、功能障碍。患者呈现"方肩"畸形，局部肿胀、压痛，肩峰突出，肩峰下空虚，肱骨头移位，弹性固定于20°～30°外展位；搭肩试验阳性；直尺试验阳性。

治疗如下所述。

1. 手法复位　术者右手把住患肢肘部，左手握腕，右手徐徐向下牵引，同时外展外旋上臂，以松开胸大肌的紧张，使肱骨头回到关节盂的前上缘。内收，此时肱骨头已由关节盂的前上缘向外移动，此时关节囊的破口逐渐张开在快速内收下迅速内旋上臂，此时肱骨头可通过扩大的关节破口滑入关节盂内，可闻及入臼声。用手法复位后，小甲板关节固定，屈肘90°手心向上，前臂悬吊胸前，即开始各关节功能锻炼。

2. 屈伸握拳法　每日把五指屈伸握拳，伸直分开合拢，每日3次，每次50次，同时腕关节锻炼，用手掌向上下左右活动。

3. 手托墙壁爬高锻炼　把患肢五指伸直，手指与手掌托于墙壁上，伸直肘关节，然后用手指搭墙不动，屈指节，同时掌臂也随之向上前进，指掌关节呈桥形，当手掌托墙壁有力，手指放松伸直手指，然后再屈指掌关节，手指放松伸直，手屈伸蠕动向上爬行，至肩关节略有疼痛，停止爬行。托墙之手慢慢从墙上下来，过快下墙防止肩关节疼痛。其功能锻炼每日3次，每次锻炼20次。

4. 滑车牵引锻炼法　用麻绳或尼龙绳一根，穿过滑车孔，一端吊物，用布袋，内放黄豆或米或黄砂，不可用石块与铁块，以防绳断压伤脚。开始 1.5～2.5kg，量力而行，以后逐渐增加半斤，增至 7.5kg。功能锻炼时：患者患肢手握住绳之另一头，身立正，背向壁，肘关节伸直，手心向下，在相反方向牵引。手把绳子用力拉下，然后把绳子放松，患者之手臂随绳子一上一下牵引锻炼，每日 3 次，每次拉 50 次，配合推拿按摩肩关节，令其血气调和，其肩关节肌筋逐渐松弛，手臂逐渐高举。

5. 手臂挽后牵引锻炼法　若见手臂不能挽后搭背，用手臂挽后牵引锻炼法：锻炼开始，握拳屈肘，然后把前臂向前伸直肘关节，以后屈肘尽量退至躯干之后，一伸一退，反复锻炼 20 次，使肩关节之肌筋逐渐松弛，则患者之患臂随之可以向后搭臀，搭骶骨。其时前臂挽后屈肘 90°。当后挽搭背，可以用健侧手挽后，去牵拉患肢之手，渐渐拉向健侧转移，若患者自感患肢之肩关节痛，即停止，以后反复继续拉，直至手从腰臀渐渐向上，最后搭着肩胛骨下角，至肩胛骨中，也可以再上一些，至双臂挽后，两臂挽后，双前臂平行接触。

二、肘关节脱位

肘关节脱位指肱骨与桡尺骨近端发生的分离移位。多发生于青壮年，儿童与老年人少见，多因传达暴力和杠杆作用，肘关节伸直，前臂旋后，手掌触地所致，导致肱前肌腱剥离，骨膜、韧带、关节囊撕裂在肘窝形成血肿，该血肿容易机化。一般患者有明显的外伤病史，肘部肿胀、疼痛、功能障碍。弹性固定于 45°左右的半屈曲位，前臂长度改变，在肘部可触及突出的骨端。

治疗如下所述。

1. 新鲜肘关节后脱位　拔伸屈肘法和膝顶拔伸法；

2. 陈旧性肘关节脱位　2～3 周者可试行复位、中药熏洗、鹰嘴牵引、按摩推拿。

3. 悬吊曲肘法　肘关节愈后易发生屈伸功能障碍，不能完全伸直，又不能完全屈曲（手指不能搭肩），其时可以用导引按跷，用手拎物牵引锻炼法，同时用悬吊曲肘法。

例如，手拎物牵引锻炼法：用小水桶一只，内放少量水（或用篮子内放少量石块）。其容量由小逐渐增加重量。每日锻炼 3 次，煅炼时间由 5 分钟延长至 20 分钟。当拎物时手之握力不能维持时，即放下水桶，休息几秒钟，再拎水至肘关节牵引伸直为止。同时要做曲肘锻炼。若伸后不能曲肘白天乃要用布悬吊其前臂，以防伸而不能屈。

4. 一伸一屈锻炼法　所以白天屈肘，晚上伸肘，一伸一屈，反复锻炼，开始预防肌筋收缩不伸。后期治疗，肌筋挛缩不收，以防后患。若见风寒湿痹肘关节炎筋肌挛缩不伸，可根据以上治疗。

三、髋关节脱位

手法复位如下所述。

1. 髋关节后脱位　屈髋拔伸法、回旋法、拔伸足蹬法、俯卧下垂法。

2. 髋关节前脱位　屈髋拔伸法、反回旋法、拔伸足蹬法。

3. 中心性脱位、陈旧性脱位　三周以上复位难，软组织在损伤下愈合，髋臼以填塞纤维组织，股骨头被瘢痕粘连，周围肌肉牵缩。

4. 固定　皮肤牵引或沙袋制动。中心性脱位复位后应行外展中立位骨牵引6～8周，防止股骨头坏死。后脱位应维持在轻度外展中立位3～4周，合并骨折，延长到6周。前脱位必须维持在内收、内旋、伸直位，避免外展。

5. 愈后髋关节如屈伸功能障碍　用导引按跷功能锻炼，用足踏砖屈股法，或用竹筒挫滚法。

（1）每日锻炼踝关节。由患者自己足背向上向下活动。

（2）屈肢屈股锻炼法。脱位复位后，其时可以用屈股屈肢锻炼法，患者身仰卧不动，而患肢股腘窝垫物，逐渐增加，当膝关节屈曲时髋关节腹股也随之屈曲，而患者也不觉痛。

（3）踏砖屈股功能锻炼法：两个月左右，患者仰卧，嘱患者做提腿抬高实验，若患者之腿能自动上举，其腿已有杠杆力，说明已愈合，可以做踏砖屈股功能锻炼。

踏砖屈股功能锻炼：伸腿正常，屈股欠利，伸坐屈膝，地按方砖一块，足踏于砖上逐渐增加，使足部垫高，其大腿同时提高，则髋关节屈曲功能恢复。

（4）竹筒滚动功能锻炼：屈股正常，伸腿欠利，用竹筒一只，五寸长两头穿孔，用长绳一根穿过竹筒，嘱患者站立，手牵绳，患肢足踏于竹筒上，向前后挫滚竹筒锻炼，使腹股沟肌筋松弛，至腿伸直为止。

四、膝关节脱位

膝关节脱位复位后屈伸功能障碍治疗如下。

1. 搁腿屈膝功能锻炼法　如膝关节强直，屈曲不利，嘱患者身坐椅上，膝关节位于所坐之椅边缘，其患肢伸直，并嘱患者把健腿扣压于患肢小腿上，则小腿逐渐下坠，膝关节屈曲，由180°逐渐屈曲至90°。

2. 用竹筒挫滚法　患者身坐椅上，屈膝 90°～100°，患侧之手拉住竹筒上之绳，患者足踏在竹筒上，自动向前后挫滚膝关节活动，能屈至45°，同时可用双手抱膝屈曲，以至大小腿吻合为止。

第五章　陆念祖治伤病案

病案 1　张某，男性，58 岁。就诊日期：2015 年 3 月 10 日。

右肩疼痛 3 个月。起初肩部呈间歇疼痛，程度较轻，以后疼痛逐渐加剧，或顿痛，或刀割样痛，且呈持续性，疼痛向上臂延伸，肩痛昼轻夜重，半夜常痛醒，不能成寐，前屈、外展、内外旋更为明显，甚至梳头、穿衣等动作均难以完成。舌暗紫，苔白腻，脉弦。

查体：肩关节各方向活动受限明显，上举 130°，外展 60°，后挽摸棘 L_3。

X 线检查：右肩关节诸骨未见异常。

辨病辨证：漏肩风（气血瘀滞证）。

治法治则：活血化瘀，行气止痛。

治疗：

（1）银质针温针灸结合松解手法治疗。

取穴：肩贞、臂臑、肩髃、肩髎、肩前、曲池、手三里。

针法：陆氏银质针从肩髎穴进针，直刺进肩关节透肩贞穴。随后用毫针刺肩髃、臑会、曲池、手三里诸穴，再在每一针尾装 1 厘米长艾条，点燃，艾燃时，患者盛觉局部温热舒服，待完全冷却起针。

（2）三步手法松解：松解肩关节上举位、外展位、旋后位的粘连，在松解过程中解决了肩关节前屈、外展、后伸、旋前、旋后等各个方向上的粘连。

（3）功能锻炼巩固疗效：经过银质针及手法松解治疗后，行双手爬墙法及健手拉患手法。要求以上锻炼方法每日上、下午各 1 次，每次以上 2 个锻炼动作各做 10 次，既不能过量，也不能减量。坚持 15～30 天。

二诊：2015 年 3 月 13 日。

患者右肩疼痛较前几日略觉减轻，但夜间仍觉肩痛，呈顿痛，或刀割样痛，肩关节各方向活动受限稍有改善，梳头、穿衣等动作仍难以完成。舌暗紫，苔白腻，脉弦。

查体：肩关节各方向活动较前改善，上举 160°、外展 90°后挽可至 L_2～L_3 水平。

辨病辨证：漏肩风（气血瘀滞证）。

治法治则：活血化瘀，行气止痛。

治疗：

（1）针灸治疗。

取穴：原有穴位，加外关、后溪、小海、尺泽、太渊、列缺，加强舒经活血通络之功效。

针法：治疗方法同上。

（2）三步手法松解：方法同上。

（3）功能锻炼：方法同上。

三诊：2015 年 3 月 17 日。

患者自觉肩痛程度较前无明显改善，肩关节各方向活动度较前改善，梳头、穿衣等动作仍不能完成。舌暗紫，苔白腻，脉弦。

查体：肩关节各方向活动较前改善，上举 170°、外展 90°，后挽摸棘可至 L_1 水平。

辨病辨证：漏肩风（气血瘀滞证）。

治法治则：活血化瘀，通痹止痛。

治疗：

（1）针灸治疗。

取穴：治疗同上。

（2）功能锻炼：方法同上。

（3）内服汤药：身痛逐瘀汤（《医林改错》）加减。

秦艽 3g，川芎 6g，桃仁 9g，红花 9g，甘草 6g，羌活 3g，没药 6g，当归 9g，五灵脂（炒）6g，香附 3g，牛膝 9g，地龙（去土）6g。4 剂，每日 1 剂，煎服两次。

四诊：2015 年 3 月 21 日。

患者觉肩痛程度减轻，肩关节各方向活动度明显改善，梳头、穿衣等动作可勉强完成，诉近日觉乏力，常自汗出。舌暗，苔薄白，脉弦细。

查体：肩关节各方向活动较前改善，上举 170°，外展 90°，后挽可至 L_1 水平。

辨病辨证：漏肩风（气血瘀滞证）。

治法治则：活血化瘀，益气通痹止痛。

治疗：

（1）针灸治疗。

取穴：治疗同上。

（2）功能锻炼：方法同上。

（3）内服汤药：继予身痛逐瘀汤（《医林改错》）加减。

秦艽 3g，川芎 6g，桃仁 9g，红花 9g，甘草 6g，羌活 3g，没药 6g，当归 9g，五灵脂（炒）6g，香附 3g，牛膝 9g，地龙（去土）6g，黄芪 30g，太子参 9g。7
剂，每日 1 剂，煎服两次。

五诊：2015 年 4 月 14 日。

患者诉肩部疼痛基本消失，夜寐安，肩关节各方向活动无明显受限，上举 170°、
外展 120°，后挽摸棘可至 T$_{10}$ 水平，自汗亦改善。舌淡白，苔薄，脉细。

嘱其注意肩部保暖，三个月内忌提拎重物或做大幅度甩臂动作。

按语：肩关节周围炎属中医学"漏肩风""肩凝症""五十肩"等范畴。多
因营卫虚弱，筋骨衰颓，复因局部感受风寒，或劳累闪挫，或习惯偏侧而卧，筋
脉受到长期压迫，遂致气血阻滞而成。肩关节周围为阳明经筋之所过，故取肩髃、
臂臑、曲池等手阳明大肠经穴，通经活络，调和气血，祛风散寒湿。患者二诊时
仍诉夜间肩痛，呈顿痛，或刀割样痛，故予外关为手少阳三焦经穴，主上肢疼痛，
舒筋活血通络。肩贞、后溪、小海属手太阳小肠经，取之以疏风、活血、散结。
尺泽、太渊、列缺为手太阴肺经穴。肺与大肠相表里，取之以助清热化湿，通经
活络。该方以患部取穴为主，辅以远部取穴，远近配合以活血化瘀，行气止痛。
三诊时患者自觉肩痛程度较前无明显改善，舌暗紫，苔白腻，脉弦。故予身痛逐
瘀汤（《医林改错》）加减。

方中秦艽、羌活祛风除湿，桃仁、红花、当归、川芎活血祛瘀，没药、五灵
脂、香附行气血、止疼痛，牛膝、地龙疏通经络以利关节，甘草调和诸药。四诊
时患者诉肩痛程度减轻，肩关节各方向活动度明显改善，梳头、穿衣等动作可勉
强完成，但时觉乏力，常自汗出。舌暗，苔薄白，脉弦细，故加用黄芪、太子参
补益气血。

（王慧芳）

病案 2　林某，男，57 岁，左肩疼痛近 1 年。就诊日期：2014 年
10 月 17 日。

患者为重体力劳动者，平素常搬提重物，1 年前无明显诱因下逐渐出现左肩疼
痛，呈间歇性，程度较轻，故未予重视。后疼痛逐渐加重，发作频率逐渐提高，
并且出现肩部活动受限。近 2 个月来气温逐渐降低，疼痛遂进一步加重，呈持续
性顿痛，肩胛骨天宗穴附近有明显疼痛，受寒时疼痛尤为明显，延及上臂。疼痛
昼轻夜重，甚则夜不能寐。肩关节各方向活动受限明显，前屈 80°、外展 70°、内
旋 30°、外旋 20°，肩内收搭肩困难，甚至梳头、穿衣等动作均难以完成。X 线检
查右肩关节未见明显异常。舌淡紫，苔白，脉弦涩带浮。

辨病辨证：漏肩风（气滞血瘀兼感风寒证）。

治法治则：行气活血，兼以散寒。

治疗：

（1）针灸治疗。

取穴：肩贞、臂臑、肩髃、肩髎、肩前、天宗、后溪、小海、血海、风池。

针法：先以陆氏银质针针刺肩前透肩贞，继以毫针针刺其余诸穴，主以平补平泄，辅以温针依法隔日一次。

（2）内服汤药羌活祛痹汤加减。

羌活9g，细辛3g，宣木瓜12g，秦艽12g，五加皮9g，防风9g，桑寄生15g，海风藤9g，丹参15g，当归6g，白芍12g，甘草9g。4剂，每日1剂，煎服两次。

（3）嘱加强每日功能锻炼，注意肩部保暖。

二诊：2014年10月21日。

患者诉肩部疼痛有所缓解，夜寐质量有所改善，肩胛骨天宗穴附近疼痛略有缓解，肩关节各方向活动受限稍有减轻，前屈100°、外展90°、内旋40°、外旋30°。舌淡带紫气，苔白，脉细带涩。

辨病辨证同前，治法治则不变。

治疗：

（1）针灸按原方案继续治疗。

（2）按原方进剂4剂。

（3）配合手法治疗：手法松解局部肌肉，继以分筋、拔筋等手法拉伸局部肌肉，最后辅以被动运动松解粘连组织。配合针灸治疗，隔日一次。

三诊：2014年10月25日。

患者自觉肩部疼痛进一步改善，夜寐尚可，天宗穴附近疼痛缓解，上肢放射疼痛基本消失，肩关节各方向活动受限减轻，前屈130°、外展120°、内旋65°、外旋55°。诉近日乏力，偶有头晕，腰膝酸软。舌淡白，苔薄，脉细带涩。

辨病辨证：漏肩风（肝肾亏虚兼有瘀滞证）。

治法治则：补益肝肾，活血化瘀。

治疗：

（1）针灸治疗。

取穴：肩贞、臂臑、肩髃、肩髎、肩前、天宗、血海、足三里、三阴交、肝俞、肾俞、关元、气海。

针法：先以陆氏银质肩前透肩贞，继以毫针针刺臂臑、肩髃、肩髎、天宗、血海，主以平补平泄，辅以温针；加予艾条灸足三里、三阴交、肝俞、肾俞、关元、气海以补益肝肾。依法隔日一次。

（2）内服汤药：独活寄生汤加减。

独活15g，桑寄生15g，当归6g，白芍12g，川芎9g，熟地黄15g，秦艽12g，防风9g，细辛3g，杜仲15g，怀牛膝15g，党参15g，茯苓18g，甘草6g，肉桂3g。4剂，每日1剂，煎服两次。

（3）配合手法治疗：手法松解局部肌肉，继以分筋、拔筋等手法拉伸局部肌肉，最后辅以被动运动松解粘连组织。配合针灸治疗，隔日一次。

（4）嘱加强每日功能锻炼，注意肩部保暖。

四诊：2014 年 10 月 28 日。

患者诉肩部疼痛基本消失，夜寐安，肩关节各方向活动无明显受限，前屈 175°、外展 170°、内旋 85°、外旋 75°。乏力有所好转，头晕偶作，腰膝酸软有所减轻，时有自汗出。舌淡白，苔薄，脉细。

辨病辨证：同前。

治法治则：补益肝肾，助阳固卫。

具体治疗：

（1）手法治疗：手法松解局部肌肉，继以分筋、拔筋等手法拉伸局部肌肉，最后辅以被动运动松解粘连组织。依法隔日一次。

（2）内服汤药：十全大补汤加减。

当归 6g，川芎 12g，熟地 15g，白芍药 9g，党参 15g，炒白术 12g，白茯苓 15g，炙甘草 6g，杜仲 15g，黄芪 15g，肉桂 3g。7 剂，每日 1 剂，煎服两次。

（3）嘱加强每日功能锻炼，注意肩部保暖。

按语：肩关节周围炎，中医诊断名为漏肩风，又称五十肩、冻结肩。这两个别称分别描述了该病的发病年龄和典型症状。

《素问·上古天真论》："丈夫……七八，肝气衰，筋不能动，天癸竭……"。该患者年近花甲，正值七八之年，肾精不充，天癸衰少，此为发病之基础。

患者从事体力工作，素有陈年旧伤劳损于内。此次因天气变化，感受风寒，寒凝气滞，瘀血内生，从而造成肩部的经气运行不畅，不通则痛，产生肩部明显疼痛；外邪内伤，致邪气壅盛，筋腱粘连，进而产生活动受限等症状。故初诊辨为气滞血瘀兼感风寒证。故予陆氏银质针治疗，配合肩三针等局部取穴温针灸；再结合患者具体症状，经络辨为手太阳小肠经证，故配合循经取穴，加用后溪、小海等穴；另予血海活血化瘀、风池祛风散寒。

《灵枢·刺节真邪第七十五》："虚邪之中人也，洒淅动型，起毫毛而发腠理，其入深，内搏于骨，则为骨痹，搏于筋，则为筋挛，搏于脉中，则为血闭，不通则痛，搏于肉，与卫气相搏，阳胜者，则为热，阴胜者，则为寒，寒则真气去，去则虚，虚则寒，搏于皮肤之间，其气外发，腠理开，毫毛摇，气往来行，则为痒，留而不去，则痹。卫气不行，则为不仁。"若人体被风寒湿侵入易引起病变。风寒湿邪气侵袭人体之皮肉筋脉骨，由于其各部位发生病变不一，故在临诊上，各患者之间，出现之症状各异，但其病因，皆因风寒湿痹所致。凡颈背及上下肢发生病变则举动艰难，或痹于肌肤筋骨经络者，邪入不散，影响营卫气血不和，作痛或酸痛，或麻木不仁不痛，可感胀重麻等。治宜祛风燥湿散寒之剂，故用羌活祛痹汤。

二诊患者诸症有所好转，配合手法治疗及功能锻炼，以图进一步改善症状。

三诊时患者症状进一步改善，风寒之邪已除，肝肾亏虚之象渐现，故改予局部取穴配合补益肝肾的肝俞、肾俞、关元、气海等诸穴。辅以独活寄生汤内服，以图滋补肝肾、活血化瘀之功。

四诊时患者肩痛已祛，虚象仍存，以手法巩固疗效，再配合功能锻炼，辅以十全大补汤以补益肝肾，助阳固卫。

前后四诊治疗思路连贯有序，贯穿"急则治标，缓则之本，扶正不碍邪，祛邪不伤正"的治疗原则，值得思考与借鉴。

（王慧芳）

病案3　李某，女，68岁。就诊日期：2014年1月10日。

患者有长年左膝骨关节炎病史。半个月前，患者因外出旅游爬山劳累后出现左膝关节肿胀疼痛、关节僵硬、屈伸受限、上下楼梯及蹲立困难。

查体：左膝关节僵硬，屈伸受限，关节活动时有弹响，双膝眼处压痛（＋），左髌下脂肪垫压痛（＋），膝过伸试验（＋），浮髌试验（±）。舌红，苔薄，脉弦。

左膝关节正侧位X线提示骨赘形成，关节间隙狭窄。

辨病辨证：痹证（痰血阻滞证）。

治法治则：行气活血，舒经通络。

治疗：

（1）针灸治疗。

取穴：内外膝眼、血海、阴陵泉、阳陵泉、委中、委阳、承山等穴。

针法：取仰卧位，患膝功能位，术者站于患膝侧，75%乙醇常规皮肤消毒后，取三号陆氏银质针（针身长12厘米，针柄长6厘米，直径1毫米）2枚分别经内、外膝眼，沿髌骨下斜透刺关节腔，2根银针在髌下成十字交叉，针尖应分别可在髌骨左右上缘皮下触及。不做提插捻转，余穴施常规针刺，平补平泻。在针柄上插一段长约2厘米艾条，点燃温灸，约20分钟燃尽，除去灰烬，拔针。每周治疗2次，10次为1个疗程，期间银质针治疗2～3次。

（2）敷贴治疗。

陆氏伤科外用四黄散，使用时直接以适量蜂蜜调制，摊于伤科衬垫上，敷贴于患膝，以绷带包扎，2日更换1次。嘱若用后出现皮疹瘙痒者，随时去除。

二诊：2014年1月13日。

患者关节肿胀疼痛略觉改善，但膝关节晨僵明显、屈伸不利、上下楼梯及蹲立困难。

查体：左膝关节僵硬，屈伸受限，关节活动时有弹响，双膝眼处压痛（＋），左髌下脂肪垫压痛（＋），膝过伸试验（＋），浮髌试验（±）。舌红，苔薄，脉弦。

辨病辨证：痹证（痰血阻滞证）。

治法治则：行气活血，舒经通络。

治疗：

（1）针灸治疗：取穴及针法同上。

（2）敷贴治疗：方法同上。

三诊：2014 年 1 月 17 日。

患者关节肿胀疼痛不适减轻，但膝关节晨僵明显、屈伸不利、上下楼梯及蹲立困难，且时觉口干舌燥，失眠多梦。

查体：左膝关节僵硬，屈伸受限，关节活动时有弹响，双膝眼处压痛（＋），左髌下脂肪垫压痛（＋），膝过伸试验（＋），浮髌试验（±）。舌红，苔少脉细数。

辨病辨证：痹证（肝肾阴虚证）。

治法治则：滋补肾阴，柔经通络。

治疗：

（1）针灸治疗。

取穴：原有穴位，加太溪、足三里、悬钟、昆仑等。

针法：方法同上。

（2）敷贴治疗：方法同上。

四诊：2014 年 1 月 21 日。

患者主诉同前，未觉明显改善，诉近日夜间潮热盗汗，偶觉头晕耳鸣。

查体：左膝关节僵硬，屈伸受限，关节活动时有弹响，双膝眼处压痛（＋），左髌下脂肪垫压痛（＋），膝过伸试验（＋），浮髌试验（±）。舌红，苔少脉细数。

辨病辨证：痹证（肝肾阴虚证）。

治法治则：滋补肾阴，柔经通络。

治疗：

（1）针灸治疗：取穴及针法同上。

（2）敷贴治疗：方法同上。

（3）内服汤药：左归丸（《症因脉治》）加减。

生地 30g，怀山药 12g，山萸肉 12g，茯苓 15g，枸杞 12，牛膝 9g，菟丝子 12g，龟甲 12g（先煎），鹿角胶 12g，杜仲 9g，地骨皮 12g。4 剂，每日一剂，煎服两次。

五诊：2014 年 1 月 25 日。

患者左膝关节肿胀消退，僵硬疼痛症状均觉明显好转，上下楼梯或蹲立功能基本恢复，夜间潮热盗汗、口干舌燥、失眠多梦现象均有改善。

查体：左膝关节活动可，关节活动时有弹响，双膝眼处压痛（±），左髌下脂肪垫压痛（＋），膝过伸试验（±），浮髌试验（－）。舌红，苔少脉细。

辨病辨证：痹证（肝肾阴虚证）。

治法治则：滋补肾阴，柔经通络。

治疗：

（1）针灸治疗：取穴及针法同上。

（2）敷贴治疗：方法同上。

（3）内服汤药：同上述原方7剂，每日一剂，煎服两次。

嘱其适当进行膝关节屈伸活动，双膝勿负重，注意膝部保暖，避风寒湿邪，慎劳作。

按语：《素问·上古天真论》："丈夫……七八，肝气衰，筋不能动。八八，天癸竭，精少，肾脏衰，形体皆极"，故出现腰痛俯仰不得，脚足痿弱，步履如失，手足拘挛，关节屈伸不利。骨关节炎可累计全身大小关节，而不拘于膝关节，故而肝肾不足，腰、腿、足、手关节皆可疼痛或活动屈伸不利。张机在《金匮要略》中指出"寸口脉沉而弱，沉即主骨，弱即主筋，沉即为肾，弱即为肝。汗出入水中，如水伤心，历节黄汗出，故曰历节"。肝主筋，肾主骨，肝肾气血不足是历节致病的内在因素，再加上汗出入水中等因素可致历节病，因而出现关节疼痛。后世医家如张介宾在论及痹证时指出"阳非有余，真阴不足"。张璐在《张氏医通·诸痛门》中记载"膝者，筋之府……膝痛无有不因肝肾虚者，虚者风寒湿气袭之"。罗天益《卫生宝鉴》云："老年腰膝久痛，牵引少腹两足，不堪步履，奇经之脉，隶于肝肾为多。"可见，肝肾精血亏虚，筋骨失充不只直接导致痹证的发生，也是风寒湿等外邪侵袭的内在因素，筋骨并重，筋为骨用：筋与骨在生理和病理上有密切关系，肝主筋，肾主骨，素有"肝肾同源"之说。筋伤与骨伤可同时发生，也可单独发生，并能互相影响。《素问·脉要精微论》曰"膝者，筋之府"，筋附着于骨上，能连接关节，络缀形体，主司关节运动，即"筋能束骨"。

在膝关节骨关节炎的治疗过程中，不应单纯以治骨为主，而是从治筋着手，以达到软组织平衡为目的，恢复正常的膝关节负重力线，来减轻或者消除疼痛，减轻关节塌陷变形而致的功能活动障碍，缓解或阻止膝关节骨关节炎的发展，达到"筋柔才骨正，骨正才筋柔"，即"筋为骨用"。

痛证可以通过望诊和触诊判定，如《素问·举痛论》："青黑为痛，此所谓视而可见者也""视其主病之脉，坚而血及陷下者，皆可扪而得也"。正如张介宾所注："青黑色者，血凝气滞，故为痛。脉坚者，邪之聚也。血留者，络必盛而起也。陷下者血气不足，多阴候也。"也就是说，通过望色可辨别痛之因机，而按压局部可推知痛之虚实。初诊、二诊辨为痹证（痰血阻滞证），故针灸取内外膝眼、血海、阴陵泉、阳陵泉、委中、委阳、承山等穴行气活血、舒经通络；患膝外敷陆氏伤科外用四黄散，消肿止痛。三诊患者主诉但膝关节晨僵明显，且时觉口干舌燥，失眠多梦，舌红，苔少脉细数。故辨为痹证（肝肾阴虚证），治拟滋补肾阴、柔经通络。针灸取穴在原有穴位基础上，加太溪、足三里、悬钟、昆仑等滋补肾阴；四诊患者主诉症状未觉明显改善，且出现夜间潮热盗汗、头晕耳鸣症状。舌红，苔少脉细数。故在原有治疗基础上加以内服汤药：肾藏精，主骨生髓充脑。若精髓亏损，阳失潜涵，封藏失职，则治宜滋补肾阴、封填精髓之法，故予左归丸（《症因脉治》）加减。方中熟地、山药、山萸肉补益肝肾阴血；龟板胶、鹿角胶均为血肉有情之品，两味合用，峻补精血，调和阴阳；复配枸杞、牛膝、菟丝子补肝肾，强腰膝，健筋骨。合用具有滋阴补肾、益精养血之功。

（王慧芳）

病案4 邵某，男，60岁。就诊日期：2015年2月6日。

患者双膝肿痛数年，常觉腿发凉，轻则似冷风吹，重则如坐水中，得温则舒，平日少气懒言，自汗乏力，手足不温，大便清稀。

查体：双膝关节僵硬，屈伸受限，关节活动时有弹响，双膝眼处压痛（＋），左髌下脂肪垫压痛（＋），膝过伸试验（＋），浮髌试验（±）。舌红，苔薄，脉弦。

双膝关节正侧位X线提示骨赘形成，关节间隙狭窄。

辨病辨证：痹证（脾肾阳虚证）。

治法治则：温补脾肾，舒络养筋。

治疗：

（1）针灸治疗。

取穴：内外膝眼、血海、阴陵泉、阳陵泉、委中、足三里，悬钟、昆仑、太溪等穴。

针法：取仰卧位，患膝功能位，术者站于患膝侧，75%乙醇常规皮肤消毒后，取三号陆氏银质针（针身长12厘米，针柄长6厘米，直径1毫米）2枚分别经内、外膝眼，沿髌骨下斜透刺关节腔，2根银针在髌下成十字交叉，针尖应分别可在髌骨左右上缘皮下触及。不做提插捻转，余穴施常规针刺，平补平泻。在针柄上插一段长约2厘米艾条，点燃温灸，约20分钟燃尽，除去灰烬，拔针。每周治疗2次，10次为1个疗程，期间银质针治疗2～3次。

（2）敷贴治疗。

陆氏伤科外用四黄散，使用时直接以适量蜂蜜调制，摊于伤科衬垫上，敷贴于患膝，以绷带包扎，2日更换1次。嘱若用后出现皮疹瘙痒者，随时去除。

二诊：2015年2月10日。

患者仍诉双膝肿痛不适，双腿发凉，轻则似冷风吹，重则如坐水中，得温则舒，平日少气懒言，自汗乏力，手足不温，大便清稀。

查体：双膝关节僵硬，屈伸受限，关节活动时有弹响，双膝眼处压痛（＋），左髌下脂肪垫压痛（＋），膝过伸试验（＋），浮髌试验（±）。舌红，苔薄，脉弦。

辨病辨证：痹证（脾肾阳虚证）。

治法治则：温补脾肾，舒络养筋。

治疗：

（1）针灸治疗：取穴及针法同上。

（2）敷贴治疗：方法同上。

三诊：2015年2月14日。

患者双膝肿痛较前减轻，双腿发凉感未觉明显，仍觉少气懒言，自汗乏力，手足不温，大便清稀。

查体：双膝关节僵硬，屈伸受限，关节活动时有弹响，双膝眼处压痛（＋），左髌下脂肪垫压痛（＋），膝过伸试验（＋），浮髌试验（±）。舌红，苔薄，脉弦。

辨病辨证：痹证（脾肾阳虚证）。

治法治则：温补脾肾，舒络养筋。

治疗：

（1）针灸治疗：取穴及针法同上。

（2）敷贴治疗：方法同上。

（3）内服汤药：金匮肾气丸（《金匮要略》）加减。

干地黄30g，怀山药12g，山萸肉12g，茯苓12g，牡丹皮9g，制附子3g，肉桂3g，地龙6g，全蝎3g，甘草6g，苍术12g，薏苡仁30g，人参9g，白术9g。4剂，每日一剂，煎服两次。

四诊：2015年2月19日。

患者双膝肿痛好转，双腿发凉感明显改善，少气懒言、自汗乏力症状减轻，大便成形。

查体：双膝关节活动可，关节活动时有弹响，双膝眼处压痛（±），左髌下脂肪垫压痛（＋），膝过伸试验（±），浮髌试验（－）。舌红，苔薄，脉弦。

辨病辨证：痹证（脾肾阳虚证）。

治法治则：温补脾肾，舒络养筋。

治疗：

（1）针灸治疗：取穴及针法同上。

（2）敷贴治疗：方法同上。

（3）内服汤药：同上述原方 7 剂，每日一剂，煎服两次。

嘱其适当进行膝关节屈伸活动，双膝勿负重，注意膝部保暖，避风寒湿邪，慎劳作。

按语：《素问·上古天真论》："丈夫……七八，肝气衰，筋不能动。八八，天癸竭，精少，肾脏衰，形体皆极"，故出现腰痛俯仰不得，脚足痿弱，步履如失，手足拘挛，关节屈伸不利。骨关节炎可累计全身大小关节，而不拘于膝关节，故而肝肾不足，腰、腿、足、手关节皆可疼痛或活动屈伸不利。张机在《金匮要略》中指出"寸口脉沉而弱，沉即主骨，弱即主筋，沉即为肾，弱即为肝。汗出入水中，如水伤心，历节黄汗出，故曰历节"。肝主筋，肾主骨，肝肾气血不足是历节致病的内在因素，再加上汗出入水中等因素可致历节病，因而出现关节疼痛。后世医家如张介宾在论及痹证时指出"阳非有余，真阴不足"。张璐在《张氏医通·诸痛门》中记载"膝者，筋之府……膝痛无有不因肝肾虚者，虚者风寒湿气袭之"。罗天益《卫生宝鉴》云："老年腰膝久痛，牵引少腹两足，不堪步履，奇经之脉，隶于肝肾为多。"可见，肝肾精血亏虚，脾气虚弱，筋骨失充不只直接导致痹证的发生，也是风寒湿等外邪侵袭的内在因素。初诊、二诊辨为痹证，脾肾阳虚证，故针灸取内外膝眼、血海、阴陵泉、阳陵泉、委中、足三里、悬钟、昆仑、太溪等穴温补脾肾，舒络养筋；双膝外敷陆氏伤科外用四黄散，消肿止痛。三诊，在原有治疗基础上加以内服汤药：肾居腰部，脉贯脊胫，阳气虚衰，经脉失养；肾阳不足，温煦无能，气化失司，水液代谢失常，则致膝关节肿胀，治宜补肾，助阳为法，"益火之源，以消阴翳"，辅以化气利水。少量温阳补火药与大队滋阴益精药为伍，旨在阴中求阳，少火生气；以补为主，佐用通散渗利，寓泻于补，以泻助补，使补而不滞，故予金匮肾气丸（《金匮要略》）加减。方中以附子、肉桂为主药，意在补亏虚之肾中阳气，补命门之火；再辅以地黄六味药物滋补肾阴，四君子汤益气健脾，苍术、薏苡仁健脾燥湿。

（王慧芳）

病案 5 金某，女，68 岁。就诊时间：2015 年 9 月 29 日。

3 日前行走不慎滑倒后出现腰部疼痛，当时未予重视，自用麝香止痛膏贴敷患处，并在家休息。后疼痛未见明显改善，遂至陆氏伤科就诊。就诊时患者呈强迫前屈位，诉腰部疼痛，活动明显受限，无下肢放射痛。胃纳一般，夜寐欠佳，大便 3 日未行，小便可。

查体：腰部肌肉张力明显上升，L_2 棘上叩痛强阳性，双侧棘旁压痛阳性，无放射痛，门诊行 X 线检查示：L_2 椎体前 1/3 呈楔形变。舌淡紫暗，苔薄白，脉细涩。

追问病史，患者素有腰背疼痛，曾于外院诊断为"骨质疏松"。

辨病辨证：损骨腰痛（气滞血瘀证）。

治法治则：行气活血，通腑泻瘀，消肿止痛。

治疗：

（1）收入陆氏伤科病房。

（2）陆氏消肿膏外敷，隔日更换一次。

（3）内服汤药：桃仁四物汤合陆氏六仁三生汤加减。

当归尾 15g，川芎 15g，赤芍药 20g，大生地 20g，桃仁 9g，西红花 9g，乳香 9g，没药 9g，川牛膝 15g，苏木 15g，泽兰 15g，柏子仁 20g，瓜蒌仁 20g，番泻叶 9g，生延胡索 15g，肉苁蓉 20g。7 剂，每日一剂，煎服两次。

二诊：2015 年 10 月 6 日。

患者诉腰部疼痛略有好转，活动受限同前。胃纳一般，夜寐欠佳，大便已解，两日一行，小便可。查体：强迫前屈位，腰部肌肉张力上升，L_2 棘上叩痛阳性，双侧棘旁压痛较前略有减轻，无放射痛，舌淡紫，苔薄白，脉细涩。

辨病辨证：损骨腰痛（气滞血瘀证）。

治法治则：行气活血，通腑泻瘀，消肿止痛，佐以安神。

治疗：

（1）绝对卧床，定时翻身防止压疮，注意患者有无双下肢活动及感觉障碍。

（2）陆氏消肿膏外敷，隔日更换一次。

（3）内服汤药：桃仁四物汤合陆氏六仁三生汤加减。

当归尾 15g，川芎 15g，赤芍药 20g，大生地 20g，桃仁 9g，西红花 9g，乳香 9g，没药 9g，川牛膝 15g，苏木 15g，泽兰 15g，酸枣仁 20g，柏子仁 20g，瓜蒌仁 20g，生延胡索 15g，肉苁蓉 20g，生龙牡各 20g（打碎先煎）。14 剂，每日一剂，煎服两次。

三诊：1995 年 10 月 20 日。

患者诉腰部疼痛好转，活动受限较前减轻。胃纳可，夜寐安，大便每日一行，小便可。查体：自动体位，腰部肌肉张力略有增高，L_2 棘上叩痛弱阳性，双侧棘旁压痛基本消失，无放射痛，舌淡暗，苔薄，脉细带涩。

辨病辨证：损骨腰痛（瘀血内停，营气虚耗证）。

治法治则：活血和营，接筋续骨。

治疗：

（1）绝对卧床，定时翻身防止压疮，注意患者有无双下肢活动及感觉障碍。

（2）陆氏伤膏外敷，隔日一次，每次 2 小时。

（3）内服汤药：和血散瘀汤加减。

全当归 20g，川断 9g，赤芍 9g，桑寄生 20g，生地黄 15g，秦艽 9g，五加皮

15g，川牛膝 15g，威灵仙 15g，骨碎补 20g，肉苁蓉 20g。14 剂，每日一剂，煎服两次。

四诊：1995 年 11 月 3 日。

患者诉腰部疼痛明显减轻，活动受限基本消失。余症状、体征基本同前。舌淡暗，苔薄，脉细带涩。

治法治则不变，守方进剂 14 剂。

嘱患者腰部疼痛处（L_2 位置）垫枕仰卧，以增强骨折恢复效果。

五诊：1995 年 11 月 16 日。

患者诉腰部疼痛基本消失，活动无明显受限。诉近日乏力自汗，偶有腰酸，胃纳可，夜寐安，二便调。查体：自动体位，腰部肌肉张力无明显增高，L_2 棘上叩痛基本消失，无双侧棘旁压痛，无放射痛。面色少华，舌淡，苔薄，脉细。

辨病辨证：损骨腰痛（肝肾亏虚证）。

治法治则：补益肝肾，调养气血。

治疗：

（1）出院家中静养，卧硬板床，L_2 垫枕仰卧。

（2）内服汤药：十全大补汤加减。

全当归 20g，川断 9g，白芍 9g，生地黄 15g，党参 20g，炒白术 15g，白茯苓 20g，炙甘草 6g，生黄芪 15g，肉桂 3g，补骨脂 10g，杜仲 10g。14 剂，每日一剂，煎服两次。

（3）适当进行下肢功能锻炼，如仰卧平台腿、空蹬自行车等。

（4）定期门诊随访。

按语："损伤之症，不外气血"。陆师认为治伤之要，不外乎手法正骨入骱、内服汤药、外敷药膏消肿等几大关键要素。该患者年近古稀，肾精衰少，骨缺荣养，故有"骨质疏松"史多年。复因外伤跌倒，发而为 L_2 压缩性骨折，是本虚标实之证。我科治疗腰椎压缩性骨折共分初期，中期，后期和康复期 4 期。

该患者初期因外伤，故气血瘀滞明显，畏惧腰部活动，且大便秘结，故予以桃仁四物汤合陆氏六仁三生汤治疗，前者活血化瘀，后者通腑泻瘀，配合陆氏消肿膏外用消肿止痛。正应古人"血不活则瘀不去，瘀不去则骨不接"的治疗思想。

二诊患者腑气略通，疼痛减轻，兼夜寐欠宁，故于原方基础上加重润肠通腑，配合重镇安神，以期进一步改善患者症状。

三诊、四诊时患者症状大有好转，此时患处局部水肿已消，瘀血仍存，且营阴受损。故予和血散瘀汤加减，以图攻补兼施，活血和营之用。配合外用陆氏伤膏，加强局部止痛活血之效。予患处垫枕可对局部压缩的骨质进行牵拉，促进患处恢复。

五诊时患者症状明显改善，由于本身年龄大，又长期卧床，以致身体虚弱，气血亏损，此期患者多采用补益肝肾的治则，方用十全大补汤加减，以改善患者本虚之证。同时配合功能锻炼，增加腰背肌肌力，减少后遗慢性腰痛。同时也可提高身体素质，增强抗病能力。

前后五诊贯穿"损伤之症，不外气血"的治疗原则，且巧妙结合了外用、内服、锻炼等诸多疗法，体现了陆氏伤科的特色诊疗思路，值得思考与借鉴。

（陈抒昊）

病案 6　王某，女，72 岁。就诊日期：2014 年 9 月 17 日。

患者 3 日前，不慎摔倒，臀部着地，导致腰部疼痛，活动受限，大便不通，无下肢麻木。腹胀，腹痛，苔薄白，脉弦紧。X 线示 L_1 椎体压缩性骨折，压缩程度 1/2 左右。CT 示受伤椎体压缩骨折，无骨片突入椎管。

根据患者病史体征，患者骨折后早期瘀血蓄于腹中，气血不畅，腹胀，腹痛，大便不通，苔薄白，脉弦紧，证属气滞血瘀，治宜行气破瘀、散结通下。方用复元活血汤、膈下逐瘀汤加减，外用陆氏消肿膏。腹满大便不通、腑气不通，可酌加大黄。嘱咐绝对卧床，腰带保护。

二诊：2014 年 9 月 24 日。

患者腰部疼痛虽消而未尽，仍活动受限，舌暗红，苔薄白，脉弦缓，证属瘀血未尽、筋骨未复，治宜活血和营、接骨续筋，选用地龙散、腰伤气滞汤加减，外贴接骨膏。

三诊：2014 年 10 月 8 日。

患者腰痛明显减轻，大便通畅，活动后腰部隐隐作痛，四肢力怠，舌淡苔白，脉弱。方用八珍汤加减。补益肝肾、调养气血，促进骨折愈合。

六周后，患者症状明显改善，可参与轻度活动。

按语：胸腰椎压缩骨折亦称"背脊骨折""背脊骨伤"，是骨伤科常见病、多发病，以屈曲型损伤多见，多发生于 $T_{11}\sim L_1$。单纯压缩骨折伤后即出现腰背部疼痛，活动受限，查体无脊髓和神经根受损症状。中医治疗胸腰椎单纯压缩骨折历史悠久。《证治准绳·疡医》卷六云："只宜仰卧，不可翻卧，大动后恐成损患。"强调整复后须仰卧硬板床，骨折部垫软枕。《医宗金鉴·正骨心法要旨》记载用"通木"与"腰柱"固定，类似现在的弹力腰围。中药内服或外用注重三期辨证，早期活血化瘀、消肿止痛，中期接骨续筋，后期，补益肝肾，相得益彰。

（徐洪亮）

病案 7　张某，男，35 岁。就诊日期：2014 年 10 月 20 日。

患者腰部酸痛伴右下肢疼痛不适 2 个月余前来就诊，平素睡眠质量差，双目时有视物模糊，易怒。

查体：右下肢疼痛沿右下肢内侧放射，$L_3\sim L_4$ 棘间及棘旁压痛，直腿抬高试验（−），股神经牵拉实验（＋），腰椎 CT 示：$L_3\sim L_4$ 椎间盘膨出。舌质红，苔薄黄，脉弦细，即日予以针刺蠡沟穴，取肾俞、命门、腰阳关及 $L_3\sim L_4$ 棘旁阿是穴，配大敦、太冲、三阴交、曲泉、阴包、太溪、复溜等穴位进行针灸，施术完毕后，患者自觉疼痛减轻大半，给予配合滋补肝肾、活血止痛的中药水煎服。

二诊：2014 年 10 月 27 日。

诸症减退大半，继续按上述原则取穴治疗，1 个月后疼痛消失，随访一年未复发。

（徐洪亮）

病案 8　孙某，男，45 岁。就诊日期：2015 年 2 月 5 日。

患者腰部胀痛伴右下肢胀痛 1 年余就诊，平素忧郁，查体：腰右侧及右小腿外侧胀痛不适，$L_4\sim L_5$ 棘间及棘旁压痛，直腿抬高试验（＋）约 50°，腰椎 CT 示：$L_4\sim L_5$ 椎间盘轻度膨出，舌质淡，苔薄白，脉弦细，即日予以针刺阳陵泉，取肾俞、命门、$L_4\sim L_5$ 棘间及棘旁阿是穴，配环跳，风市、委中、悬钟、光明、足窍阴等穴位进行针灸，施术完毕后，患者自觉症状减轻一半，未口服中药。

二诊：2015 年 2 月 8 日。

患者就医再次行针灸治疗，疼痛逐渐消失，两个疗程后症状消失。随访一年未复发。

（徐洪亮）

病案 9　陈某，男，50 岁。就诊日期：2014 年 12 月 15 日。

患者腰痛伴左下肢疼痛 1 个月余就诊，患者于 1 个月前劳作时，发生腰痛伴左下肢痛，查体：左下肢疼痛位置为后侧疼痛，可放射至外踝及足外侧，腰部活动受限，$L_5\sim S_1$ 棘间及棘旁压痛，可放射至左下肢，直腿抬高试验（＋）约 40°，腰椎 CT 示：$L_5\sim S_1$ 椎间盘突出，舌质红，苔薄白，脉弦涩。

予以针刺委中穴，取肾俞、命门、$L_5\sim S_1$ 棘间及棘旁阿是穴，配腰阳关、次髎、殷门、承山、昆仑、至阴、太溪等穴位进行针灸治疗，施术完毕后，患者自觉疼痛缓解一半，予以配合口服活血化瘀、行气止痛的中药口服。

二诊：2014 年 12 月 18 日。

患者腰部疼痛及左下肢疼痛明显好转，继续予以上述原则进行针灸治疗，配合口服中药，每周 3 次，十次一个疗程，两个疗程后，患者腰部疼痛消失，只有左下肢略有不适。

按语：腰痛是以腰部一侧或两侧疼痛为主要症状的一种病症。引起该病的病因繁多，创伤、肿瘤、炎症、先天性疾患四大类病因均可包括在内。主要原因有：①腰椎间盘突出；②腰椎骨质增生；③骨质软化；④腰肌劳损；⑤腰肌筋膜炎，此外还有肥大性腰椎炎、强直性脊柱炎、腰椎结核、腰椎骨折、先天性腰骶结构异常、腰部肿瘤、肾脏疾病、妇女泌尿系感染等。

分经治疗腰部疼痛也是中医伤科一大特色，《素问·刺腰痛》中说："厥阴之脉令人腰痛……刺厥阴之脉，在腨踵鱼腹之外，寻之累累然，乃刺之……"今人译为：足厥阴经引发腰痛时，可刺足厥阴经之蠡沟穴进行治疗。足厥阴经引发腰痛时，可取足厥阴经穴位为主，配合其他穴位进行治疗。《素问·刺腰痛》中说："少阳令人腰痛……刺少阳成骨之端出血，成骨在膝外廉之骨独起者……"今人译为：足少阳经引发腰痛时，刺足少阳经之阳陵泉穴进行治疗。足少阳经引发腰痛时，可取足少阳经的穴位为主，配合其他穴位进行治疗。《素问·刺腰痛》中说："足太阳脉令人腰痛……刺其郄中正经出血……"今人译为：足太阳经引发腰痛时，可刺其足太阳经之委中穴进行治疗。足太阳经引发腰痛时，可取足太阳经的穴位为主配合其他穴位进行治疗。以上三例根据病史、临床体征，分经治疗，取得了较好的治疗效果。

（徐洪亮）

病案 10　张某，男，53 岁。就诊日期：2015 年 3 月 20 日。

患者反复腰腿痛 2 年余。患者 2 年前因提重物后出现右侧腰臀部疼痛，并放射至右下肢后外侧牵拉样疼痛，在本院门诊治疗，诊见：精神倦怠，轻度跛行，胃纳欠佳，小便微黄，大便干结，舌暗红、苔厚微黄，脉沉略细。查体：$L_4 \sim L_5$ 椎旁右侧压痛，直腿抬高试验（＋）。

诊为腰痛病，证属风湿郁热，瘀血阻络。治以祛风湿，强筋骨，佐以清热透络化瘀。

处方：防风、全蝎各 10g，地龙、丹参、独活、桑寄生、威灵仙各 12g，鸡血藤、牛膝、忍冬藤、黄柏各 15g，薏苡仁 20g。每日 1 剂，水煎服。配合陆氏银质针针刺右侧次髎，配合针刺右侧肾俞、大肠俞、环跳、委中、承山、阳陵泉及痛点，均用泻法。

二诊：2015 年 3 月 27 日。

患者诉腰腿痛减轻，舌淡红略暗，苔薄白。上方去忍冬藤、黄柏，加黄芪、杜仲各 15g，针刺穴位同前，加用艾条温针灸。

三诊：2015 年 4 月 4 日。

患者腰痛及右下肢牵拉痛明显减轻，维持原方案治疗，3 个疗程后，诸症消失，随访 1 年无复发。

按语：腰痛是临床常见病，其特点是病程较长，容易复发。临床上多用消炎止痛药如吲哚美辛对症治疗，但常因不良反应较大而难于坚持。该病属于中医"痹证"范畴。《素问·痹论》云："所谓痹者，各以其时重感于风寒湿之气也。"病变过程中，多兼有湿胜化热的情况，用药时除了要注重祛风湿、通经络外，尤需注意祛湿透热。配合陆氏银针温针灸治疗坐骨神经痛，祛湿除痹，取得较好疗效。

（徐洪亮）

病案 11　患者，女，45 岁。就诊时间：2014 年 8 月 19 日。

患者颈项板滞，活动受限半年，偶有头晕，伴有恶心，呕吐，左上肢疼痛，颈椎 MRI 示 C_4/C_6 椎间盘轻度突出，骨质增生。来陆氏伤科就诊。

治疗以颈夹脊、风池、天柱穴为主。兼有上肢及肩臂麻木疼痛者，加合谷、曲池、外关；兼有头痛、晕眩者加百会、太阳；兼有恶心、呕吐者加天突、内关。毫针刺，可加用灸法，每日 1 次，留针 20～30 分钟。嘱患者平时常按风池穴。治疗两个疗程（每周 3 次，十次 1 个疗程），患者症状明显改善。

按语：颈椎病是指颈椎间盘退行性病变及颈椎骨质增生，刺激或压迫了邻近的脊髓、神经根、血管及颈部交感神经等而产生颈肩上肢一系列症状，称其为颈椎病，又称颈椎综合征。好发于 40～60 岁的中老年人。该病发展缓慢，轻者头晕，头痛，恶心，颈肩疼痛，上肢疼痛；重者可导致瘫痪。

颈夹脊具有疏理局部气血而止痛的作用；风池、天柱属于局部取穴，可疏调太阳、少阳经气，通络止痛。针灸治疗颈椎病对缓解颈项部、肩背部、上肢部的疼痛及头痛、头晕等，疗效显著。

平时要注意颈部保健，尤其是长期伏案或低头工作者，工作一二个小时后要活动颈部，以放松颈部肌肉。平时睡眠要注意保持正确的姿势，枕头高低要适度，以免落枕而加重颈椎病病情。

（徐洪亮）

病案 12　卜某，男，15 岁。就诊时间：2013 年 10 月 16 日。

患者有局限性胫骨结节肿胀和疼痛，上下阶梯、跑、跳时疼痛明显。休息后疼痛可缓解或消失。望诊和触诊可发现髌腱肥厚，胫骨结节增大，压痛点在髌腱附着点处。膝关节无肿胀或积液，浮髌试验（−）。X 线片示：早期胫骨结节前上方有软组织肿胀和肥厚，有时可见钙化或骨化"碎片"。实验室检查血常规和出凝血时间检查均在正常范围内。诊断为胫骨结节骨软骨炎。

四黄散外敷，将黄连 1000g，黄芩 1000g，生黄栀 2000g，生大黄 1000g，混合粉碎过筛，每袋 100g 分装密封，备用。取野菊花 100g，煎取药汁 300mL 与蜂蜜 30g 混合均匀后，将混合液倒入四黄散中，搅拌均匀至糊状，敷在患处，纱布包扎，48 小时更换 1 次，3 次为 1 个疗程。急性期避免膝关节伸屈活动。

二诊：2013 年 10 月 30 日。

患者患肢肿胀明显消退仍有胫骨结节疼痛，继续四黄散外敷。治疗 3 个月后，患者症状明显改善。

按语：儿童的胫骨近端骨骺为软骨，前缘呈舌状下延，至 11 岁左右，出现胫骨骨凸的骨化中心，约至 16 岁时，胫骨近端骨骺与胫骨骨凸的骨化中心联合成为胫骨结节。11～15 岁时，由于胫骨结节尚未与胫骨融合，而股四头肌长期反复猛烈的收缩暴力，通过髌骨及髌韧带集中于胫骨结节骨骺，发生慢性损伤，使胫骨结节撕脱拉开，从而阻断了胫骨结节的血运，使胫骨结节发生缺血性坏死。周围骨质则发生充血，局部疏松，髌腱抵止部肿胀、肥厚、充血，并有新生骨出现，坏死与新生骨交替，胫骨结节不整齐，故可有上述表现。四黄散中生黄栀具有消肿止痛作用，黄栀的提取物外敷可加速软组织损伤的痊愈。黄芩有抗炎、抗变态反应的作用，黄芩苷、黄芩苷元对平滑肌本身也有直接的松弛作用，黄芩苷元及黄芩苷均能抑制过敏性浮肿及炎症，降低毛细血管的通透性。黄连具有抗菌、抗炎作用，在低于抗菌浓度时还能增强白细胞的吞噬能力，还可抑制细菌凝固酶的形成，使细菌毒力降低，从而有利于网状内皮系统的吞噬。大黄能缩短凝血时间，改善血管脆性，能使纤维蛋白原增加，使血管的收缩活动增加；还具有抗菌作用，对多种细菌均有不同程度的抑制作用，抑菌的有效成分为蒽醌衍生物。野菊花性苦辛微寒，可用于痈肿疼痛，起到消痈散肿的作用。以上诸药合用，可促进肿块消散、疼痛减轻。

（徐洪亮）

病案 13　钱某，男，61 岁。初诊时间：2015 年 4 月 15 日。

患者退休前在银行工作，颈椎不适数年，时休时作，近日来枕部作痛，时而眩晕而痛，俯仰转侧不利，颈肌坚紧，棘突压痛，两手臂酸痛，指麻，苔腻，脉弦。拟疏通脉络、调和营卫。运用推拿手法治疗。

推拿取穴：风池、风府、新设、肩井。

手法：推、拿、按。

疗程：十次，间日而施。

二诊：2015 年 5 月 8 日。

患者症状缓解，颈部肌肉无明显板滞，棘突轻压痛，头晕，上肢麻木好转，继续运用推拿手法理筋正骨，配合拔伸牵引，后小关节微调等手法。两个疗程后，症状消失。

按语：本案颈椎病既具有神经根型的颈枕疼痛、颈部肌肉僵硬、活动受限，以及两侧手臂放射痛、手指麻木等典型症状，又有椎动脉供血不足所致的眩晕，所以属于混合型颈椎病。中医学归于"痹证""头痛"范畴。《灵枢·经脉》云："膀胱足太阳脉上额交巅，直入络脑，别下项。其病冲头痛，目似脱，项似拔。即所谓正头痛也"，又云："上气不足，目为之眩"。脑为髓之海，髓海不足则脑转耳鸣、颈酸眩冒。本案迁延数载已髓海不足，又由于寒气客于骨节之间，而致疼痛难当之痛痹。本案首务疏通脉络意在蠲痹，调和营卫旨在补气。法以一指禅推风池、风府穴，意在祛风散寒、蠲痹止痛。盖头痛总不越乎风寒虚三者，而风池、风府共为治风之要穴。《素问·骨空论》："大风颈项痛，刺风府。"两穴均善治头痛颈项急，不得顾，目眩之疾，可以缓解"眩晕而痛，俯仰转侧不利"的症状。新设（为经外奇穴，位于风池穴直下方，后发际下一寸五分项部隆起大筋，即斜方肌外缘处）具有祛风邪、利颈项的作用。推拿新设穴可以解除该处压痛，疏通闭塞之络脉。同时拔伸颈项部可以使颈椎间隙拉宽，缓解对神经根的压迫，可减轻臂痛手麻的症状。《针灸资生经》曰："肩井治颈项不得顾。"肩井穴又有促进全身气血周流的作用。

（徐洪亮）

病案14 张某，女，38岁。就诊时间：2015年5月23日。

患者诉手指麻木1～2个月，以左手指麻木为主，右手指偶有麻木，活动欠佳，颈项强直不适，左侧颈肩背有疼痛，时伴有眩晕。否认高血压、糖尿病病史，舌淡红，苔薄白，脉细。

处方：当归10g，天麻10g，川芎6g，全蝎5g，地龙10g，僵蚕10g，白芷10g，生龙牡各30g，葛根10g，茯苓15g，延胡索10g，广木香10g，法半夏10g，甘草10g。7剂，水煎服，每日两次。

二诊：2015年5月30日。

患者诉肢体麻木疼痛减轻，肩颈活动改善，维持原方7剂，并嘱咐患者不要长时间低头，伏案学习、工作时要注意姿势；睡枕要低；多活动；不适随诊。一个月后诸症好转。

按语：当归、川芎养血活血；全蝎、地龙、僵蚕搜风通络止痛；生龙骨、生牡蛎平息内风止痛；天麻既平肝息风又祛风通络止痛，为头痛眩晕要药；延胡索、广木香行气行血止痛；葛根、白芷祛风散寒止痛，葛根还能增液舒筋以解颈项僵痛；法半夏、茯苓化湿健脾，甘草调和诸药。全方通气分、血分、络分之邪，并有虫类药搜风通络，龙骨、牡蛎、天麻息内风，葛根、白芷、天麻祛外风，法半夏、茯苓化湿邪，并且法半夏、茯苓、甘草不仅仅有健脾化湿之用，又能顾护脾胃后天之本，以防祛邪伤正，标本兼顾。故本方意在活血、通络、祛风、止痛，以治颈椎病之麻木、疼痛诸症。

（徐洪亮）

病案15 陈某，男，58岁。

病史：患者一小时前不慎摔倒，即感右膝肿胀，疼痛伴活动受限进行性加重，无恶心，呕吐，无晕厥，无右下肢发麻发冷。即刻来我科就诊。

查体：神清，一般可。右膝肿胀明显，右膝压痛，传导痛（＋），可及骨擦感，膝关节活动受限，末梢血运感觉好。脉弦，舌质红，苔腻。初步判断为右髌骨骨折，并且予摄片示：右髌骨骨折。

治疗：

处方：取厚纸板或竹板用布包，衬于膝腘，以防膝关节屈曲，致髌骨断端分离移位，先敷四黄膏（逐瘀通络，清热燥湿，消肿止痛。药物：生大黄、黄柏、山栀、黄芩），然后用五分阔纱带四条，两条长一尺五寸对折，平放在髌骨之左右两侧，离髌骨约二横指，另二条长三尺，一条放于髌骨之上缘外边，绕过大腿之后，再回绕大腿之上打结，另一条放于髌骨尖之下与胫骨粗隆之间，绕过小腿之后再回绕小腿之上打结，最后把左右两侧之带，各取一带头，抽过折孔，把左右各两带头抽紧，至上下两带紧紧扣于髌骨之上下。

二诊：第一周复诊，检查包扎松紧是否适宜，力求平衡均匀，以不妨碍气血运行为原则。肿渐退，包扎渐紧，肿退包扎宜紧，外敷四黄膏。查体：右膝肿胀消退，但仍有压痛，但较一周前减轻，右下肢血运可。每周复诊，不断调整扎带，收缩"井"口，外敷四黄膏。

三诊：第四周复诊，去掉"井"字包扎与膝腘纸板或竹板，改用"人"字包扎，以便功能活动，用纸板包布，衬于膝腘，四黄膏覆盖髌骨之上，用绑带二条，先把绑带在胫骨粗隆上环绕二圈，而后逐步向上，在髌骨上环绕三圈，直包髌骨上缘之外，以后从膝拉下绕过膝腘，绑布从下回绕，则绑带转入小腿，环绕胫骨粗隆之后，再从膝腘移向大腿，以后所有绑带均扣髌骨之上下缘环绕，而在膝关节之两侧，均可见"人"字型。膝关节可以屈伸功能锻炼，若见下午出现足肿，谓脚气肿，晚上可以把足抬高位，其肿逐渐消退，以后肿可以完全消清。

四诊：第六周复诊，患处肿胀明显消退，右膝压痛不明显，予外洗膏：治疗风寒湿痹，关节强直或挛缩不伸。功用：活血行气舒筋解肌，温通经络。药物：桑枝、伸筋草、桂枝、生草乌、生川乌、秦艽、五加皮、羌活、独活、木瓜、赤芍、川贝、川芎、红花、当归、姜黄，上药切钵，日用30g浓煎，患处外洗。

五诊：第八周复诊，患者下地行走无明显疼痛。右膝摄片提示：右髌骨骨折线模糊，骨小梁从断段通过。

按语：陆氏伤科认为治疗骨折有一定的程序，首先须正骨矫正骨位，其次敷贴、夹缚固定，功能锻炼，用此法固定，断骨不易移位，适应于髌骨横行骨折，或用两骨分离，或粉碎性骨折。包扎须松紧适宜，力求平衡均匀，以不妨碍气血运行为原则。一般初期肿胀的较松，肿渐退，包扎渐紧，肿退包扎宜紧。断端愈合后包扎又当松。注意关节活动的原则下，近关节屈曲包扎，或直形包扎，都不宜过紧。在断端处包扎要牢固，可能有某面高凸现象，就应以高凸处，用棉垫垫住凸起，夹板包扎，可以矫正其骨折的不正部。注意血运障碍：当包扎后观察肢体下端，皮肤是否正常，如皮色变，则须从新包扎，同时还要问患者有否麻木感。这是很重要的，以勉后患。固定包扎后必须提高按放位置，防止伤肢以下血肿剧增。

（黄　骏）

病案16　陈某，女，62岁。

病史：患者于当日摔伤后，右肩着地，即感右肩肿胀，疼痛畸形伴活动受限进行性加重，患者自述能闻及骨擦音，无恶心，呕吐，无晕厥，无右上肢发麻发冷。来我科就诊。

查体：神清，表情痛苦，被动体位。右上肢悬吊中。患者脸额朝右侧倾斜，右锁骨中段压痛明显，传导痛（＋），右上肢血运感觉好。脉紧，舌红，苔薄腻。经查体后初步判断为有锁骨骨折，经右肩摄片提示右锁骨骨折。

治疗：

处方：先用腋垫小辫子包扎法：腋垫用草纸折成二至三寸长，卷成一寸周圆，放在抽出一尺五寸许之绷带上，用胶布条固定。包扎开始，患者端坐凳上，陆师用手法把骨折复位后，上臂向下垂直，屈肘90°，手心向上，嘱助手一手扶住前臂，另一手捏肘关节之内外髁，用力向下牵引，同时陆师把腋垫衬托于患肢之腋下，把绷带之两端嘱另一个助手向上牵拉，医者复查骨折平整，敷药包扎，向助手取绷带两端，稍斜向肩关节，在肩胛骨肩峰与喙突上打结固定，其时嘱助手绷带一端留出一尺余长（如同留一小辫子）向上拉紧，在包扎时，其带作中心点，然后把绑带环绕上臂二分之一几圈，而后循过前胸（或后背）至健肢腋下，再循背后，至患侧肩上越过小辫子绑带之后（或小辫子绑带之前），再转向腋下环绕上臂，以后把绑带继续向肩臂胸背，循环包扎，同时用四块小夹板超关节固定其中，用完三寸阔绑带三卷，两带头在肩上打结，最后再用三条带，分上中下三点扎缚固定。每周复诊。

二诊：第二周复诊，患者右肩肿胀逐渐消退，调整绷带松紧度，右上肢血运可，无手指麻木，嘱患者加强右腕关节，右肘关节屈伸活动，逐步轻轻耸肩锻炼。

三诊：第四周复诊，瘀血肿逐渐消清，嘱患者肘关节屈肘90°手心向上，前臂悬吊胸前，晚睡卧把肘关节伸直而卧，或在前臂之下方垫物（逐渐减低），使全臂与躯干平行，尽量保持肩关节不动摇，避免骨折移位。

四诊：第六周复诊，如其患肢可以自动上举80°～90°，则可以用手托墙壁爬高锻炼法。嘱患者手托墙壁爬高锻炼：把患肢五指伸直，手指与手掌托于墙壁上，伸直肘关节，然后用手指搭墙不动，屈指节，同时掌臂也随之向上前进，指掌关节呈桥形，当手掌托墙壁有力，手指放松伸直手指，然后再屈指掌关节，手指放松伸直，手屈伸蠕动向上爬行，至肩关节略有疼痛，停止爬行。托墙之手慢慢从墙上下来，过快下墙防止肩关节疼痛。其功能锻炼每日两次，每次锻炼十次。

五诊：第八周复诊，骨折已痊愈，手臂不能完全上举，手臂已有杠杆力，则嘱患者可以用滑车牵引锻炼。用麻绳或尼龙绳一根，穿过滑车孔，一端吊物，用布袋，内放黄豆或米或黄砂，不可用石块与铁块，以防绳断压伤脚。开始 1.5～2.5kg，量力而行，以后逐渐增加半斤，增至 7.5kg。锻炼时：患者患肢手握住绳之另一头，身立正，背向壁，肘关节伸直，手心向下，向相反方向牵引。手把绳子用力拉下，然后把绳子放松，患者之手臂随绳子一上一下牵引锻炼，每日两次，每次拉 10 次。再予化瘀洗方（当归尾 4 钱，生蒲黄 4 钱，蒲公英 4 钱，大蓟 4 钱，小蓟 4 钱，威灵仙 3 钱，红花 2 钱，川大黄 2 钱，松节 3 钱）化瘀破积，消肿舒筋。

按语：在正骨复位之后，包扎固定是接骨重要环节，尤其在近关节骨折，用小夹板超关节固定，若骨折断端，用手法对位相当正确，而用小夹板固定得不好，或不适其位，则失其固定作用，易引起骨折再移位，人体之四肢关节，在生理解剖之组织构造，其功能各有不同，用包扎固定也有所区别，骨折愈合后，易引起关节功能病变，不但近关节骨折而且包括远端一般骨折所影响严重血肿瘀血凝结，或伤皮肉筋脉，或风寒湿痹，日久均能引起关节功能障碍。病变决不局限于一关节，往往会影响所伤上下关节功能活动，所以需要早期用导引按跷功能锻炼，是促进关节活动，无病防病，有病治病。需注意的是要求在无痛限度下去功能锻炼。若关节功能已经障碍，甚至关节已粘连，功能活动锻炼时，难免有点疼痛，此时稍有疼痛决不会损伤皮肉筋脉骨，它是按照人体生理解剖、各关节活动功能去锻炼，逐渐使皮肉筋脉松弛，否则能使肌断筋裂骨折之危。不过治疗上应特别要注意骨折未愈合，或风寒湿痹炎症发作期，不可用功能锻炼。只能在远端关节功能活动。若功能障碍，用导引按跷其疗效显著。

（黄　骏）

病案 17　毛某，男，67 岁（肩关节脱位）。

病史：患者不慎摔倒后，即感左肩疼痛，左肩活动严重受限，左侧肩畸形伴活动受限进行性加重，无恶心，呕吐，无晕厥，无左上肢发麻发冷。

查体：神清，一般可。患者痛苦面容，左上肢悬吊中。左肩峰处压痛明显，左肩畸形，左肩弹性固定，左上肢血运感觉好。

初诊：陆师右手把住患肢肘部，左手握腕，右手徐徐向下牵引，同时外展外旋上臂，以松开胸大肌的紧张，使肱骨头回到关节盂的前上缘随后内收，然后在极速内收下迅速内旋上臂，此时肱骨头可滑入关节盂内，可闻及入臼声。用手法复位后，屈肘 90°手心向上，前臂悬吊胸前，复位后嘱患者进行功能锻炼。每周复诊。

二诊：第一至二周每日把五指屈伸握拳，伸直分开合拢，每日 3 次，每次 50 次，同时腕关节锻炼，用手掌向上下左右活动。

三诊：第三至第五周，患肢屈肘 90°姿势将前臂放于台子上，在无痛限度下，使前臂在台子上，逐渐向前推动，前臂慢慢地向前移动，帮助肩关节放松。

四诊：第六至第八周，若患肢可以自动上举 80°～90°，则可以用手托墙壁爬高锻炼法：把患肢五指伸直，手指与手掌托于墙壁上，伸直肘关节，然后用手指搭墙不动，屈指节，同时掌臂也随之向上前进，指掌关节呈桥形，当手掌托墙壁有力，手指放松伸直手指，然后再屈指掌关节，手指放松伸直，手屈伸蠕动向上爬行，至肩关节略有疼痛，停止爬行。托墙之手慢慢从墙上下来，防止过快下墙使肩关节疼痛。其功能锻炼每日 3 次，每次锻炼二十次。上肢洗方（伸筋草 5 钱，荆芥 3 钱，千年健 4 钱，刘寄奴 5 钱，透骨草 5 钱，防风 3 钱，升麻 4 钱，红花 3 钱，桂枝 4 钱，钩藤 4 钱，苏木 3 钱，川芎 3 钱，威灵仙 3 钱）化瘀通络活血止痛，除风湿。

五诊：坚持锻炼 12 周。右肩痊愈。

按语：肩关节脱位治疗在关节复位后，需尽早加入肩关节的功能锻炼，防止肩关节粘连，治疗时需注意保暖，功能锻炼从简单到复杂，从无负重到少许负重，切不可急功近利，待痊愈后仍需坚持功能锻炼 3 个月。

（黄　骏）

第六章 陆氏治伤文选精粹

第一节 脑震伤治验

患者，男，10 岁。

初诊：1963 年 9 月 7 日。

病史：患儿于 9 月 5 日下午放学回家，被迎面驶来的汽车撞倒。呼吸抑制片刻后恢复，面色转红，哭吵不休，即送我院急诊。检查：神志不清，躁动不宁，对重刺激始有轻微反应，头颅左颜面部有一 5 厘米皮下血肿，左上方可扪及 5 厘米左右骨折线，无明显凹陷感，左而颊部轻度擦伤，双侧眼睑下垂，瞳孔相等，稍大，对光反射迟钝。五官未见出血，四肢无瘫痪，无大小便失禁，心率 150 次/分，血压 130/90mmHg，胸部 X 线示双肺吸入性肺炎，诊断为颜面部线形骨折，脑挫裂伤。因无手术指征，于 7 日请我会诊。患孩意识不清，烦躁不安，时而较静，呼吸有痰壅塞，曾呕吐六次，面色苍白，唇色淡红，舌质淡白而干，脉弦数。

辨证：脑髓震动，气滞血瘀，挟浊内阻，清窍蒙蔽。

治疗：活血祛瘀，镇惊开窍。

处方：金箔镇静汤加减。金箔 2 片，琥珀 3g（后下），龙齿 15g（先煎），石菖蒲 9g，辰砂 1.5g（后下），天麻 6g，豆豉 9g，丁香 3g，藿梗、香梗各 9g，天竺黄 9g，丹参 9g，荆芥穗 9g，当归尾 9g，赤芍 9g，钩藤 9g（后下），同时纳童便 200mL。

二诊：1963 年 9 月 8 日。

昨日徐徐服药一剂后，呕吐已止，呼吸正常，面色好转，意识仍然不清，入晚烦躁不宁，唇红，舌转淡红，苔已滋润，脉和缓，病情好转，前方续进一剂。

三诊：1963 年 9 月 9 日。

昨晚意识略清，仍烦躁，睁目复闭，呼之不应，面色转华，今日上午注射葡萄糖时，开始说话，问其姓名、年龄均能答复，但仍嗜睡，烦躁，咽有痰声，大便未解，苔薄白，根黄腻罩黑，脉弦数。前方去钩藤，加柏子仁 9g、象贝 9g，以导痰下行。

四诊：1963 年 9 月 10 日。

意识清楚，双目视物清楚，经提醒能叙述往事，唯口唇焦燥，口渴喜饮，三日未解大便，伴有头痛心烦，微喘，喉有痰声，不易咯出，舌尖红，苔薄白根部微黄腻带灰黑。为痰热伤阴，肺失宣降，拟宣肺化痰生津，镇静破瘀止血。

处方：丹参9g，豆豉9g，赤芍9g，菊花炭9g，川郁金9g，辰砂1.5g（后下），琥珀3g（冲），桔梗9g，龙齿15g（先煎），冬花9g，三七6g（冲），苏子霜9g，白芥子6g。

五诊：1963年9月11日。

气喘已平，喉中尚有痰声，黏腻难咯，烦渴引饮，头痛，灌肠后大便已下，色黑夹红，舌尖红，舌苔黄腻带黑。加重清热凉血散瘀。

处方：桔梗9g，杏仁9g，川郁金9g，犀角粉9g（后下），生地9g（砂仁拌），丹皮3g，赤芍9g，竹茹9g，川贝9g，菊花9g，连翘9g，苏子霜9g，丹参9g，白芥子6g，琥珀6g（冲）。

六诊：1963年9月12日。

昨日大便三次，首次便黑，第二次黑带黄，最后色黄而薄，腹内瘀积渐化。今日热退，但俯仰仍感头晕，能握笔写自己的姓名、年龄，能忆及跌伤情景，胃纳好转，夜寝尚欠安宁，痰中带有血块，舌红转淡，苔净，脉滑数，仍进原法。

处方：白茅根一扎，连翘9g，川贝6g，赤芍9g，桔梗9g，荆芥炭9g，菊花炭9g，杏仁9g，竹茹9g，丹参9g，生地12g（砂仁拌），三七1.5g，川郁京6g。

七诊：1963年9月31日。

痰血已止，微咳有痰声，胃纳佳，睡眠转安，但体温波动，舌微红。治拟清热宣肺化痰。

处方：竹茹9g，桔白6g，川贝9g，杏仁9g，川郁京3g，款冬花9g，丹参9g，赤芍9g，甘菊9g，连翘9g。二剂。

八诊：1963年9月15日。

患孩已能唱歌，双足站立有力，自述偶有头晕痛，抬头视物目已不花，舌红苔光。证属阴血耗伤，归脾汤加减。

处方：党参9g，焦术9g，当归身9g，炙甘草1.5g，枣仁6g，炙远志3g，木香4.5g，炙黄芪12g，茯神9g，桑叶6g，菊花6g。三剂。

九诊：1963年9月18日。

头晕消失，抬头自如，偶而隐隐头痛，胃纳佳，苔薄净，脉和缓，病趋痊愈，以补中益气汤加川芎3g、赤芍9g，巩固疗效。

十诊：1963年9月21日。

上药三剂后，头痛亦止，其他良好。上方再加菊花9g、天麻6g。

十一诊：1963年9月24日。

体检一切正常，精神活泼，病愈停药。

按语：脑震伤为常见的外伤性疾患，其发病率仅次于四肢损伤，而死亡率却居首位，且并发症和后遗症较多。陆云响老师在治疗脑震伤时，根据祖传经验，将其分为三期：①早期以镇惊安神，醒脑开窍为主；②中期症见头晕目眩，心神烦乱，征忡健忘，夜寐不安者以养心安神为主，若症见耳聋、目盲、失嗅等者则以通窍活血为主；③后期多为正虚邪恋，故以扶正祛邪为治疗原则。本例初期即以金箔镇静汤加减，继以活血祛瘀、宣肺化痰，终以归脾汤、补中益气汤加减收功。经治十七日，患孩完全恢复健康。

（陆云响　陆念祖）

第二节　陆氏伤科学术特色撷英

中医学术发展首在继承，目前还有许多名家的经验需要我们总结和挖掘。尤其是在伤科领域，要真正做到继承不泥古，发扬不离宗，需要集中力量，踏踏实实地对各派学术经验，特别是手法和外用药进行整理、研究与继承，这对提高中医伤科临床的整体学术水平大有裨益，并可弥补现代医学骨科发展中的不足。兹对浙东伤科第一家——陆氏伤科的学术源流、学术特色作一简要介绍，以飨同道。

一、陆氏伤科，源远流长

陆氏伤科源自浙江省宁波市，自先祖陆士逵创始，至今已涉九世，誉满浙东。传至六世，陆银华、陆铜华兄弟二人更享盛名。陆银华生性聪慧，熟读医典，早年曾从戎参加北伐，弃官返甬，在宁波百丈街重操医业。灵活运用祖传经验，刻苦钻研，精益求精，成为享誉浙东伤科一代名家。1937年携长女陆云响、女婿陆清帆应上海四明医院邀请来沪行医。

陆清帆、陆云响夫妇尽得陆银华真传，继承了祖传独特的整骨复位疗伤之术和膏、丸、汤、散等验方，结合深入研究王清任的治伤学说，对治疗头部震伤、腰部疾患、泌尿系统损伤等伤科疑难杂症均有独到见识，自成一家。陆氏博采众长，主张治病务求灵活，不墨守成规，应根据不同病情查其体质，审见阴阳；立足于经络学说，以气血为要，外重筋骨，内合肝肾；依据传统伤科治伤理筋之法和现代医学的研究成果，既重外治，又重内治，接骨手法娴熟，对脑震伤等脏腑气血逆乱之症重视辨证施治。每获立竿见影之奇效，名震于上海滩，时称上海伤科八大家之一。

二、损伤之症，重在气血

陆氏认为，损伤之症，不外气血。病在血，失血过多，用补气以生血；若蓄血，用逐瘀以行气。病在气，用理气以行血，因"气行则血行，气滞则血凝"。

若伤有定位，其病不够，症不变者，治之则易。陆氏伤科除外用药有独家配方之外，对内服中药治疗骨折也有比较系统的治疗经验，特别是对治疗脑震伤、胸胁挫伤和其他各种损伤都有经验方。

1. 延胡索汤

（1）组成：延胡索、当归尾、赤芍药、广郁金、枳壳、通草、香附、木香、青皮、丹参、白芥子。

（2）主治：胸胁内伤、胸部岔气、肋骨骨折。临床常见胸胁疼痛，转侧翻身咳嗽透气加重，胸闷，呼吸不畅，局部症见微肿或青紫，按之作痛甚则拒按。苔白腻，脉弦细。如偏重于气滞，加三七粉吞服；偏重于血瘀，加桃仁、丹参、红花。

2. 琥珀镇静汤，金箔镇静汤，赭石镇静汤　　三方均为陆氏治疗脑震伤的验方，根据患者脑震伤的轻重，按其症状辨证，分别施用三方。介绍如下。

（1）琥珀镇静汤

1）组成：琥珀、丁香、龙齿、天麻、藿香、丹参、赤芍药、当归尾、荆芥、豆豉。

2）功效：镇惊安神、芳香开窍、活血化瘀。

（2）金箔镇静汤。

1）组成：金箔、琥珀、丁香、郁金、砂仁、龙齿、石菖蒲、豆豉、藿香、天竺黄、丹参、荆芥、天麻。

2）功效：重镇安身宁心、理气化痰开窍。

（3）赭石镇静汤

1）组成：代赭石、藿香梗、龙齿、砂仁、淡豆豉、琥珀、赤芍药、明天麻、紫丹参、紫丁香。

2）功效：安胃降逆、开窍宁心。

头部内含脑髓，因此头部损伤从脏腑来说，是脑髓受损，脑髓震动，气血逆乱，颅内濡养脑髓的津液与血液瘀滞，蒙蔽清窍。《灵枢·海论》曰："髓海有余，则轻劲有力，自过其度；髓海不足，则脑转耳鸣，胫酸眩冒，目无所见，懈怠安卧。故脑髓受损，则轻受震，震激则脑气壅聚，闭塞不通，神明失司，发为昏愦。气壅则气机逆乱，血随之而聚。气逆则滞，血凝则瘀，瘀凝气滞阻于上，升降失司，神明被扰，或症见昏愦，或昏愦虽醒，头晕泛呕不止。"陆氏治疗脑震伤自创三方，并根据症状，灵活运用。

脑震伤早期为气阻血壅，临床上出现头眩目暗，晕厥，神志清醒后又出现头痛眩晕、眼花畏光、心悸心烦、健忘、夜寐不安、梦多恐惧、或呕吐、或饮食不进、或恶心纳减、面色少华等症。治疗先用琥珀镇惊宁心安神、芳香醒脑开窍，兼以平肝。重镇再加石菖蒲，同时服童尿 200mL。如人事仍昏沉不醒，投金箔镇静汤。震伤剧烈严重者，初起即投金箔镇静汤。若神志恢复、呕吐不止者，乃脑震荡后，气血壅滞脑窍，凝结成瘀，瘀热化火，用赭石镇静汤以安胃降逆。脑震伤中晚期或后遗症，如头痛、眩晕、失眠、双目视物不清等，可根据症状分别采用通窍活血汤、补中益气汤或归脾汤加减调之。

3.破瘀活血汤，和血散瘀汤　两方为治疗软组织和关节挫伤、骨折的内服方，起到活血化瘀、消肿止痛的作用。

（1）破瘀活血汤。

1）组成：当归尾、赤芍药、生地黄、桃仁、泽兰、红花、乳香、没药。上肢病加用丹参，下肢病加用川牛膝。

2）功效：破瘀活血，消肿止痛。主治骨折及各种软组织创伤初期，即出血肿胀期。由于外伤后络脉损伤，血流脉外，局部血瘀凝结，青肿疼痛，服药后可使瘀肿迅速消退，服用2～5剂后，去桃仁、泽兰，加秦艽、五加皮。同时配合外敷陆氏消肿膏。

（2）和血散瘀汤。

1）组成：当归、续断、赤芍药、生地黄、秦艽、桑寄生、川牛膝、茜草、威灵仙。

2）功效：和血通络，祛瘀生新。应用局部肿势消退，但余瘀内结未净，气血未复，骨未续，痛未止，肿未全退。

三、筋骨之病，动静结合

古时习伤科者，多以学武者为多，陆氏伤科亦不例外。陆士逵曾任绍兴鲁王府侍卫，平时伸臂蹲腿，锻炼臂腿功力，同时练习推、按、捏、拿等治伤手法，日久功成。

对于骨折的治疗，除了手法整复，特别强调"动静结合""筋骨并重""内外兼治"的原则。陆氏伤科有许多独门正骨上髎手法，例如，坐法蹬肩肩关节复位法、儿童肘关节半脱位手法等。陆氏伤科认为：其一，对骨折治疗，只要对位正确，愈合自然迅速，特别近关节骨折，对位必须相当正确。其二，骨折固定时间不可过长过久，并发明了不少骨折固定绑扎方法。在正骨包扎固定时，用杉树皮小夹板固定。髌骨骨折用4条带固定，即"井"字包扎法，或用绑带"十"字包扎法，使断骨不易移动。

"井"字与"十"字包扎法是陆氏伤科从古人抱膝圈方法，结合临床经验创制而成。用"井"字包扎法固定髌骨，由于布带比较柔软，能紧贴骨内，若出现皮下血肿消退，可伸缩自然。同时增加"十"字包扎法，以补"井"字包扎法不足。用"十"字包扎法于"井"字包扎法外面，可以避免带子松弛而移位于髌骨断端之内。若血肿过甚，只用"十"字包扎膝下托鞋底（软而服贴）箍定髌骨，肿消后再改用"井"字包扎，当骨折已愈合又改用"十"字包扎，一方面固定髌骨，另一方面使膝关节进行伸屈功能锻炼，避免膝关节强直，"十"和"井"字包扎固定髌骨骨折，比当时流行的"抱膝圈"先进不少，深受同行肯定，至今髌骨横断骨折或骨裂，不愿手术者，即用此法固定，康复甚好。在肩关节肱骨颈或肱骨大结节骨折，正骨复位后，采用4块杉树皮夹板越关节固定，外加用腋垫小辫子包扎法（肩关节脱位复位后也用此法），然后屈肘90°，手心向上5寸阔布悬吊胸前。除肘关节近关节端骨折屈肘90°卧睡外，其他部位骨折，晚上伸直肘关节卧睡，即所谓"动静结合"，以免骨折后因固定引起关节粘连影响肘关节功能。其三，骨折愈合之前，或伤经络瘀肿，须及时消肿，以免瘀血凝结，同时开始自动或被动锻炼。骨折已愈合者，若无碎骨片进入关节腔，根据骨折所在部位上下关节功能不同，采用不同导引按跷功能锻炼。陆氏伤科重视康复训练，并且对各个部位伤痛都有一套较完整的康复锻炼办法。如外伤后因治疗不当，关节活动僵硬，陆氏伤科运用陆氏银针温针灸活动、温化关节、活血通络，使患者及早康复。

四、针法创新，创制银针

陆氏银质针是陆氏伤科独有的针具，原来用于治疗外伤引起的关节功能障碍及痹证引起的鹤膝风、漏肩风等各种关节疼痛。随着中医伤病谱的变化，陆云响大胆创新和改革，对针具、针法和取穴做了探索和改进，对治疗颈、肩、腰、腿、膝痛，取得了显著的疗效。

陆氏银质针从古代"九针"基础上演变而来，吸取了圆利针、长针和大针的特点而成。陆氏银质针比一般毫针粗而长，扎得更深，刺激更强，于局部组织可产生强烈的物理刺激，诱发人之潜能。良好的导热性能配合陈艾的药性，以激发经气，直接升高病位的温度，促进血液循环。钝而圆的针尖以针代力，对腰肌明显痉挛有迅速松解的功能，且可避免刺伤经脉和骨膜，银针针身韧而软，不易滞针，或被肌肉过度收缩而折断。优良的银离子导电性能有效调整经络穴位的电磁特性，诱发人的生物电，达到平衡阴阳、调整肌张力的作用。这些特点使银质针具有"取远痹""利关节"和"泻机关之水"之效，治疗急性腰扭伤、腰椎间盘突出症、膝骨关节炎、冻结肩等效果显著。

五、结语

陆氏伤科既重外治，又重内治。陆氏认为，内治外敷对纠正损伤引起的脏腑、经络、气血的功能紊乱，使受损的组织器官接近正常状态，作用显著，且自拟诸多内服经验方，对消肿止血、逐瘀散结、舒筋活络有特效；治疗骨折、脑震伤、胸胁挫伤等损伤，都有独特的疗法和经验方。同时，陆氏在治疗方法上，师古又不泥于古，大胆创新改革，创制陆氏银质针，针术独具一格，用其治疗颈肩腰腿痛，如急性腰扭伤、腰椎间盘突出症、颈椎病、膝关节炎、踝骨关节炎和冻结肩，起到针到病除之效。

陆氏伤科医术世代家传，虽有药方、手法、手抄方传抄下代，但由于中医往往概不外传，即使学徒亦不倾囊传授，加上伤科医生中医理论系统学习很少，都是父传子学，著作不多，验方、手法散失很大。为了振兴中医，特别是中医伤科领域发展创新空间很大，更能适应社会的需要，不惜抛砖引玉，介绍陆氏伤科的经验，使中医伤科学发扬光大。

（陆念祖）

第三节　陆氏银质针及其针术特色

　　陆氏银质针是上海地区陆氏伤科的治疗工具，最早用以治疗外伤引起的关节功能障碍和鹤膝风、漏肩风等症。20 世纪 50 年代末期，陆氏伤科第 7 代传人、前上海静安区中心医院陆云响老中医，为了适应临床需要，对针具和针法做了改进和创新，起到了"以针代刀"的作用，在治疗颈肩腰腿痛疾病中取得显著的功效，丰富了上海针灸医学的内容。

一、概述

　　陆氏银质针是从古代的"九针"基础上演变而来，从其形状和作用似乎与"鍉针"类似，但有别于针，它又吸取了鍉针、圆利针、长针和大针的特点制造而成。

　　陆氏银质针系 80%白银制成，针身直径为 1 毫米，约为普通不锈钢毫针 3 倍，除一种针身长度为 7 厘米、针柄长度为 3 厘米外，其余四种针柄长度均为 6 厘米，针身长度分别为 9.5 厘米、12 厘米、14 厘米和 16 厘米。针柄末端铸成圆球状，便于安装艾绒，不易脱落。

　　陆氏银质针的特点如下所述。

　　（1）针身长而针体粗，容易刺及身体深部病变部位，针感刺激作用强。

　　（2）针尖圆而钝，避免刺伤经脉及骨膜。

　　（3）针身银质性韧而软，不易滞针或被肌筋过度收缩而折断。

　　（4）白银具有抗炎杀菌作用，不易感染。这些特点使银质针具有"取远痹""利关节"和"泻机关之水"的作用。

　　根据中国科学院生理研究所的动物测定，艾火 3 壮后测得留在体外的针柄温度大于 100℃以上，体内针身为 55℃，针尖为 40℃。热能直接传导到病变部位，起到促进血循环、改善无菌性炎症病变和松解粘连的作用。

二、取穴和治疗原则

　　陆氏银质针针刺的治疗，是以"盛则泻之，寒则留之，菀陈则除之"的经旨为依据。手法以泻法为主，以通为用，疏泻病邪，缓解挛缩。一般均留针温针灸，以激发经气，使阳气自复，寒气自散。

陆氏银质针针刺取穴少而精，以腰腿痛治疗为例，一般 3～5 穴。采取"循经取穴""以痛为输"和"功能运动中的痛点"三结合取穴。

1. 循经取穴　腰背部为督脉和足太阳膀胱经所处。《素问·骨空论》："督脉者……还出别下项，循肩髆内，接脊，抵腰中，入循膂，络肾"。《灵枢·经脉》篇十二经候："膀胱足太阳之脉，是动则病冲头痛……脊痛。腰似折，髀不可以曲，腘如结，踹如裂，是为踝厥。"与腰腿痛症状相符。督脉行于头项背后正中线，其旁四行乃足太阳经脉循行，故治腰腿痛循经取穴，督脉经取命门、腰俞、长强、阳关。足太阳经取大肠俞、膀胱俞、白环俞、肾俞、八髎、志室、胞肓、秩边。

2. 以痛为输　输即穴位，现称之压痛点，即针灸学中阿是穴。临床实践中发现腰扭伤患者在腰骶、臀部有特定的敏感的压痛点。常见的压痛点有第十二肋骨下缘、腰椎各横突、棘突、第一骶椎骶中嵴、髂后上棘内缘的髂嵴等压痛点。

3. 功能运动中的痛点　个别患者对疼痛部位主诉不清，压痛点不明显，采取患者在功能活动中引出的痛点而确定穴位。如屈髋屈膝分腿试验阳性，多数伴股内收肌群痉挛，取居髎穴针刺，得气后针退至皮下，再向上斜刺至耻骨部位，患者感觉腰臀部酸胀，即出针。股内收肌群痉挛即可解除，直腿抬高试验恢复正常。

三、针法

针刺操作过程中，掌握正确的针刺角度、方向和深度，是提高疗效的重要环节。陆氏通过数十年的临床摸索，对同一腧穴，应掌握的角度、方向和深度，产生怎样的针感，有其独到的经验，下面择要介绍。

肾俞：斜刺 45°，斜向腰脊，碰骨为止。亦可直刺感觉针感反射下达到足跟止。气海、大肠俞同。

关元俞：直刺稍斜约 70°向骶骨，刺至痛点。

小肠俞：斜刺向上约 45°至第 5 腰椎椎板。

白环俞：直刺或斜向下刺，须有针感反射至足跟止。

次髎透上髎：从次髎进针，斜刺 35°～45°到上髎骨空内，再从上髎退针进针向上刺，过骶骨棘脊到第 5 腰椎椎板。

会阳：向尾骨棘突刺入或左右刺入痛点。

胞肓、秩边：直刺或向下刺，或向内到坐骨结节方向刺，深 2～5 寸半，针感到足跟。

居髎：直刺至骨，斜刺向内侧，斜向下至耻骨或耻骨下支，再深刺到耻骨结节外上方，但再深刺向下穿过股动脉，到耻骨下支。

环跳：直刺，再向上 5.5～6.5 寸到髂嵴边缘，再退出到皮下，再深探，有针感到足跟或小趾或大趾为止。

新建：横刺，稍向下刺向骶骨外缘，有针感到足跟。

肩前：直刺透过肩关节腔到肩贞穴。

四、讨论

陆氏银质针是中医针灸学中的一颗明珠。流传几千年的针灸医学虽然不断有所发展，但由于各种条件的限制，其速度缓慢。陆氏敢于对针灸用具改革，针法的创新扩大了针灸治疗的范围，提高了疗效，使针灸学的内容更丰富与完善，有力地促进了针灸学术的发展。

针刺手法不同，针刺的效应就有差异。首次公开陆氏悉心研究的某些腧穴的进针方向、深度和传感反应，目的希望各地医家通过临床反复验证，以求发扬光大，振兴和发展针灸学。

掌握治疗时机与疗效关系密切，例如，银质针针刺治疗急性腰扭伤，如能在发病后及早治疗，常使背扶或担架抬来的患者轻松满意地走出医院。

（陆念祖）

第四节　陆氏银质针温针灸配合手法治疗肩周炎 2089 例临床观察

肩关节周围炎（简称肩周炎），是以肩痛和功能障碍为主的一组综合征。我院运用银质针温针灸配合手法治疗 2089 例患者，近远期疗效稳定，兹总结报道如下。

一、临床资料

2089 例均有患肩疼痛和明显的活动功能障碍，部分患者局部肌肉僵硬或萎缩。全部病例均曾经针灸、推拿、理疗、封闭及药物等治疗而疗效不显。2089 例中，患臂上举功能受限最重者为 60°，最轻者为 150°；手后挽摸棘（以中指尖摸到处为准）最重者在患侧骶臀部，最轻者第三腰椎棘突以上。其中右肩 1128 例，左肩 898 例，双肩 63 例。女性 1442 例，男性 647 例。年龄最大 83 岁，最小 35 岁，以 45～65 岁居多，共 1483 例，占 71%。病程半年以内者 882 例，半年以上至 1 年者 979 例，1～2 年者 163 例，2 年以上者 65 例。

二、治疗方法

（1）取一根 14.5 厘米规格的陆氏银质针，从肩髎穴进针，直刺进肩关节透肩贞穴，患者感觉酸重胀。随后患者侧卧，毫针刺肩髃、肩贞、臑会、曲池、手三里诸穴，再在每一针尾装 1 厘米长艾条，点燃，艾燃时，患者感觉局部温热舒服，待完全冷却起针。需要指出的是，银质针针刺时不做捻转泻法，进肩关节腔时有阻力感是正常的，切忌刺入胸腔。

（2）陆氏手法松解术

1）解除上举位的粘连：患者取仰卧位，医者站立患侧，助手固定骨盆，患者屈肘，掌心向内，徐徐上举活动数次，医者用手托住患者肘部，尽量将患肢靠近耳侧，慢慢加压，趁患者上举之势，顺其自然，迅速将患臂压扳到床，一次到位，此时可闻及撕拉或喀嚓响声，前者为肩关节粘连松解，后者为肩内小关节错位嵌入复位至正常位置。

2）解除内收位的粘连：患者取侧卧位，患侧朝上，医者一手托住患肩，一手将患肘屈曲内收，使其手达对侧肩脚部，如有粘连，可闻及松解响声，然后上下活动数次。

3）上举、内收松解手法要连续进行，一次到位成功。手法松解中，患者可剧痛数秒钟，一般都能承受；松解术后，患者感到肩如断一般，沉重酸胀。稍休息数分钟，立即进行爬墙活动 10 次，此时患肩上举功能基本恢复正常。接着对患肩推拿，手法以点、压、滚、摩、拍、打为主。结束后令患者健手从背后牵拉患手被动摸棘（后挽）活动 10 次，要求超过第三腰椎棘突即行。

（3）一般于治疗当晚患肩痛消失，次日后患肩基本恢复正常，酸痛胀重感消失，但每日仍须坚持 2～3 次爬墙和双臂上下、左右摆动锻炼。3 日后再按前法针灸治疗，但是不再做手法松解，要求患者仰卧床上做自动上举，尽量使患臂能与床面接触，点到即止。然后再做推拿，检查患者上举、后挽、内收、外展姿势，若基本正常，则告诉患者，两周内患肩可仍有局部轻微酸痛，两周后如仍酸痛，功能恢复未达到要求，须来院补治疗一次。

三、疗效观察

我们以功能受限情况，在临床上分轻、中、重三型。

轻型：上举 135°以上，外展 70°以上，后挽摸棘（以中指尖摸到处为准）第三腰椎棘突以上，生活基本自理，疼痛、压痛、夜痛均（＋）左右。

中型：上举 90°以上，外展 60°以上，后挽摸棘达腰五棘突以下，诸痛均（＋＋）左右。

重型：上举 90°以下，外展 60°以下，后挽摸棘困难，患手只能摸到患侧骶臀部，不能自理洗脸、穿衣等，诸痛（＋＋＋）或（＋＋）。

疗效判定标准：肩关节上举功能达 170°～180°或 180°以上，后挽摸棘超过第三腰椎棘突以上，生活自理，无疼痛，恢复正常工作者为痊愈，如其中有一项达不到即为无效。

2089 例中，除 3 例兼肺癌患者无效外，其余均痊愈。其中经两次治愈者 2038 例，占 97.6%，三次及三次以上治愈者 48 例，占 2.30%。

四、典型病例

张某，男，54 岁，干部。右肩疼痛伴功能障碍 6 年余。手臂不能上举，穿衣、梳头需人帮助，别人与其握手也疼痛万分，夜间痛剧，严重影响睡眠，曾经数家医院治疗未愈。检查：右肩肌肉萎缩，肩端明显压痛，肩关节活动明显受限，上举仅 60°以下，外展举直 45°，后挽时拇指仅能抵触臀部。肩关节正位片示肱骨大结节处增生。按上述治法，初诊毕即手臂上举 180°，后挽摸棘封第三腰椎棘突以上。复诊诉治疗当晚已不疼痛，再予前法治疗。半年后通信随访，述早已恢复正常，至今未曾复发。

五、讨论

（1）肩周炎是中、老年常见病，多发于 45～65 岁。常由慢性的多次小外伤（劳损）或一次急剧的创伤后发病，或因风寒湿的侵袭积久筋凝气聚；或因中风后肢瘫，肩部经脉不通，经筋拘急而发病。临床上常将其分为外伤性、退变性（五十肩）、风寒性（漏肩风、冻结肩）和中风性四种类型。

肩周炎多单侧发病，早期以肩痛为主，后期以功能障碍为主，肩痛和肩关节功能障碍彼此影响，互为因果。各种原因引起的肩痛，导致持续性肌紧张、肌挛缩，致使肩关节功能逐渐障碍，患者不仅穿衣、梳头、洗澡发生困难，而且直接影响工作和生活，尤其是夜痛，更使患者烦恼。

治愈肩周炎的关键是改善肩关节活动障碍，彻底松解肩关节粘连，纠正肩内小关节错位，使筋疏络通，故须诸法合用，才能立竿见影，疗效稳定。

（2）陆氏银质针由 80%白银制成，比不锈钢毫针软，不易折断，且具导热快的特点，针身较粗，直径 1 毫米左右，针身长度分 7.5 厘米、9.5 厘米、11.5 厘米、14.5 厘米和 16.5 厘米五种，易刺及深部病变部位，针感刺激作用强。针尖圆而钝，不易刺伤骨膜和血脉，与毫针尖而锐不同。这些特点使银质针具有"取远痹""利关节"和"泻机关之水"的作用，浙江宁波陆氏伤科用以治疗外伤引起的关节功能障碍、鹤膝风、漏肩风等症。传至陆云响老中医时，为了适应临床需要，对针具、针法做了进一步的探索和改进，从而大大提高了对肩周炎的治愈率。为了缩短疗程，陆氏根据其正骨上髎的经验，系统地总结了肩周炎松解手法。该手法宜一步到位成功，松解越彻底越好。笔者发现，只要肩关节还有丝毫粘连，患者就会肩痛复发。

（3）肩周炎患者治疗前，必须拍摄 X 线肩关节正位片（包括同侧肺上部）。注意观察肱骨头的位置及肱骨头有无退行性或外伤性改变；注意肩锁关节、肩关节的距离，注意有无较严重的骨质疏松，注意患侧肺尖部有无癌肿阴影，特别是患过癌症已做手术的患者更须慎重。还需询问有无糖尿病史，对有骨质疏松或糖尿病患者，手法松解时更须动作柔和、顺其自然，点到即止，以免发生肱骨外科颈骨折。另外，对于消瘦患者要注意防止肩关节前脱位。

（4）肩周炎治疗后两周内，患者须进行自我锻炼，主要做上下垂直和左右交叉摆动，患手摸棘后挽及爬墙运动。但绝对禁忌做大甩手回环运动。我们注意到这种大甩手有弊而无利，反而会使肩内小关节错位及韧带损伤，以致疼痛加重，功能受限加剧。

（5）肩周炎急性发作期，特别是肩关节肿胀、血沉加速时，应以药疗为主，以利于顺利而迅速地度过急性期。同时可做爬墙运动，为解除粘连创造良好条件。

（陆念祖）

第五节　颅脑损伤并发双目失明治验一例

颅脑损伤并发双目失明，目前尚无特效治法，上海静安区中心医院伤科老中医陆云响，运用中医药治愈一例，现整理如下。

王某，男，18 个月，初诊：1965 年 3 月 3 日。

患儿于 2 月 10 日晚从床坠地。翌晨发觉时，已身体强直，昏迷不醒，气息奄奄，即送当地某医院急救。17 日神志稍清醒；21 日发现患儿双目失明，眼底检查诊为"急性双目球后神经炎"；23 日再次眼底检查，见双目颞侧乳头轻度苍白，诊断为"轴性视神经萎缩"。24 日来上海求治。经某医院检查，瞳孔散大，巩膜充血，视神经轻度萎缩，诊断为脑干损伤并发双目失明。3 月 3 日求治于陆老。

患儿左额头部微见瘀肿，按之无疼痛感，角弓反张，双目失明，瞳孔散大，对光反射消失，烦躁、谵妄，干呕纳少，右侧上下肢动作迟钝；苔薄，脉弦细。此乃髓海损伤，脉络瘀滞，清窍蒙蔽，精气不能上承于目，而致目盲。病已二十余日，积血成瘀而化热，瘀热内蒸，上攻头目，神明不主。拟予镇惊安心，芳香开窍，活血化瘀，以醒其脑：琥珀 3g（后入），龙齿 15g（先煎），紫丁香 2g，朱砂 1.5g（后入），天麻 6g，石菖蒲、藿香梗、天竺黄、淡豆豉、桃仁泥、枸杞、荆芥穗、菊花、赤芍各 9g。2 剂，水煎服。

1965 年 3 月 5 日：药后嗜睡减少，神志略清，瞳孔较前缩小；但对光反射迟钝，项背反张，烦躁不安。经脉瘀滞，上扰清窍，再从前法，加强活血通窍。上方去藿香、枸杞、菊花，加川芎、红花各 3g，生姜 3 片，葱白 5 根，麝香 0.15g（包煎）。3 剂。

　　1965 年 3 月 8 日：神志已清，烦躁转安，无嗜睡，项背不反张；但双目仍失明，下肢不能站立，瘀血阻滞，经气不通，再以通窍活血，导瘀下行：川芎、红花、枳壳、桔梗、炙甘草各 3g，生姜 3 片，葱白 5 根，麝香 0.15g（包煎），桃仁、赤芍、当归、生地各 9g，牛膝 6g，柴胡 1.5g。3 剂。

　　1965 年 3 月 11 日：病情明显进步，已能自己坐立，对光反射较前灵敏，耳鼻发痒，前法合拍，仍守原方。

　　1965 年 3 月 15 日：睡眠转安，抬头不畏阳光，自觉头窍周围发痒，眼球能左右转动，有泪，但视物不明。经络瘀阻已渐消散，脑气内充，自觉发痒乃瘀祛新生之象，当予通窍破瘀，滋养肝肾：赤白芍、党参、生白术、当归、枸杞、补骨脂、酸枣仁、桃仁、山萸肉各 9g，川芎、炙甘草、红花各 3g，麝香 0.15g（包煎），核桃肉 2 枚，生姜 2 片，红枣 2 枚。10 剂。

　　1965 年 3 月 25 日：双目渐有视觉，已能独立步行，但睡眠欠安，3 月 15 日方加石菖蒲 9g，天麻 6g。6 剂。

　　1965 年 3 月 31 日：视力恢复甚速，已能看清墙上图片，辨别亲人。瘀血渐化，目精未复，子滋肾养脑，宁心活血：龙齿 15g（先煎），赤芍、炙黄芪、丹参、生白术、全当归、朱茯苓、酸枣仁各 9g，陈皮、炙甘草、远志、木香各 3g。3 剂。

　　1965 年 4 月 2 日：今晨突然厥逆，人事不知，牙关紧闭，四肢抽搐，目呆吐沫，痰声漉漉，经按人中穴后清醒。体温 37.7℃，苔薄，脉沉细。病后气阴二伤，血虚动风而厥。当予滋养肝肾，培补气阴，平息内风：炙黄芪、党参、枸杞、山萸肉、当归、酸枣仁、补骨脂、生白术、白芍、菊花、钩藤各 9g，天麻 6g，炙甘草 3g，核桃肉 2 枚。4 剂。

　　1965 年 4 月 2 日至 5 月 4 日期间，曾感冒，发热流涕咳嗽痰多，经用疏散宣肺止咳之剂而安。4 月 20 日眼底检查：右眼正常，左眼乳头色泽稍有苍白。陆老认为瘀阻未净，精气不能上充，仍拟通窍活血，用 3 月 8 日方，7 剂。交替使用养肝滋肾之剂。

　　1965 年 5 月 5 日：昨晚又抽搐一次，步态不稳，肝肾阴虚，阴不制阳，续予调补肝肾、填精养髓，仿王清任可保立苏汤调扶之。

　　1965 年 5 月 12 日：视力正常，突然头倾，用补中益气汤加菊花、枸杞各 9g。并交替使用归脾汤去龙眼肉，加丹参、赤芍各 9g，龙齿 15g（先煎），以补益心肾，益智宁神。

　　1965 年 5 月 31 日：外院检查双眼完全正常。

按语：关于脑和眼的关系，《灵枢·大惑论》说："五脏六腑之精气，皆上注于目而为之精，精之窠为眼……随眼系以入于脑，入于脑则脑转。"《医林改错》记载："两目系如线，长于脑，所见之物归脑。"颅脑损伤时，气血逆流，气壅血滞，经脉不通，精血不能上达于目，目失濡养而失明。这和现代医学认为，颅脑损伤时，可有局限或散在损伤出血、静脉瘀血、血肿压迫视神经，造成视神经萎缩而失明的理论是相似的。陆云响老中医根据祖国医学的辨证施治原则和家传经验，将治疗分为三期：早期镇惊安心宁神，芳香醒脑开窍，用验方琥珀镇静汤、金箔镇静汤或赭石镇静汤。中期针对经络瘀阻，气血瘀滞，精血不能上运于目，采用通窍活血、开瘀通络，用王清任的通窍活血汤。后期调补肝肾以充髓海，用可保立苏汤。治疗期间曾出现抽搐、头倾，乃患儿身体虚弱，肝肾不足之表现，通过补益肝肾，精足髓充，骨强脑健，病告痊愈。

　　附方

（1）琥珀镇静汤：琥珀（后下）、丁香各 3g，龙齿 15g（先煎），朱砂 1.5g（后下），天麻 6g，藿香、丹参、赤芍、当归尾、荆芥、豆豉各 9g。重者加石菖蒲 9g，同时服童便 200mL。

（2）金箔镇静汤：金箔 2 片，琥珀（后下）、丁香、郁金、砂仁（后下）各 3g，龙齿 15g（先煎），石菖蒲、淡豆豉、藿香、天竺黄、丹参、荆芥各 9g，天麻 6g。

（3）赭石镇静汤：琥珀、砂仁（后下）、丁香各 3g，代赭石、龙齿（先煎）各 15g，天麻 6g，藿香梗、赤芍、丹参、淡豆豉各 9g。

上三方，为陆氏治疗脑震伤初期之祖传验方：①方着重破瘀；②方着重理气；③方以降逆为主。临床须辨证选用。

（陆念祖）

第六节　陆氏银质针温灸法配合推拿治疗腰椎间盘突出症的疗效观察

腰椎间盘突出症（lumbar disc herniation，LDH）是临床上常见、多发病，严重影响患者生活及工作质量。此病逐渐成为社会公共健康问题。腰椎间盘突出症是由于腰椎间盘纤维环破裂，髓核突出，压迫腰骶神经，产生腰痛、坐骨神经痛、肌肉无力、下肢麻木、马尾综合征等症候群。

陆氏银质针是"上海伤科八大家"之一陆氏伤科的特色医疗器具，针身直径 1 毫米，长 5～18 厘米。传统中医陆氏银质针配合推拿对腰椎间盘突出症有较好疗效。此次临床研究以近年临床治疗经验为基础，通过随机对照研究，报告如下。

一、资料与方法

（一）一般资料

选取 2009 年 1 月～2010 年 12 月上海市静安区中心医院中医伤科门诊就诊的 LDH 患者 100 例；男性 53 人，女性 47 人，年龄 18～65 岁，平均 38.6 岁，治疗组和对照组各 50 例。两组一般情况比较无统计学差异（$P>0.05$），见表 6-1。

表 6-1　两组患者一般情况对照

组别	例数	年龄（岁）	男（例）	女（例）	病程（年）
治疗组	50	38.2$^{\triangle}$	27$^{\triangle}$	23$^{\triangle}$	2.1$^{\triangle}$
对照组	50	39.1	26	24	2

注：与对照组比较，$\triangle P>0.05$

（二）诊断和纳入标准

根据 1994 年国家中医药管理局编《中医病证诊疗常规》腰椎间盘突出症诊断依据：①有腰部外伤、慢性劳损或受寒湿史；②好发于青壮年；③腰痛向臀部及下肢放射，腹压增加时疼痛加重；④下肢受累神经支配区有感觉过敏或迟钝，可有肌肉萎缩。直腿抬高、加强实验阳性。膝、跟腱反射减弱或消失，蹞指背伸力减弱；⑤脊柱侧弯，腰部生理弧度消失，病变部位椎旁有压痛，并向下肢放射，腰活动受限；⑥X 线检查脊柱侧弯，腰生理弧度消失，病变椎间隙可能变窄，相邻椎体可有骨质增生。CT 检查可见突出部位和程度。纳入标准：符合以上典型症状和体征，年龄 18～65 岁，性别不限。

（三）排除标准

妊娠和哺乳期妇女；患过恶性肿瘤、结核；有外伤目前尚未痊愈者；心、肝、肾等脏器功能不全者；精神疾病患者；侧隐窝狭窄、椎管狭窄、腰椎滑脱、髓核脱出；3 个月内施行过手术者；其他有麻醉禁忌者。

（四）治疗方法

1. 治疗组　患者俯卧位，全身放松，术者常规皮肤消毒后，取主穴：次髎、环跳、大肠俞，刺以陆氏银质针（单侧型取患侧；双侧型及中央型取双侧）。辅穴：肾俞、气海俞、关元俞、胞肓、承扶、委中、承山刺以毫针（吴江市佳晨针灸器械有限公司生产）。每针尾插上艾条，温灸 15～20 分钟。除去艾灰，拔针后运用传统推拿手法理筋活络，松肌通脉，并使用扳法等整复手法。1 周治疗 2 次。10 次为 1 个疗程。

2. 对照组　患者体位、消毒及取穴均同治疗组，所有穴位均刺以毫针。每针尾插上艾条，温灸 15~20 分钟。除去艾灰，拔针后运用与治疗组同一推拿医师相同传统推拿手法理筋活络，松肌通脉，并使用扳法等整复手法。1 周治疗 2 次。10 次为 1 个疗程。

（五）观察评价指标

（1）疼痛的 VAS 值（治疗前，治疗后 5 周），数值 0~10。采用疼痛视觉模拟评分 VAS 观察方法，评分表上绘有一条长约 100 毫米的标尺，两端分别为 "0" 和 "10"。"0" 分端表示无痛，"10" 分端表示难以忍受的强烈疼痛，让患者在直尺上标出能代表自己疼痛的相应位置，医师根据患者标出的位置应用标尺为其评出相应分数。

（2）日本骨科协会下腰痛改良评分法 M-JOA 评分，JOA 总评分最高为 30 分，最低 0 分。分数越低表明功能障碍越明显。

主观症状（6 分）：腰腿痛程度分 0~3 级；麻木程度分 0~3 级。客观体征（12 分）：椎旁压痛分为无、轻、中、重；肌力（屈伸蹈肌）分 5 级，肌力 4~5 级，3~4 级，3 级以下；直腿抬高及加强试验：>70°加强试验阴性，>45°加强试验阳性，>30°加强试验阳性，<30°加强试验阳性；放射痛部位分为无、臀或大腿、小腿、足。日常生活能力 12 分。以上总分 30 分。治疗后评分改善率 ＝（治疗后评分–治疗前评分）/治疗前评分×100%。通过改善率可了解临床治疗效果。改善率对应于通常采用的疗效判定标准：改善率达 75%~100%为优，50%~74%为显效，25%~49%为有效，<25%为无效。

（六）统计方法

数值记录为"平均数±标准差"。所有数据采用 SPSS13.0 医用统计软件，计数资料用 χ^2 检验，两样本均数比较采用 t 检验。

二、研究结果

表 6-2 显示治疗组完成治疗 5 周后，治疗后 M-JOA 改善率和对照组比较有明显改善，$P<0.05$，有显著的统计学意义。表明陆氏银质针温灸法治疗腰椎间盘突出症优于普通毫针温针灸。

表 6-2　两组治疗前后病情改善比较（例）

组别	n	改善			
		优	显效	有效	无效
治疗组	50	22△	21△	5	2△
对照组	50	11	14	16	9

注：与对照组比较，△$P<0.05$

表 6-3 显示两组治疗前 VAS 均值基本相同；完成治疗 5 周后，两组治疗前后 VAS 值比较均有明显改善（$P<0.05$），表明两种疗法对于缓解患者疼痛均有疗效；其中治疗组治疗后两组间 VAS 值 t 检验，$P<0.05$，说明两组存在显著统计差异，表明陆氏银质针温灸法治疗腰椎间盘突出症在 VAS 值改善上优于普通毫针温灸治疗。

表 6-3　两组治疗前后 VAS 值（$\bar{x} \pm s$）

组别	n（例）	治疗前 VAS	治疗后 5 周 VAS
治疗组	50	6.55±0.22	2.14±0.57△☆
对照组	50	6.89±0.64	4.38±0.38△

注：与自身治疗前后比较，△$P<0.05$；与对照组比较，☆$P<0.05$。

三、讨论

腰椎间盘突出症是目前临床上的常见病和多发病。在该病的流行病学研究中，国外学者常以下腰痛为调查对象，引起下腰痛的疾病很多，主要是腰椎间盘突出症或其继发的疾病。据统计，有 80%的人在一生中有过下腰痛的体验，在下腰痛就诊患者中诊断为腰椎间盘突出症的占 1/4，并呈上升趋势。该病易发于青壮年，20～40 岁的患者占腰椎间盘突出症的 60%～80%，40 岁以上的患者占 20%～35%，临床上以 $L_{4\sim5}$ 和 $L_5\sim S_1$ 椎间盘突出为最多见，约占 90%以上。

该病证属中医学"痹证"范畴，我国古代医家很早就对此病症状做了详细的观察和记载，《诸病源候论·风痹候》所载："痹者，风寒湿三气杂至，合而成痹，其状肌肉顽厚，或疼痛，由人体虚，腠理开，故受风邪也"。《素问·痹论》篇曰："风寒湿三气杂至，合而为痹，其风气胜者为行痹，寒气胜者为痛痹，湿气胜者为着痹也"。故临床上治以疏通督脉，通络止痛。针刺激发经络感传作用，艾灸的温经效应，以奏祛风、散寒、除湿及疏经通络之功。

陆氏长银质针是陆氏家传的绝技之一，针具针法均独具特色。长银针针形系从古代的"九针"基础上演变而来，吸取了圆利针、长针、大针的特点。针体由 80%的白银合金制成，针身直径达 1 毫米，约为普通不锈钢针的 3 倍，针身长度分别为 9.5 厘米、12 厘米、14 厘米和 16 厘米等。针柄末端铸成球形，不仅便于安装艾绒，不易脱落，又增加了针柄受热面。主要特点有：①陆氏银针较一般毫针粗而更长，因而扎得深，刺激强，直接刺及肩关节深部病变部位，对于局部组织产生强烈的物理刺激，激发人之潜能。②良好的导热性能充分发挥陈艾条的温热药性，使热能直接传导到病区，升高局部温度，有效改善病区的热能分布和电势分布，改善微循环。③粗钝的针尖，以针代刀，对于粘连局部有松解软组织的功效，且可避免刺伤经脉和骨膜，同时也在局部形成一个急性微小创伤从而激发机体的修复能力。长银针质韧而软，不易滞针或因肌肉过度收缩而折断。④优良的导电性，有效地调整经络穴位立体的电磁特性，平衡病区电势分布，从而达到平衡阴阳、调整肌张力、减轻炎症的作用。⑤银具有抗炎杀菌的作用，以此制针透刺肌体深部及关节不易感染。故银针兼具有"取远痹、祛伏寒""利关节"和"泻机关之水"的作用。对于腰椎间盘突出导致局部炎症的消退，腰部肌群的松弛，神经根粘连解除，有良好的治疗效果，并且具有较佳的镇痛解痉能力。

（李　伟　徐洪亮　程少丹　黄　骏　王慧芳　罗金寿　陆念祖）

第七节　陆氏银质针治疗腰椎间盘突出症特色介绍及理论初探

　　腰椎间盘突出症是因腰椎间盘纤维环破裂，髓核突出压迫腰骶神经，往往会产生腰痛、坐骨神经痛、腹股沟区痛、间歇性跛行、肌肉瘫痪或肌力减退、下肢麻木、马尾综合征等症候群。其好发于青壮年，发生部位以腰4～5椎间盘突出最为常见。腰椎间盘突出症急性发作会导致腰腿疼痛剧烈，肌肉痉挛，活动严重受限，令患者痛苦不堪。其发病机制除了腰椎间盘退行性改变的内在原因，还有跌仆闪挫，或受寒湿之邪为其诱因，致使筋脉闭阻，气血运行不畅。

　　复旦大学附属华山医院静安分院、上海市静安区中心医院陆氏伤科是上海伤科八大家之一，其祖传银质针及独特进针法配合正骨推拿、中药内服、穴位封闭、腰椎牵引等动静结合治疗腰椎间盘突出症，具有损伤小、疗程短、收效快等优点。在陆氏伤科第八代传人陆念祖主任的带领下，通过临床病例总结，传承和发扬陆氏治伤经验，形成了独具特色的腰椎间盘突出症的治疗方法，现将其特色做一总结，以飨同道。

一、陆氏银质针

　　陆氏银质针是从古代"九针"基础上演变而来，它吸取了杵针、圆利针、长针和大针的特点制造而成。陆氏银质针系80%白银制成，针身直径为1毫米，约为普通不锈钢针的3倍，以针身长度分为1～5号五种长度，可以根据进针部位不同，选择合适的长度进针。针柄末端铸成圆球状，便于安装艾绒，不易脱落。

二、陆氏取穴与进针方法

（一）主要穴位

　　两侧夹脊，肾俞，关元俞，小肠俞，两侧次髎，胞肓，秩边，居髎，环跳，委中，承山，足三里等穴位。

（二）进针方法

（1）肾俞：斜刺45°，斜向腰脊，碰骨为止，亦可直刺感觉针感反射下达到足跟止。气海、大肠俞同。

（2）关元俞：直刺稍斜约70°向骶骨，刺至痛点。

（3）小肠俞：斜刺向上约45°至第五腰椎椎板。

（4）次髎透中髎：从次髎进针，斜刺35°～45°至中髎穴骶管孔内，不做捻转提插，针尖有堵塞感，或酸麻感放射至前阴或下肢即止，留针并在针柄上加艾条。

（5）胞肓，秩边：直刺或向下刺，或向内到坐骨结节方向刺，深2～5寸半，针感到足跟。

（6）环跳：直刺，再向上5～6寸至髂峰边缘，再退出到皮下，再深刺，有针感到足跟或小趾或大趾为止。

三、腰椎间盘突出症陆氏银质针疗法具体操作步骤

（1）患者俯卧，肢体放松，使椎间隙增宽。

（2）在腰三横突注射醋酸曲安奈德和利多卡因混合液6mL，在臀部梨状肌注射点注射维生素B_6、维生素B_{12}、利多卡因混合液6mL，起到营养神经、表面局麻的效果。

（3）用陆氏银质针重点刺入次髎、环跳、大肠俞（中央型则针刺双侧穴位），施以强刺激或中等刺激，使针感向远端放射，患者往往有下肢抽搐感，再配以陆氏经验穴再加上肾俞、气海俞、关元俞、承扶、秩边、胞肓、足三里、阳陵泉、委中、承山、承筋以增强疗效。

（4）针柄上插上艾条，温灸20分钟，透穴入体，达到温经散寒、扶阳固脱、消瘀散结之"透灸"功效。

（5）取针后运用推拿手法舒筋活络，活血通脉，理筋整复。

四、讨论

（一）陆氏银质针的特色

（1）陆氏银质针较一般毫针更粗，更长。因而扎得更深，刺激更强，对于局部组织可产生强烈的物理刺激，激发机体之潜能。

（2）良好的导热性，充分发挥艾条的药性，直接升高病区的温度，促进血液循环。起到改善无菌性炎症病变和松解粘连的作用。

（3）粗钝的针尖，以针代刀，对于腰部明显压痛和条索的部位有松解粘连

软组织的功效，且可避免刺伤经脉和骨膜。银质针身性韧而软，不易滞针或被肌肉过度收缩而折断。

（4）优良的导电性，有效地调整经络穴位的电磁特性，诱发人体生物电，达到平衡阴阳、调整肌张力的作用。

（5）白银具有抗炎杀菌作用，不易感染。这些特点使银质针具有"取远痹""利关节"和"泻机关之水"的作用。

（二）陆氏针法的中医学认识

腰椎间盘突出症在中医学中属"腰腿痛痹症"范畴，肾虚为其本因，跌仆闪挫、寒湿内侵为诱因，是为标，其急性发作往往标本同在，虚实相兼，寒热相杂。本着急则治其标、缓则治其本的原则，陆氏临症分清标本主次，轻重缓急，认为在急性期以止痛、恢复活动功能为主方能无失其宜。陆氏以"盛则泻之，寒则留之，菀陈则除之"的经旨为依据。手法以泻法为主，以通为用，疏泄病邪，缓解挛缩。留针温针灸，以激发经气，使阳气自复，寒气自散。

（三）经络辨证

人体经脉，内系脏腑，外络肢体，经络系统能够有规律地反应出若干症候。陆氏针法重取足太阳膀胱经，治疗腰椎间盘突出症急性发作有特效。从现代解剖学角度来看，其病变部位涉及椎体及周围软组织，包括椎间盘、椎管脊髓、椎管外韧带及周围肌肉、筋膜、肌腱、神经、血管、腱鞘等，皆属于足太阳膀胱经。

（四）主要穴位分析

陆氏经过几代治伤经验的积累，采取循经取穴、以痛为输、功能运动中的痛点相结合的取穴方法。其中尤以温银质针强刺激次髎穴为关键之所在。次髎属于足太阳膀胱经上的穴位，在骶部当髂后上脊内下方，适对第2骶后孔处，主治腰痛、下肢痿痹等症。针刺层次为皮肤—皮下组织—胸腰筋膜浅层—竖脊肌。其浅层有臀中皮神经分布，深层有骶外侧动脉分支和第2骶神经后支的肌支分布。多种文献，如《针灸甲乙经》《针灸大成》等均记载次髎穴有理气血、通经络、止痹痛作用。

陆氏银质针针刺次髎，患者下肢多有抽搐感，从肢体感应来看，有朝向病区的特点，且感传到达病所多可迅速缓解症状，出现疗效。组织学观察发现穴位与穴位的连线与周围神经有一定的关系。从神经节段支配来考虑，经络穴位的分布形式与其有关。刺激体表经穴引起循经感传，并迅速引起脏腑功能的变化，只有神经系统参与下才可能完成。膀胱经在下肢的走向与骶丛、坐骨神经几乎一致，另外神经体液的综合调节功能，可能是穴位功能和物质基础。

五、临床疗效观察

（一）腰椎间盘突出症疗效标准

痊愈：腰腿痛消失，直腿抬高（SLRT）70°以上，能恢复正常工作；好转：腰腿痛减轻，腰部活动功能改善；未愈：症状体征无改善。

陆氏银质针治疗腰椎间盘突出症临床效果显著，经过 10 次一个疗程治疗，患者症状明显改善，尤以急性发作期效果显著，患者往往在腰椎活动严重受限，直腿抬高试验阳性的情况下就诊，经过陆氏银质针治疗一次，能够起到立竿见影的效果，改善 SLRT 阳性体征，腰部活动度好转，腰部疼痛明显减轻，能够起身独立行走。

（二）肌电图，临床体征观察

陆氏银质针治疗腰突症两个疗程后，经过临床肌电图跟踪，患者肌电图阳性率显著降低，这证明陆氏银质针对改善突出的椎间盘、黄韧带肥厚、侧隐窝狭窄等压迫神经根有较好的抗炎消肿效果，治疗机制有待进一步研究。

患者经过银质针治疗后腰椎间盘突出症的腰腿痛症状得到改善，这可推论陆氏银质针及治伤方法能够从腰椎间盘突出症主要机制入手，消退椎间盘水肿，解除局部粘连，吸收炎症，促进突出的椎间盘回纳，改善椎管压力。有待进行 CT、MRI 观察，前后影像学比较椎间盘厚度、宽度、突出的程度，椎管前后径，侧隐窝宽度等。

六、陆氏银质针治疗腰椎间盘突出症的应用前景

腰椎间盘突出症是骨伤科临床常见的病症之一，发病率越来越高，且有年轻化的趋势，不得到及时的诊治，往往会导致腰腿痛加剧，下肢麻木，进而肌肉萎缩，活动障碍，二便异常，严重影响人们的生活质量和工作效率。陆氏银质针治疗腰椎间盘突出症，经过多年潜心研究和总结经验，结合中西医治疗特色，从该病机制入手，形成了一套规范的诊治疗程，能够在短时间内缓解患者病痛，临床疗效显著，值得推广。

（徐洪亮　程少丹　李　伟　王慧芳　陆念祖）

第八节　非手术综合治疗退行性腰椎管狭窄症的随机对照研究

慢性腰腿痛和间歇性跛行是腰椎管狭窄症（DLSS）的主要临床表现，患者诉

求最核心的内容就是疼痛和因疼痛而失能的改善。研究显示非手术治疗 DLSS 可取得满意疗效，并且作为此疾病的初始治疗逐渐成为共识。针灸治疗已被证实能安全有效的镇痛，是非手术治疗此疾病的方法之一，但是认为单种方式或者单一药物可以解决腰椎管狭窄症可能过于乐观。采用银质针针刺、艾灸、手法综合疗法，选取可控、标准的关键点，整体多元化运用，能否较好地治疗 DLSS，尚待证实。该次研究以临床随机、对照的方法，通过动态测评，客观评价银质针温针灸和手法综合治疗退行性腰椎管狭窄症的疗效、症状变化规律和预后。

一、资料与方法

（一）一般资料

120 例腰椎管狭窄症患者，均为 2011 年 1 月至 2012 年 12 月上海市静安区中心医院陆氏伤科专科门诊患者。随机分为治疗组和对照组，每组 60 例。治疗组中男 48 例，女性 12 例；年龄最小 43 岁，最大 80 岁，平均 71 岁；病程 2 个月～9 年。对照组中男 42 例，女性 18 例；年龄最小 47 岁，最大 79 岁，平均 70 岁；病程最短 2 个月～12 年。两组患者在年龄分布、性别、病情程度、病程等一般资料方面，经统计学处理均无显著性差异，具有可比性。

（二）诊断标准

（1）腰腿疼痛、酸胀麻木。

（2）间歇性跛行。

（3）腰椎过伸试验阳性。

（4）相应神经节段的肌力及感觉减退。

（5）跟腱、膝腱反射改变。

（6）二便障碍、马鞍区麻木。

（7）X 线片示 CD∶AB>4.5。

（8）CT 或 MRI 提示腰椎管狭窄。

以上（1）～（2）项为必要，（3）～（6）项供参考，（7）～（8）项必须有 1 项。

（三）纳入标准

（1）符合诊断标准。

（2）年龄 40～80 岁。

（3）同意治疗过程中放弃其他药物、理疗、手法等治疗措施，并且自愿合作，并能按照要求定期复诊者。

（4）签署知情同意书者。

（四）排除标准

（1）合并有严重心肺疾患、高血压、癌症（肿瘤）、精神类疾病等患者。

（2）不符合退变性的腰椎管狭窄：先天性、特发性、腰椎体>1度滑脱、峡部不连、施行过脊柱手术的、其他代谢性和炎症引起的。

（3）强直性脊柱炎、腰骶椎管肿瘤、风湿和类风湿关节炎等。

（4）有出血性倾向疾病患者，如血友病。

（5）对磺胺类和阿司匹林过敏。

（6）主观和客观上不能接受针灸手法等治疗的情况。

（7）已（或正）在接受其他有关治疗，可影响该研究效应指标观察者。

（8）排除中途放弃治疗或者改变治疗方法者及不能或不愿意对研究效应指标做出客观填写者。

（9）未填写知情同意书者。

（五）脱落标准

（1）未能跟踪随访完成。

（2）应用和该研究疾病相关但非该研究处理因素的药物和治疗。

（3）因不良反应停止者。

（六）治疗方法

1. 治疗组（银质针综合疗法）　患者俯卧位，肢体放松。取穴和操作方法如下所述。

（1）银质针深刺次髎：常规皮肤消毒后，取患侧次髎穴（如双侧则取双侧次髎穴），用银质针（针身长11.5厘米，针柄长6厘米，直径1毫米，上海泰成科技发展有限公司产）双手挟持进针，以30°～40°角内下深刺次髎穴，入第2骶后孔即止。医者有针突入骨性隧道的手感，患者有强烈得气感，向下肢内侧，或阴部放射，留针，不做提插捻转。

（2）依照循经取穴及部位症候取穴原则，取肾俞、气海俞、关元俞、大肠俞、秩边、环跳、委中以毫针（一次性使用无菌针灸针，0.45毫米×75毫米，批号2270463，江苏吴江市佳辰针灸器械有限公司）双手挟持进针，平补平泻针，均需产生得气感。

（3）所有针尾加艾条点燃，15～20分钟燃尽，除去灰烬，拔针。

（4）施针完毕立即行理筋活络手法：先点按腰夹脊、大肠俞、八髎、环跳、承山、太溪、昆仑；再以按、揉、滚法在腰骶部、臀部和受损神经根分布区进行；以擦法结束。温针灸结合手法每星期治疗2次，治疗五周共10次。

2. 对照组（口服西药常规方法）

（1）口服塞来昔布胶囊（辉瑞制药有限公司，批号：国药准字 J20080059，进口药物注册号 H20070325，规格 200mg），每日 2 次，每次 200mg，连续服药五周。

（2）口服甲钴胺片（卫材中国药业有限公司，国药准字 J20080059，规格 0.5mg）每日 3 次，每次 0.5mg，连续服药 5 周。

（七）评价标准

1. 疗效判定标准　治愈：症状完全消失，恢复原来的工作和生活；好转：有稍微症状，活动轻度受限，对工作生活无影响；有效：症状减轻，活动受限，影响正常工作和生活；无效：治疗前后无差别，甚至加重。

2. 主要指标

（1）中文版 ODI（oswestry disability index）功能障碍指数量表：共有 9 项问题，每项有 6 个备选答案（分值 0～5 分，0 分表示无任何功能障碍，5 分表示功能障碍最明显）。将 9 个项目的选择答案相应得分累加后，计算其占 9 项最高分合计（45 分）的百分比。0% 为正常，越接近 100% 则功能障碍越严重。量表中主要包括疼痛（疼痛程度、痛对睡眠的影响）、单项功能（提物、坐、站立、行走）和个人综合功能（日常活动能力、社会活动和郊游）三方面的评定。

（2）VAS 观测方法：使用疼痛测量尺（中华医学会疼痛学会监制），一面标有 10 个刻度，两端分别为 "0" 分端和 "10" 分端，"0" 分表示无痛，"10" 分代表难以忍受的最剧烈的疼痛，使用时将有刻度的一面背向患者，让患者在直尺上标出能代表自己疼痛程度的相应位置，医师根据患者标出的位置为其评出分数。

3. 观测时段　所有指标观测均在 T_0（治疗前基线点），T_1（第 17 天），T_2（第 35 天），T_3（60 天），T_4（第 90 天）5 个观察时相，T_2 时相为疗效判定的结局点。所有资料在临床试验结束后交由统计方开启封存并统计处理。

（八）样本量的估算

通过阅读文献及笔者以往研究结果，设 α 为 0.05；β 为 0.1，常规非手术治疗（对照组）显效率 40%～65%，经过公式 $n=(U_\alpha+U_\beta)\times 2P\times(1-P)/(P_1-P_0)^2$ 计算，估算样本含量需每组 55 例，增加 5%～10% 脱落率，故每组纳入 60 例。

（九）随机化

（1）随机方法：由 SPSS18.0 电脑软件产生随机数字，并按照患者就诊顺序分配随机号，按随机数字大小分组，纳入病例则随机分为两组。

（2）随机隐蔽：采用密封、不透光、按序列编码的信封，医师根据信封内随机产生的治疗方案进行分配。

（十）盲法

由于治疗的不可模拟性，故研究者无法设盲，但不参与数据的测量和录入。

受试对象、结局评估者设盲。试验过程中注意盲法的隐藏。试验结束后进行揭盲，由统计分析人员完成数据录入及统计分析报告。

（十一）统计学方法

数据采用意向性治疗分析（ITT），脱落数据在疗效评定中，记为所在组治疗无效。还将脱落的受试者，其最近一次观察结果结转到终点，使各组在终点的受试者数与试验开始时一致，数据采集后，采用 SPSS 18.0 统计分析软件。所有的统计检验均采用双侧检验，P 值小于或等于 0.05 将被认为所检验的差异有统计学意义。计量资料采用 $\bar{x} \pm s$ 进行统计描述，组内和组间差异及其与各时间点的交互作用分析，采用 t 检验和重复测量数据的两因素多水平的方差分析。等级资料采用 Mann-whitney U 检验。

二、结果

（一）受试对象流程

120 例患者完成观察 111 例，脱落 9 例。治疗组：1 例联系中断失访，3 例因路远和没有时间等原因不能坚持治疗。对照组：2 例联系中断失访，3 例中途选择其他治疗方法。脱落数据在疗效四级评定中记录为无效。在数据上将脱落病例最后一次随访的结果作为后一次随访的结局。

（二）两组受试对象临床疗效及量表评分比较

治疗组有效率为 86.66%，对照组为 70%，两组组间疗效比较差异具有统计学意义（$P<0.05$）（表 6-4），治疗组高于对照组。两组治疗一个疗程后（T_2）ODI和 VAS 评分和治疗前（T_0）比较均有统计学意义（$P<0.05$），两组治疗后量表评分均有改善。在两组间各对应时相比较 ODI 和 VAS 变化均有统计学差异（$P<0.05$），不同时间相治疗组都好于对照组。两组在不同时相的 ODI 和 VAS 评分变化趋势不同，治疗组的 ODI 和 VAS 评分下降趋势快速（表 6-5～表 6-8）。

（三）不良事件

120 例患者未见严重不良事件（休克、过敏、断针、皮肤灼伤、病情快速恶化、明显皮下血肿等），治疗组 2 例患者少量皮下瘀紫，对照组 1 例胃肠不适。

表 6-4　两组治疗 1 个疗程后疗效

组别	n	治愈（%）	好转（%）	有效（%）	无效（%）	有效率（%）	组间比较 Z 值	秩和 P 值
治疗组	60	9（15）	28（46.66）	15（25）	8（13.33）	86.66	-2.783	<0.05
对照组	60	4（6.66）	18（30）	24（40）	14（23.33）	70.00		

表 6-5 两组治疗前后各时间相 ODI 评分比较（$\bar{x} \pm s$, %）

组别	n	T_0	治疗后			
			T_1	T_2	T_3	T_4
治疗组	60	63.84±11.88	40.39±18.63	29.88±18.73#	26.59±18.81	24.10±20.13#
对照组	60	64.88±11.46	51.69±16.52	42.51±20.75#	40.21±22.40	40.42±22.63#
t	—	-0.486	-3.516	-3.515	-3.609*	-4.173*
P 值	—	0.628	<0.01	<0.01	<0.001	<0.001

*近似 t 检验。#与 T_0 比较 $P<0.05$

表 6-6 两组治疗方法与各时间相 ODI 评分交互作用的方差分析表

变异来源	自由度	自由度（校正）*	SS	MS	F	P（校正后）*
组内合计	480		125581.164			
测量时相（B）	4	2.066	86143.208	41686.207	287.783	<0.001
干预（A）×时间（B）	4	2.066	4116.541	1992.066	13.752	<0.001
组内误差	472	243.84	35321.415	144.853		

*不满足 Mauchly "球对称" 检验

表 6-7 两组治疗前后 VAS 评分比较（$\bar{x} \pm s$, 分）

组别	n	T_0	治疗后			
			T_1	T_2	T_3	T_4
治疗组	60	7.20±0.70	5.38±1.79	3.93±1.52#	3.40±1.48	3.00±1.687#
对照组	60	7.12±1.02	6.05±1.04	4.63±1.80#	4.37±1.77	4.37±1.85#
t	—	0.518*	-2.484	-2.294*	-3.237	-4.228*
P 值	—	0.606	<0.05	<0.05	<0.05	<0.001

*近似 t 检验。#与 T_0 比较 $P<0.05$

表 6-8 两组治疗方法与各时间相 VAS 评分交互作用的方差分析表

变异来源	自由度	自由度（校正）*	SS	MS	F	P（校正后）*
组内合计	480		1536.001			
测量时相（B）	4	2.468	1038.127	420.605	263.98	<0.001
干预（A）×时间（B）	4	2.468	33.827	13.705	8.602	<0.001
组内误差	472	291.245	464.047	1.593		

*不满足 Mauchly "球对称" 检验

（四）讨论

基于优效性试验，该次研究采用意向性分析方法，这种分析方法确保了随机化原始时一致，减少偏倚带来的影响，尽可能使试验结果更加可靠。在评价指标中，采用 ODI（oswestry disability index）功能障碍指数量表，在手术和非手术治疗效果方面都应用非常广泛，评定腰痛功能障碍程度均稳定可靠，偏重自我功能的主观评价。能简单、准确地评价患者的具体疼痛主诉、因疼痛而影响生活功能和综合能力的严重程度。对于评估治疗年龄偏大的慢性退化性腰椎疾病的研究较有意义。根据试验结果显示：两组非手术疗法对 DLSS 都有疗效，治疗组比对照组疗效评价占有优势，能更好地降低 ODI 和 VAS 量表的分值。两组动态分析：治疗组起效快，治疗后疗效持续保持，对照组治疗效果起效慢，症状容易反复。

该次研究所用银质针为沪上陆氏伤科祖传，起源于古时"九针"，比常规针灸直径粗，导热好，容易产生针感和得气。其良好的导热性和导电特性，既能加强针刺的镇痛作用，降低致痛物质含量，产生镇痛物质，升高痛阈；还可充分发挥艾灸的药性，温热效应直达病所，有效改善微循环。从而达到平衡阴阳、调整肌张力、减轻炎症的作用。银质针针刺的主穴——次髎穴，是陆氏伤科银质针疗法的经验穴位，长期在临床应用，取得良好疗效。次髎为足太阳膀胱经腧穴；《针灸甲乙经》中记载"腰痛怏怏不可以俯仰，腰以下至足不仁，入脊，腰背寒，次髎主之"，主治腰痛下肢痿痹等症。其位置在第二骶后孔处，骶孔和骶管相通，椎骶管内马尾神经的血液供应是沿着从头侧向尾侧走行的，静脉则反之，当椎管狭窄使马尾神经的血供障碍。根据近部取穴和神经节段取穴原则，针刺脊柱附近相关穴区，可刺激中枢神经的修复，促使神经轴突近侧端向远侧段延伸而缓慢恢复。针刺次髎可更加靠近椎骶管，刺激此穴区可改善椎管内环境，缓解马尾神经椎管内的静脉瘀血，修复损伤神经组织。艾灸有温经散寒、扶阳固脱、消瘀散结、防病保健的作用，对经穴的刺激作用有镇痛、改善微循环、调节机体机能等。艾燃烧时产生热能及远近红外光辐射，可直接渗透到机体深层组织，温灸两侧的次髎穴可将整个腰骶部都辐射在治疗范围之内，提高脊椎的强啡肽和内啡肽，调节神经递质中致痛物质的分泌，产生中枢性镇痛作用。传统理筋手法可以缓解局部软组织的痉挛，促进血液循环，加速炎症的吸收和消退，考虑该病患者平均年龄较高，防止手法意外，故此次研究不采用扳推旋转等手法。

银质针综合治疗是针对不同环节的特定靶位进行多方位干预，虽然不能消除椎管的骨性狭窄与纤维体结构增生，但可改善椎管内神经根、马尾的炎症水肿、缺血缺氧和静脉瘀血从而达到减轻椎管内压力的效果，起到治疗作用。治疗效果可能和针刺（银质针和毫针）、次髎等特殊作用腧穴、温艾灸、理筋手法等几种治疗因素相加有关，其特定效应和交互作用的机理还待进一步研究。猜测这种多因素相加不是简单地叠加，而是多系统的复杂合作，其中有相互协同、定量与定性相结合、理论和经验相结合，结局使整体疗效大于各分部之和，就如同鸡尾酒疗法。借用组方之原则概括该次研究的中医外治综合疗法；银质针针刺次髎为君，毫针刺其他腧穴为臣，辅以温艾灸和理筋手法为佐使，为非手术治疗退行性椎管狭窄症提供了一种思路。

（李　伟　黄　骏　徐洪亮　王慧芳　程少丹　张天伟　卜家树　陆念祖）

第九节　陆念祖主任医师学术思想初探

陆念祖主任医师，浙江宁波人，系上海伤科八大家之一——陆氏伤科第八代传人，上海市非物质文化遗产项目传统医药——陆氏伤科代表性传承人，出身于岐黄世家，且家学渊源。自土逵公起，相传三百年之久。其外祖银华公悬壶于甬，素负盛名，父陆清帆，母陆云响皆是伤科名家。父陆清帆 1927 年受邀由甬来沪入四明医院坐诊，1956 年进入同济医院工作，与杜开元教授、王子平先生共事。母陆云响 1959 年应邀进静安区中心医院工作。先生少年时在父母指导下研习中医经典著作，课余也常侍诊亲侧，因生性聪慧，勤奋好学，故尽得家传。先生 1968 年毕业于上海中医学院医疗系，至今行医 40 余载，幼奉庭训，经家传熏陶，又受业于正规中医学院，对祖国医学有独到的见解和治疗方法，不仅骨伤科技艺精湛，理论深厚，尤擅长以祖传长银针施治，对内科杂病也涉猎颇深。末学有幸拜入先生门下，耳提面命时达十余载，每多受指点，故不揣浅陋，撰此拙文，整理先生及其家传学术思想之一二，冀与诸同道参研。

一、动静结合，重视导引

陆师继承了祖传治疗骨折复位和固定的原则"静如磐石不移，动如钟摆有律"以骨折三期辨证为纲要，整体和局部并重，外伤与内损兼顾。陆氏伤科有许多简便有效的骨折固定绑扎方法。具有代表性的有四肢骨折的杉树皮小夹板固定、髌骨骨折用 4 条带固定等，其中髌骨骨折之"井"字包扎法与"十"字包扎法的结合，更为独创，此法使断骨不易移动，且患者体感舒适，是陆氏伤科改进了古人抱膝圈方法，用"井"字包扎法固定髌骨。由于布带比较柔软，能紧贴骨内伸缩自然。同时用"十"字包扎法于"井"字包扎法外面，可以避免带子松弛而移位于髌骨断端之内。陆师尤其重视骨折固定后的康复导引锻炼，故固定包扎完毕，取长绳一头绑套在脚背，嘱患者用手拉紧其绳，即可牵腿行走，此时患肢肌肉可放松，可避免骨折端移位，又能早期活动，此谓动静结合。固定一个月左右，拆除固定，行导引锻炼避免关节粘连，改善功能，用竹筒搓滚法：取竹筒 1 尺长，患肢踏于竹筒，用足搓滚竹筒，每日三练，帮助恢复膝关节的功能，此法功能科学，操作简单，为陆氏特有之导引锻炼之法。陆师家传独门正骨上骱手法，具有代表性的有改良坐法蹬肩肩关节复位法、小儿肘关节半脱位复位手法等，此种方法成功率较高，简易有效，一人操作即可，而且不用床位，限制较少。

二、以针代刀，治筋骨伤

早年伤科诊室患者以急性内外伤多见，随着近年社会发展，人们工作、生活、学习方式的改变，使骨伤科疾病谱比重有所变化，慢性筋骨劳损性疾病逐渐增多，占求诊患者的大半。陆师在继承祖传银质针治疗外伤、关节能障碍、鹤膝风经验的基础上，不断研究探索，适应临床需要，对针具、针法做了进一步的探索和改进。使银质针起到了"以针代刀"的作用，扩大了银质针治疗的范围，提高了疗效，在治疗颈肩腰腿痛疾病中取得显著的功效，使陆氏伤科成为上海市乃至全国的重要传统中医流派，有力地促进了针灸学术的发展，丰富了针灸医学的内容，使针灸学的内容更丰富与完善。

（一）概述

陆氏银质针是从古代的"九针"基础上演变而来，针身长度分别为9.5厘米、12厘米、14厘米和16厘米4种，针柄末端铸成圆球状，便于安装艾绒，不易脱落。银质针有针身长而针体粗，针尖圆而钝，针身银质性韧而软，含金属银80%的特点。所以容易刺及身体深部病变部位，循经针感刺激作用强；不易刺伤血脉及神经；不易滞针或折断；具有抗炎杀菌作用，不易感染。陆师以银质针"取远痹""利关节"和"泻机关之永"的作用；以"盛则泻之，寒则留之，菀陈则除之"的经旨为依据，手法以泻法为主，以通为用，疏泻病邪，缓解挛缩。银针治疗取穴少而精，针刺任何穴位一定要有下传的感觉。

（二）治法

由于银质针有不同于毫针的特点，故在针刺操作过程中，掌握正确的针刺角度、方向和深度是提高疗效的重要环节，陆师有其独到的经验。以针刺次髎穴为例：从次髎进针，斜刺35°～45°至上髎骨空内，再从上髎退针，进针向上刺，过骶骨棘脊到第5腰椎椎板；环跳穴：直刺环跳，再向上5.5～6.5寸到髂崤边缘，再退出到皮下，再深探，有针感到足跟或小趾或大趾为止。肩前直刺透过肩关节腔到肩贞穴；内外侧膝眼旁开，沿髌骨下斜透刺入关节腔，两根银针在髌下成十字交叉，还有许多腧穴的银质针特色针法，不予赘述。

陆氏银质针治疗取穴精简，主次有方，一般3～5穴。采取"循经取穴""以痛为输"和"功能运动中的痛点"结合取穴。以腰痛痹症为例：银质针取次髎、环跳、大肠俞，施以强刺激或中等刺激，使针感向远端放射，患者往往有下肢放射抽搐感，再辨证审因以毫针配穴取肾俞、气海俞、关元等。冻结肩的治疗：从肩前穴进针，直刺进肩关节透肩贞穴，诱发针感后患者侧卧，毫针刺肩髃、肩髎、曲池、手三里等诸穴，再在每一针尾装1厘米长艾条，点燃，艾燃时，待完全冷却起针。

陆师认为，针药同理，针灸之法，能通经脉，调气血，解痹痛，治痿癖，银质针更甚之，从而达到治疗之目的。部分伤筋等症，用银质针及温灸可代替药剂治疗，往往能针到病除，较药剂更为迅速而无药物之不良反应，如腰椎间盘突出症、腰椎管狭窄症、肩关节周围炎、骨折后关节粘连、软组织劳损等。《素问·刺腰痛》篇云"腰痛上寒，刺足太阳、阳明"，陆师辨腰部痹痛等伤科疾病，大多从"肾"论治，结合经络辨证。以腰痛肾阳不足型为例，症见腿脚寒凉、腰膝酸痛、腰背冷痛、筋骨痿软，关节疼痛等。陆师认为"太阳为诸阳主气"，《素问·生气通天论》说："阳气者，精则养神，柔则养筋"，故辨证经络取腰背部及督脉和手足三阳经所处，施以银针合用艾灸以温经散寒、行气通络、激发经气，使"阳气自复，寒气自散"。此谓"阴平阳秘""壮阳而去阴翳"也。

三、肩周炎的辨证施治

陆师在学术上善于辨证和辨病的结合，在肩周炎的诊断和治疗上尤为精辟，规范了肩周炎的分型诊断和治疗，辨肩周炎常由慢性的多次小外伤（劳损）或一次急剧的创伤后发病；或因风寒湿的侵袭积久筋凝气聚；或因中风后肢瘫，肩部经脉不通，经筋拘急而发病，或有消渴病而后诱发加重。基于此陆师提出肩周炎的病理分型：外伤型、退变型、风寒型和中风型。并针对不同的程度和分型，辨证施治，以银质针、艾灸、推拿手法、汤药治疗。陆师根据多年临床经验，又将肩周炎的病情分为轻、中、重三度。轻度：肩关节上举135°以上，外展 70°以上，后挽摸棘（以中指尖摸到处为准）第三腰椎棘突以上，生活基本自理，疼痛，压痛，夜痛均轻。中度：上举90°以上，外展60°以上，后挽摸棘达腰五棘突以下，诸痛均感较重。重度：上举90°以下，外展60°以下，后挽摸棘困难，患手只能摸到患侧髂臀部，不能自理洗脸、穿衣等，诸痛较为剧烈。此种分度法以主观和客观相结合，具有简便、准确及可操作性，在临床治疗和科研上有明确的指导意义。

在治疗上陆师率先进行中西医结合下的肩周炎手法松解研究，依据肩部的解剖原理，辨证和辨病结合，提出采用松解粘连的正骨手法，如扳、拔及肩关节其他被动功能位牵拉活动，顺经络关节正常运动方向对粘连肩关节施以柔和、均匀的外力，分别向前屈、外展和后挽等几个角度彻底牵拉分离粘连组织、松解粘连的关节囊，使粘连挛缩的关节囊恢复，再配合一系列的压痛点按摩及舒筋活络手法，使肩部周围软组织达到松、通，松则不僵，通则不痛；直接针对病因，气血筋肉骨并治，使肩功能在短时间内得到恢复。寒瘀去、经络通，痛亦随之在短期内消失提失。陆师认为肩周炎（冻结肩）的治疗原则：改善肩关节活动障碍，彻底松解肩关节粘连，纠正肩内小关节错缝，使筋疏络通，故须诸法合用，才能立竿见影，疗效稳定。

四、分期辨证，善疗内伤

陆师治疗内伤，尤重气血，辨析内外，继承祖传对软组织损伤、头部内伤（脑震荡）、海底伤（泌尿系损伤）的辨证治伤思想。

（一）各种创伤初期

由于络脉损伤，血流脉外，局部血瘀疼痛，祖传验方破瘀活血汤（当归尾、赤芍药、生地黄、桃仁、泽兰、红花、乳香、没药），服用2～5剂后，去桃仁、泽兰，加秦艽、五加皮，上肢病加用丹参，下肢病加用川牛膝。同时配合外敷陆氏消肿膏。创伤中期，局部肿势消退，但余瘀内结未净，气血未复，痛未止，肿未全退，祖传验方活血散瘀汤（当归、续断、赤芍药、生地黄、秦艽、桑寄生、川牛膝、茜草、威灵仙）和血通络，祛瘀生新。后期则以左归丸、右归丸、八珍汤、当归养血汤等调养气血、补益肝肾，并随症配以蕲蛇、羌活、骨碎补、白芷、天麻、僵蚕等舒筋活络之品。

（二）陆氏祖传脑部内伤三期辨证施治

脑震伤早期神志昏迷或恍惚不清，头痛眩晕，心悸，夜寐不安，以重镇安神佐以升清气降浊气，散瘀护心，芳香开窍；方药为祖传验方琥珀镇惊汤（琥珀、丁香、龙齿、天麻、藿香、丹参、赤芍药、当归尾、荆芥、豆豉），昏迷不醒，加金箔、麝香、石菖蒲、天竺黄（祖传验方金箔镇静汤）。如呕逆严重，以祖传验方赭石镇静汤主之（代赭石、藿香梗、龙齿、砂仁、淡豆豉、琥珀、赤芍药、明天麻、紫丹参、紫丁香）。中期如神志稍清，头晕头痛，夜寐欠安，以活血化瘀为主，以血府逐瘀汤主之，一般此时不用三棱、莪术之品，因其血瘀内阻为期尚短，非积瘀日久。临诊时可随症运用安神宁心、理气化痰、和胃降逆之剂。震脑伤后期，肝肾亏虚，脑气虚弱，方用可保立苏汤，以养血益气，补益肝肾，并可根据症状采用通窍活血汤、补中益气汤加减调之。

五、医术全面，内外兼修

陆师要求门下学生，必须打好内科基础，因为中医内科是各科的基础，与临床密切相关，并且重视研习经典著作理论，理法方药了然于心。陆师自身不但精通骨伤科，儿科、内科均有涉猎；对上海儿科名家董廷瑶治疗治疗小儿发热颇有研究。整理董老治疗小儿发热经验：①外感热病理法，开门逐盗、保存津液，小儿最忌"关门杀贼"。②麻疹毒移迫大肠所致发热，通因通用法。③阴虚发热，生地、太子参、石斛、花粉养阴清热而不用玄参、麦冬，防其苦寒败胃。④营卫不和，发热自汗，以桂枝汤方加龙齿、牡蛎。活用家传清热解毒验方"消肿汤"，取其清热解毒活血之理法，治疗扁桃体周围脓肿等。

六、结语

陆念祖医师在骨伤疾病临证中强调分期辨证治疗；善于针灸，特别是家传银质针在急慢性筋骨病的运用；以及肩关节周围炎的辨证分型和中医综合治疗。我辈后学需对陆师学术思想及其祖传中医流派治伤经验进行认真整理、研究和传承，提升中医药学术水平，适应现代疾病谱的改变，提高中医临床诊疗能力。

（李　伟　徐洪亮　王慧芳　程少丹　黄　骏　张天伟　卜家树　陆念祖）

第十节　全麻下陆氏肩关节粘连松解术配合长银针治疗重症肩周炎 200 例

肩关节周围炎是一种因肩关节周围软组织病变而引起肩关节疼痛和活动受限的肩部疾病，简称肩周炎。因其好发于中老年，尤以 50 岁左右的人群的发病率为最高，故又称为"五十肩"，亦因该病普遍具有患肩关节僵硬和遇热痛减、遇冷痛甚，夜痛剧烈等特点，又被称为"冻结肩""肩凝症"等。我科自 2003 年以来采用全麻下无痛肩关节粘连松解术并配合陆氏长银针针灸治疗重症肩周炎 200 例，现报道如下，以求正于同道。

一、临床资料

1. 一般资料　该组 200 例均为住院患者。其中男性 71 例，女性 129 例；年龄最大 78 岁，最小 39 岁，平均 53.95 岁；病程最短 10 天，最长 36 个月，平均 5.95 个月。依据《中华人民共和国中医药行业标准·中医病症诊断疗效标准》确诊：①有慢性劳损、肩部外伤史，或气血不足、复感受风寒湿所致；②好发年龄 50 岁左右；③肩周疼痛，以夜间为甚，天气变化及劳累后加剧；④肩前、后、外侧均压痛明显，上举、外展后伸功能受限，可有典型的"扛肩"现象；⑤X 线检查多为阴性，病程久者可见骨质疏松。

2. 纳入标准和排除标准　纳入标准：符合以上诊断标准，肩前上举<90°，后挽低于 L_5 者。排除标准：①有肝、肾、造血凝血系统等严重疾病者；精神病患者发作期；妊娠期；②恶性肿瘤不能排除有转移者；③有糖尿病史，目前血糖高于 9mmol/L；④有外伤目前尚未痊愈者；⑤其他麻醉禁忌者及 X 线提示肱骨骨干骨

皮质有异常者。

二、治疗方法

1. 静脉全麻　患者仰卧位，在心肺监视下静脉推入丙泊酚 10～15mL（用量按 2～3mg/kg 体重计算），一般从开始注射后 40 秒起效，麻醉期间呼吸自律，一般约 5 分钟后自然苏醒。

2. 陆氏肩关节松解术　①松解上举位的粘连：患者仰卧位，术者站于患侧，助手固定骨盆及患者健侧手臂，术者用手托住患臂肘部，保持屈曲肘关节约 90°，沿耳侧，徐徐上举，平稳用力，迅速将患臂压下至与床平，此时可闻及撕布或喀嚓之声。要求：屈曲患肘上举时，必须紧贴耳侧，以防止肩关节前脱位；术者用力要均匀柔和，一步到位，避免暴力手法对局部软组织的损害。②松解外展位的粘连：上举位的粘连松解后，将患肩分别在外展 45°和 90°位，按上举位粘连松解操作步骤进行。要求：术者用手托在患肘上 5 厘米处，轻轻压下，使其前臂和床在同一平面上。注意：施行以上两步手法时，在患手松解至与手术床相平的位置时应进一步使其手心向上，才能达到彻底松解的目的。③松解后伸位的粘连：患者取侧卧位，手心向外，术者一手扶住患肩，一手使患肘屈曲向上，使其手指达到对侧肩胛背部。如有粘连，可闻及响声。

3. 术后处理及功能锻炼　麻醉清醒后患者可有不同程度的肩痛，视疼痛轻重分别予以口服或肌内注射镇痛类药物，一般术后 1～2 小时患者均可觉疼痛缓解；术后 2～3 小时即要求患者开始进行爬墙、体后拉手等功能锻炼活动。自术后第一日起进行以上锻炼，每日 2 次，连续锻炼 3 周，并要求在此期间患肢不得提拎重物，且禁忌做甩手回环运动。

4. 陆氏银针针灸　上述治疗后隔日行温针灸治疗。患者侧卧，以一根 14.5 厘米规格的陆氏银质针，从患侧肩髎穴进针，透肩贞穴，不做捻转泻法，以患者感觉酸重胀为度（进针时注意角度，避免刺入胸腔），再以毫针刺肩三针、臂臑、曲池、手三里诸穴。在银针及每个毫针针尾装 1 厘米长艾条，点燃，熏灸，待完全冷却后起针。随后重复陆氏肩关节松解术，以巩固治疗效果确保肩关节已彻底松解。

1 周内 2 次治疗为一个疗程，3 周后观察疗效。如仍有轻度功能障碍和肩部酸痛者，则于 3 个月内复诊。

三、结果

1. 疗效标准　治愈：肩部疼痛基本消失，肩关节功能完全或基本恢复；好转：肩部疼痛减轻，活动功能改善；未愈：症状无明显改善。

2. 治疗结果　　200 例患者，经 1 个疗程 2 次治疗后，治愈 173 例，好转 27 例，治愈率为 86.5%。

四、体会

中医学认为，该病属本虚标实，人年近五十，肾气渐亏，体内各脏器开始逐渐虚衰，如《素问·上古天真论》所述："女子……七七，经脉虚，太冲脉衰少，天癸竭；丈夫……七八，肝气衰，筋不能动，天癸竭。"可见肾中精气的虚衰直接影响元气对全身各部、四肢关节的濡养。在这基础上，肩关节遭受外伤可损及局部脉络，感受风寒湿邪易致邪气壅塞，反复劳累则伤及筋脉，终致肩部经脉不畅，经筋挛缩，筋腱粘连，关节板滞错位最终导致肩部疼痛，活动受限。其基本治则总以温阳通痹、调气通经、正骨梳筋活络为大法。

现代医学认为，随着人体生理年龄由中年期过渡到老年期，体内许多组织都不同程度地产生退行性改变。在肩关节区域最易出现冈上肌长头腔磨损、结节间沟骨质增生、肩峰下滑囊炎退变等情况。这些生理和病理的变化，使肩关节周围软组织的弹性降低、质脆，甚而发生局部无菌性炎症反应，充血、渗出、纤维组织增生与粘连，导致肌腱或韧带挛缩、粘连、钙化等情况，使关节腔狭窄、闭锁，引起肩关节疼痛和活动障碍。病程长者还可进一步引起胸大肌和背阔肌肌腱甚至肌腹挛缩、变硬，使腋窝前后壁伸缩受限，更加重肩关节的活动障碍。Depalma将肩关节周围炎的病理过程分为三期：早期为凝结期，病变主要位于肩关节囊，造影显示关节囊紧缩，关节囊下壁互相粘连，肱二头肌长头腱与腱鞘间有薄的粘连；中期为冻结期，此时除关节囊严重萎缩外，关节周围软组织均受影响，喙肱韧带挛缩限制了肱骨头外旋，冈上肌、冈下肌、肩胛下肌挛缩，肱二头肌长头腱鞘炎使肩关节功能严重受限；末期为解冻期，大多数患者经 7～12 个月，甚至 2～3 年后炎症逐渐消退，疼痛消失，肩关节功能逐步恢复。因此，我们认为有效改善肩关节功能活动是该病治疗的重点。

治疗重型肩凝症的关键和唯一途径是恢复肩关节的功能。该组病例均为重症患者（肩前上举<90°，后挽<L_5者），多数迁延日久，且在治疗之前已经有针灸、关节内封闭、按摩、推拿等方法治疗，但都因年龄大、症状重等因素，医者治疗有顾虑，或治疗不及时，或因上述治疗方法效果有限，对严重粘连病例因止痛不充分，肌肉松解不够而致治疗不彻底或治疗后患者因畏痛而功能锻炼不足反使粘连加重，治疗更加困难。因此对此类重症患者能否进行充分的粘连松解和及时有效的术后功能锻炼，必须解决以下三个关键问题：①在确保患者安全的前提下保证无痛和肌肉松弛，即安全、有效的麻醉；②松解手法必须一次到位，在肩关节各个活动方向上松解彻底；③麻醉后能迅速清醒，能在继续有效镇痛下尽早开始全面的功能锻炼，即麻醉时效需短。

为此笔者与麻醉科合作采用丙泊酚短效静脉全麻法，该麻醉方法有效时间仅持续 3～5 分钟，且麻醉期间可保持自主呼吸，对患者心脑等重要脏器和一般生理功能影响较小，又能充分松弛患肩局部肌肉的保护性痉挛，有效避免了施术时肌力对抗导致骨折和肩关节局部神经血管等组织的损伤，安全性高，尤其适合症状严重，伴有严重骨质疏松、高龄或兼患其他慢性疾病等体质虚弱的患者。

陆氏理筋整复手法和陆氏长银针疗法是陆氏家传两大绝技，陆氏肩关节松解术则是陆念祖主任在家传传统理伤手法的基础上，依据肩部的现代解剖原理，采用较重的手法，如扳、拔及肩关节其他被动功能位牵拉活动，顺经络关节正常运动方向对翻连肩关节施以柔和、均匀的外力，分别在向上、外展和后挽等几个角度彻底牵拉分离粘连组织、松解粘连的关节囊，使粘连挛缩的关节囊恢复，再配合一系列的压痛点按摩及舒筋活络手法，使肩部周围软组织达到"松""通""松则不僵，通则不痛"。手法松解和银针温针灸二步连贯使用，直接针对病因，气血筋肉骨并治，使患肩功能在短时间内得到恢复，寒瘀去、经络通，痛亦随之在短期内消失，是一种安全、迅速、治愈率高的肩周炎特效疗法。

综上所述，陆氏无痛肩关节粘连松解术为极重型肩凝症患者和伴有严重骨质疏松、高龄或兼患其他慢性疾病等体质虚弱的患者提供了更安全、更人性化的治疗方案，使更多的对治疗畏惧的患者获得有效可靠的治疗，也使肩周炎粘连松解术操作更安全和彻底，是值得进一步深入研究、总结、提高和推广的新方法。

（王慧芳　方　亮　陆念祖）

第十一节　陆氏长银针配合玻璃酸钠局部注射治疗膝骨关节炎 35 例

膝骨关节炎（knee osteoarthritis，KOA），又称膝骨关节病、膝增生性关节炎等，是骨关节结构发生广泛退行性改变的一种严重影响中老年人生活质量的常见病。临床上主要表现为疼痛、关节肿胀、膝软、绞锁、"胶着"、关节功能障碍及关节畸形等，重者甚至丧失功能。据统计，目前国内 KOA 的发病率正逐渐上升，为 3%～9%。近年来，陆氏伤科应用陆氏长银质针配合玻璃酸钠（SH）治疗该病取得了显著效果，现报告如下。

一、临床资料

该组共 35 例患者，其中男性 15 例，女性 20 例；年龄 40～70 岁，平均年龄 58.5 岁；病程 2 个月～10 年；共计患膝 56 个，左膝 8 例，右膝 6 例，双膝 21 例。依据临床表现和美国风湿病学会（ACR）的诊断标准：①膝关节反复疼痛、肿胀、上下楼梯及蹲立困难、关节摩擦音（感）、压痛、活动受限；②关节活动时有弹响；③晨僵小于 30 分钟；④年龄大于 38 岁；⑤膝关节有肿胀伴有滑膜炎时。符合①、②、③、④或①、②、③、⑤可诊断为 KOA。同时，X 线检查示均有不同程度软骨硬化或骨赘形成，关节间隙狭窄。根据病史及理化检查排除韧带及半月板的损伤、风湿性膝关节炎等。

二、治疗方法

1. 银针治疗　取双膝眼、足三里、梁丘穴。双膝眼以三号长银针（11.5 厘米）沿髌骨下斜透刺入关节腔，两根银针在髌下成"十"字交叉，针尖应分别可在髌骨左右上缘皮下触及。余穴施常规针刺，平补平泻。同时予温针灸约 20 分钟。每周治疗 2 次，10 次为 1 个疗程，期间长银针治疗 2～3 次。

2. 局部注射　SH 注射液（2mg/2mL，山东正大富瑞达制药有限公司生产）。患者取卧位，取髌下内侧或外侧注入，每周注射 1 次，与针灸治疗交替进行，5 次为 1 个疗程。

三、疗效观察

1. 疗效标准　根据临床症状和体征的改善程度分为优、良、可、差。优：症状和体征完全消失；良：症状和体征基本消失，仅偶有上下楼梯时疼痛或（和）关节肿痛僵硬；可：疼痛或关节肿痛僵硬略有所减轻；差：症状及体征无改善。

2. 治疗结果　经 1 个疗程治疗后，56 个患膝中，临床疗效优者 37 个，占 66.1%；良 14 个，占 25.0%；可 5 个，占 8.9%，总优良率达 91.1%。

四、讨论

膝骨关节炎是中老年人的常见病，现代医学对该病的病因和发病机制尚无一致的认识。一般认为是人体生理上的退行性变化所引起的包括关节软骨的剥脱、骨质增生、半月板损伤、滑膜炎等一系列改变。临床上以膝关节的肿痛、活动不利为主症。KOA 患者关节滑液中的透明质酸发生降解，其含量明显下降，从而失去了对关节软骨的保护及润滑作用，造成软骨退变加剧。因此，关节腔内注射外源性玻璃酸钠（透明质酸钠盐）利用其流变的特性，作为黏弹性物质的补充，不仅能直接提高滑液中透明质酸的含量，恢复滑液正常的流变状态和生理功能，抑制软骨进一步发生退行性变，还可刺激滑膜 B 细胞加速透明质酸的合成与分泌。关节滑液中的透明质酸还具有屏障作用，可屏蔽痛觉感受器，消除致炎和致痛物质，减轻疼痛，从而缓解临床症状。

中医学认为该病属"痹证"范畴。膝关节的生理功能有赖于肝肾精血的濡养润滑，由于年老体衰，肝肾精血亏虚，不能濡养滑利关节，致使关节黏膜退变增生，关节腔滑液减少，关节间隙变窄，加之风寒湿邪乘虚而入，客于关节，致脉络痹阻，气滞血瘀，不通则痛，故见关节肿痛、活动不利。陆氏长银针集针、圆利针、长针、大针的优点，具有"利关节""泻关节之水"，而不伤正气的作用。长银针由 80%白银制成，比普通不锈钢针软，不易折断，具有导热快的特点，温针灸时银针留体外针柄温度可达 100℃，体内针尖处约达 40℃，擅长温散寒邪；针身较粗（直径约 1 毫米）较长，使其能轻易刺达深部病变部位而产生强烈针感，达到调气通经、活血化瘀、温通关节的作用。银针直接从髌骨下交叉透刺关节腔，在患膝局部引发强烈的针感，辅之以银针柄头上艾灸，使热量直透膝关节内部，升高患膝局部组织的温度、促进局部血液循环、加快新陈代谢，使关节腔内炎症迅速消退；配合黏弹性替代疗法——玻璃酸钠关节腔内注射以替代关节内滑液作用，保护关节内黏膜，阻断或减慢病程进一步发展，是保守治疗膝骨关节炎有效、实用的方法，值得进一步研究和推广。

（方　亮　陆念祖）

第十二节　原发性冻结肩危险因素的病例对照研究

冻结肩（frozen shoulder）也称作"粘连性关节囊炎（adhesive capsulitis）"，常发病在 40～60 岁，美国肩肘外科医师学会将其定义为以盂肱关节僵硬为主要表现的粘连性关节炎，具体为肩关节周围疼痛，肩关节各个方向主动和被动活动降低。冻结肩女性发病多于男性，年龄最多见于 40～60 岁，此年龄人群发病率为 2%～5%。

冻结肩可以被划分成"渐冻期（freezing）""冻结期（frozen）"和"解冻期（thawing）"三个阶段，根据发病原因分为原发性和继发性两类。原发性冻结肩尚未明确和统一其病因和发病机制，既往的研究中发现冻结肩和许多疾病有相关性，如糖尿病、缺血性心脏病、胆囊炎等。但较少系统地报道其发病的危险因素及相互关系。该研究采用临床流行病学研究方法——病例对照研究；从性别、年龄、个人生活习惯、职业、既往史等方面，探讨冻结肩发病的危险因素，检测目前几种发病诱因及易感因素，为明确诊断和鉴别及针对性的防治措施提供依据。

一、资料与方法

（一）资料来源

病例组：收集自 2012 年 1 月至 2013 年 6 月在上海市静安区中心医院中医伤科收治的冻结肩住院患者 100 例，所有病例均行肩部 X 摄片和肩关节 MRI。

对照组：同期前往医院探望患者的健康人群或无肩部疾病的就诊患者。对照组以年龄相差 5 岁以内，数量与病例组 1∶1 匹配，共获得对照 100 例。

（二）入选标准

1. 病例组　来自上海市静安区中心医院中医伤科病房收治的冻结肩住院病例 100 例，具上海城区户籍并在沪生活 10 年以上，每一位患者面访调查完成一份问卷。

诊断标准：美国骨科医师学会关于冻结肩的诊断标准：逐渐加剧的肩部疼痛、肩关节功能障碍和僵硬，肩峰下滑囊、肱二头肌长头、喙突及结节间沟广泛压痛，可有肩部肌肉萎缩。X 线检查多无异常，排除肩袖严重撕裂、骨折、盂肱关节炎。

2. 对照组　对照组以年龄相差 5 岁以内数量与病例组 1∶1 匹配，以与对照病例同期前往医院探望患者的健康人群或无肩部疾病的就诊患者，具上海城区户籍并在沪生活 10 年以上，每一位患者面访调查完成一份问卷。

3. 样本含量的估计　采用累积法每组 100 例，视具体情况增减样本量。

（三）研究内容和方法

1. 资料收集

（1）调查表格的制订：根据临床经验和文献查阅，充分熟悉国内外关于冻结肩病因分析的热点问题、研究水平，编制了《冻结肩相关因素调查表》。调查表主要内容包括：①一般情况：姓名、年龄、性别、身体质量指数（BMI 指数）；②其他情况和既往病史：职业劳动特点、体育锻炼习惯、轻微外伤史、糖尿病史、缺血性心脏病史、胆囊炎史、甲状腺疾病史、颈椎病、手术史。

（2）变量的定义：明确调查中每项因素的定义，避免歧义；如轻微的肩部外伤史指未产生骨折脱位，结局痊愈的微小受伤，没有肢体主动或被动固定，如搬东西扭伤等且痊愈后和冻结肩发病间隔 1 个月～1 年之间，与外伤骨折脱位等主动或被动固定患肩所致外伤性冻结肩区分。

（3）调查方法：由上海市静安区中心医院 2 名主治医师担任调查员，并经过专题培训。调查人员采用统一制订的调查表格，通过面对面问卷及调查员填写的方式进行资料的收集。

（4）质量控制：在问卷过程中，注意病例组和对照组的提问方法、深度和广度一致对待。尽量有效地控制调查的偏倚。对不合常规逻辑的数据，由医师根据专业知识结合具体资料可信度进行数据取舍，所有数据严格校对后录入程序，调查取得患者知情同意。在设计初期（含调查表的设计）就进行质量控制，医师对采样面谈的每一环都实行质量控制，并将质控措施贯穿于调查的全过程。尽量避免偏倚。

（5）录入核查：问卷结束后筛选符合的调查表，仔细核对所得数据以确保调查问卷的准确性，将所有数据录入电脑。

（6）相关诊断标准及说明：其他既往疾病经其他正规医院诊断，或该次调查时经主治医师确诊。

2. 统计分析方法　应用 Excel 2007 建立数据库，通过 SPSS18.0 软件进行统计分析，组间计量数值比较用 t 检验、组间率的比较用 χ^2 检验、等级资料用秩和检验（Mann-Whitney 检验）。以冻结肩发病与否为因变量，以所选择的研究因素为自变量，以单因素条件 Logistic 回归分析，观测相关危险因素与冻结肩的关联，以 $P<0.05$ 左右的水平进行变量筛选，选出潜在的危险因素（可适当放宽 P 的水平，使潜在危险因素尽可能进入），将符合水平的相关因素进行多因素条件 Logistic 回归分析。计算各危险因素与冻结肩的关系，OR 值（比数比：疾病与暴露危险因素间联系强度的指标）及其 95%可信区间。

二、结果

将采集的资料结果应用软件进行分析，包括年龄、性别、身体质量指数、职业、体育锻炼、手术史、轻微的肩部外伤史，糖尿病、甲状腺病、胆囊炎、颈椎颈椎病、缺血性心脏病在病例者和对照组之间进行分析。

（一）病例组与对照组一般情况

病例组与对照组研究对象各 100 人，病例组男性 38 例，女性 62 例。对照组男性 49 例，女性 51 例。病例组与对照组在年龄、性别和身体指数 MBI 方面分布上较为均衡，未见明显差异（$P>0.05$），见表 6-9。

表 6-9　病例组与对照组一般资料比较

组别	性别（例）		年龄（岁）	年龄分级（例）				身体质量指数 MBI（例）		
	男	女		< 45	45～54	55～64	≥65	< 22	22～25	≥25
病例组	38	62	57.43±6.91	5	24	59	12	36	40	24
对照组	49	51	57.01±6.79	3	37	48	12	43	37	20
统计量	χ^2=2.462		t=0.433	Z=−1.156				Z=−1.032		
P	0.117		0.946	0.248				0.302		

（二）其他因素分布情况

两组的职业劳动特点、体育锻炼习惯、轻微外伤史、糖尿病、缺血性心脏病、胆囊炎、甲状腺疾病、颈椎病、手术史在的分布情况。其中两组间职业劳动特点（$P=0.396$）、手术史（$P=0.286$）、胆囊炎病史（$P=0.470$）、缺血性心脏病病史（$P=0.228$）、体育锻炼习惯（$P=0.108$）、甲状腺疾病史（$P=0.063$）分布差异未见明显统计学意义。轻微外伤史（$P=0.003$）、糖尿病史（$P=0.003$）、颈椎病史（$P=0.017$）在两组间的发生率的差异有统计学意义，见表6-10。

表6-10　两组其他因素的分布

项目		病例组（$n=100$）[n（%）]	对照组（$n=100$）[n（%）]	χ^2	P
职业特点	脑力劳动	52（52）	46（46）	0.720	0.396
	体力劳动	48（48）	54（54）		
体育锻炼情况	经常	76（76）	85（85）	2.58	0.108
	几乎不锻炼	24（24）	15（15）		
手术史	有	9（9）	14（14）	1.228	0.268
	无	91（91）	86（86）		
轻微肩部外伤史	有	17（17）	4（4）	8.992	0.003
	无	83（83）	96（96）		
糖尿病	有	20（20）	6（6）	8.665	0.003
	无	80（80）	94（94）		
甲状腺疾病	有	28（28）	17（17）	3.47	0.063
	无	72（72）	83（83）		
胆囊炎病	有	3（3）	5（5）	0.521	0.470
	无	97（97）	95（95）		
颈椎病	有	29（29）	15（15）	5.711	0.017
	无	71（71）	85（85）		
缺血性心脏病	有	7（7）	12（12）	1.454	0.228
	无	93（93）	88（88）		

（三）冻结肩相关的潜在危险因素的条件 Logistic 回归分析

1. 变量分类编码　为了分析冻结肩与各个潜在危险因素之间的定量关系，需要排除一些混杂因素，所以用 Logistic 回归分析来处理数据。故将研究的相关因素和资料进行变量分类编码，使自变量成为二项式或等级资料，见表6-11。

表6-11　主要研究因素和赋值说明

因素	变量名	研究因素赋值说明	变量类型
年龄（岁）	X_1	<45=1，45～54=2，55～64=3，≥65=4	有序分类
职业劳动	X_2	脑力劳动=0，体力劳动=1	二分类
是否体育锻炼	X_3	几乎不=0，有=1	二分类
甲状腺疾病	X_4	无=0，有=1	二分类

续表

因素	变量名	研究因素赋值说明	变量类型
肩部轻微外伤史*	X_5	无=0，有=1	二分类
糖尿病	X_6	无=0，有=1	二分类
身体质量指数 BMI	X_7	<22=1，22～25=2，≥25=3	二分类
性别	X_8	男性=0，女性=1	二分类
胆囊炎	X_9	无=0，有=1	二分类
手术史	X_{10}	无=0，有=1	有序分类
颈椎病史	X_{11}	无=0，有=1	二分类
缺血性心脏病	X_{12}	无=0，有=1	二分类
冻结肩	Y	对照组=0，病例组=1	

*肩部轻微外伤史：指未产生骨折脱位，结局痊愈的微小受伤，没有肢体主动或被动固定，如搬东西扭伤等且痊愈后和冻结肩发病间隔1个月～1年，以与外伤骨折脱位等，主动或被动固定患肩所致外伤性冻结肩区分

2. 单因素条件 Logistic 回归分析　将相关的研究因素进行单因素的条件 Logistic 回归分析，得出有意义的选项，在筛选时设定 $P<0.05$ 左右为条件，尽可能多地把影响因素纳入计算。分析数据得出在职业、锻炼习惯、胆囊炎、手术史、缺血性心脏病方面无统计意义（P 分别为 0.388、0.100、0.423、0.301 和 0.206）。四个因素包括甲状腺疾病、轻微肩外伤史、糖尿病史、颈椎病具有统计学上的意义（P 分别为 0.053、0.009、0.008 和 0.023），OR（95.0% CI）值分别是 2.1（0.989～4.459）、4.25（1.430～12.630）、3.8（1.419～10.177）和 2.273（1.118～4.619）。结果如表 6-12 所示。

表 6-12　单因素的条件 Logistic 回归分析模型

相关因素	系数（b）	标准误（SE）	卡方值（Wald）	自由度（df）	P	OR 值 Exp（b）	EXP（b）的 95% CI 下限	上限
职业劳动特点	-0.251	0.291	0.746	1	0.388	0.778	0.440	1.376
体育锻炼习惯	0.642	0.391	2.699	1	0.100	1.900	0.883	4.086
甲状腺疾病	0.742	0.384	3.729	1	0.053	2.100	0.989	4.459
轻微外伤史	1.447	0.556	6.779	1	0.009	4.250	1.430	12.630
糖尿病	1.335	0.503	7.055	1	0.008	3.800	1.419	10.177
胆囊炎	-0.693	0.866	0.641	1	0.423	0.500	0.092	2.730
手术史	-0.442	0.427	1.069	1	0.301	0.643	0.278	1.485
颈椎病	0.821	0.362	5.149	1	0.023	2.273	1.118	4.619
缺血性心脏病	-0.693	0.548	1.602	1	0.206	0.500	0.171	1.463

3. 冻结肩相关因素的多因素条件 Logistic 回归分析　单因素分析筛选出的四个因素甲状腺疾病，轻微肩外伤史，糖尿病史，颈椎病进一步多因素 Logistic 回归分析，以 $\alpha_{进}$=0.05，$\alpha_{出}$=0.1 通过向前逐步法（forward：LR 计算）计算，数据结果显示：轻微肩部外伤史、糖尿病是冻结肩发病的独立危险因素，OR（95.0% CI）值分别为 3.747（1.227～11.446）、3.381（1.230～9.295），P 分别为 0.020，0.018，见表 6-13。

表 6-13　多因素的条件 Logistic 回归分析模型

相关因素	系数（b）	标准误（SE）	卡方值（Wald）	自由度（df）	P	OR 值 Exp（b）	EXP（b）的 95% CI 下限	上限
轻微肩部外伤史	1.321	0.570	5.375	1	0.020	3.747	1.227	11.446
糖尿病	1.218	0.516	5.575	1	0.018	3.381	1.230	9.295

三、讨论

该次研究所采用的方法是 1∶1 配对资料的病例-对照研究，是一种探索疾病因果关联的回顾性总结分析研究方法，目前较多用于病因学的研究，探索疾病的危险因素。随着研究方法的进一步完善，此研究方法还可用于对疾病的预防、预后和疗效的研究，无论在分析流行病学或临床研究中都有重要的地位和价值。

疾病危险因素的研究有助于阐明其发病机制，这在许多疾病的研究中获得成果。冻结肩的危险因素研究在国内还未见报道。此次研究结果显示甲状腺疾病、肩关节轻微外伤史、糖尿病史和颈椎病是冻结肩发病的相关危险因素，进一步分析得出，肩关节轻微外伤史和糖尿病史是冻结肩发病的独立危险因素。

糖尿病史是冻结肩发病的独立危险因素是这次的研究结果。这一结果与以往的研究一致，糖尿病可能是冻结肩最常见的发病诱因。中国居民的糖尿病患病率为 9.7%。该次研究中冻结肩病例组糖尿病发病率为 20%，这也证实患糖尿病与冻结肩的发生有重要关联。有研究报道了糖尿病患者中冻结肩的患病率达到 10.8%～36%。在糖尿病对冻结肩成因影响的实验研究显示，糖尿病鼠的病变肩关节组织学出现异常改变，糖尿病鼠的关节滑膜绒毛增厚、纤维增生，韧带组织中大量排列紊乱、不规则的胶原纤维，分析认为糖尿病造成微血管损害，继发微循环障碍，影响有效灌注，导致关节软骨、韧带、关节囊等组织过度退变，诱发冻结肩。肩周炎患者合并有糖尿病时，治疗效果欠佳，积极地血糖控制，是否可以减少冻结肩的发病、缩短冻结肩的病程、减轻病情程度、提高治愈率，值得人们进一步研究。

值得一提的是，该次研究把轻微外伤史独立作为一项潜在的危险因素进行分析，并发现其是冻结肩发病的独立危险因素，这在冻结肩的病因研究中未见报道。此项分析基于临床经验，有些案例描述了在轻微的外伤性损伤后发生冻结肩，目前对于微小损伤引起肩部疾病还没有明确的共识，我们所分析1个月～1年内的肩部微小外伤因素，类似Yamanaka描述的引起肩袖损伤的微小创伤历史。较严重的肩部外伤骨折脱位被认为是外伤性冻结肩的诱因；由于肩部骨折脱位或外伤后，肩关节主动或被动活动的减少，致肩关节周围软组织：关节囊、肌腱、韧带的粘连水肿、炎症和血肿机化等原因，致肩关节粘连而僵硬。轻微外伤史不同于诱发外伤性冻结肩的严重外伤因素，首先轻微外伤没有长时间固定患肩，其次冻结肩在肩部轻微损伤痊愈之后，间隔1个月～1年才发病。这是否与损伤后引起肌纤维母细胞不断维持并产生大量成纤维细胞，造成软组织的挛缩和僵硬，并且创伤是否诱发反射性交感神经营养不良有关，其致病的机制还有待进一步的研究。总之肩部损伤程度的严重性与否，都可能与冻结肩发病有关联。

在我们的研究中，病例组有29%患颈椎病，对照组只有15%。这个结果与以前的研究相符。冻结肩和颈椎病的发病年龄相似，大多中年以后发病，两种疾病的相关性普遍存在，之间因果关系也是相互性的。颈椎病容易诱发冻结肩可能与颈椎神经、血管的病变有关；支配肩关节及上肢的神经发自颈脊神经组成的臂丛，肩关节的血液供应也来自颈部。所以当颈椎病变，颈椎间盘退化，骨质增生，引起椎间隙、椎管狭窄，压迫或刺激颈神经，可产生颈肩部的神经放射痛，继发产生肩关节周围软组织的痉挛。由于周围神经营养不良，血循环及微循环障碍，致使局部纤维组织缺氧，炎性物质的代谢不良，反馈致肩关节周围末梢神经，加重肩关节的疼痛造成肩关节运动的减少，最终致肩关节僵硬粘连，支配神经的功能障碍是肩周炎的一个主要病因，亦有称之为颈源性冻结肩。

研究数据没有显示职业特点、锻炼习惯、缺血性心脏病史、胆囊炎史、手术史和冻结肩的发病有关联。虽然调查中性别差异没有统计学意义，但数据还是显示了62%的冻结肩患者为女性，对照组中女性51%，女性的冻结肩的发生率更高。传统认为经常体力劳动或者经常进行体育锻炼的人，运动耐力和肌肉协调性较好；包括肩关节在内的运动器官在活动时，肌肉和肌腱等软组织不容易损伤，可减少关节及周围关节囊、韧带的磨损，延缓退变过程，减少冻结肩的发病。在我们的研究中没有显示从事体力劳动或者经常锻炼与冻结肩发病的关联，既非危险因素、也不是保护因素。由此可得出，经常锻炼及体力劳动与冻结肩的发生可能没有相关性，经常锻炼的冻结肩发生率不一定高于不锻炼者。这从另一方面提示，冻结肩的致病机制不是单纯的局部关节或肌肉组织的病变，可能有更深入的神经、免疫或内分泌机制紊乱的存在。

我们的研究是以医院为基础的冻结肩发病危险因素的病例-对照研究，国内还未见相关报道。医院为基础的研究有其优点，也有局限性；在医院的患者诊断明确，病例集中，调查方便，依从性较佳，但医院所处的地理位置及诊疗特色又容易对调查病例的选择产生偏倚，从而对结论产生一定影响。此次的病例对照研究还有些潜在的发病因素分析没有评价如骨质疏松症，帕金森病，中风，高血脂和掌腱膜挛缩症等。探究冻结肩各危险因素及其之间的协同作用，还需其他大型流行病学进一步的研究。

（李　伟　詹红生　陆念祖　徐洪亮　王慧芳　黄　骏）

第七章 陆氏银质针常用穴位及操作

一、肾俞（足太阳膀胱经穴）

取穴方法：俯卧位，当第二腰椎棘突下，命门（督脉）旁开 1.5 寸。

解剖：在腰背筋膜，最长肌和髂肋肌之间；有第二腰动脉、静脉后支；布有第一腰神经后支的外侧支，深层为第一腰丛。

陆氏伤科银质针进针方法：斜刺 45°，斜向腰脊，碰骨为止，亦可直刺感觉针感反射下达足跟止。

二、志室（足太阳膀胱经穴）

取穴方法：俯卧位，平第二腰椎棘突下，命门（督脉）旁开 3 寸处取穴。

解剖：穴下为皮肤、皮下组织、背阔肌、骶棘肌、腰方肌。皮肤由第一、第二、第三腰神经后支的外侧支重叠分布。腰三角位于志室穴稍外侧，由背阔肌下缘、腹外斜肌后缘和髂嵴后部之间围成，其底为腹内斜肌。

陆氏伤科银质针进针方法：用陆氏伤科银质针针尖刺进皮肤，针体即以 45°斜刺到椎弓与横突连接部位（椎板），以出现有酸麻感向下传导（不能过深，以防针尖进椎管内损伤脊髓神经），然后退至皮下直刺，有酸麻感即止，不做捻转提插。

三、气海俞（足太阳膀胱经穴）

取穴方法：俯卧位，在第三腰椎棘突下，督脉旁开 1.5 寸处取穴。

解剖：穴下为皮肤、皮下组织、背阔肌、骶棘肌、腰方肌、腰大肌。皮肤由第二至第四腰神经后支分布。腰方肌起于髂嵴后部的内唇、髂腰韧带及第四、第五腰椎横突，而止于第十二肋内侧半的下缘和第一至第四腰椎横突、第十二胸椎体。腰动脉 4 对，由腹主动脉发出，经腰椎体的前面或侧面，在同名静脉和交感干的交通支相伴下，由腰大肌及其内的腰丛神经根的后方，至腰方肌内侧缘，经此肌背侧达其外侧缘，穿行于腹内斜肌和腹横肌之间，继而行于腹内斜肌、腹外斜肌之间，最后进入腹直肌鞘。并与下部肋间血管、髂腰动脉和旋髂深动脉的分支吻合。

陆氏伤科银质针进针方法：斜刺 45°，斜向腰脊，碰骨为止，亦可直刺感觉针感反射下达足跟止。

四、大肠俞（足太阳膀胱经穴）

取穴方法：俯卧位，在第四腰椎棘突下，腰阳关（督脉）旁开 1.5 寸处取穴，约与髂嵴高点相平。

解剖：穴下为皮肤、皮下组织、背阔肌、骶棘肌、腰方肌、腰大肌。皮肤由第三至第五腰神经后支分布。在骶棘肌和腰方肌之间，有腰动脉、静脉经过。腰大肌位于脊柱腰部两侧，呈纺锤形。起于第十二胸椎、上 4 个腰椎体和椎间盘的侧面及全部腰椎横突，止于股骨小转子；腰丛的神经根位于肌质内，其分布穿行于腰大肌的内侧、外侧和肌腹。腰大肌的前面还有输尿管由肾门行经到盆腔。

陆氏伤科银质针进针方法：斜刺 45°，斜向腰脊，碰骨为止，亦可直刺感觉针感反射下达足跟止。

五、关元俞（足太阳膀胱经穴）

取穴方法：俯卧位，当第五腰椎棘突下，旁开 1.5 寸。

解剖：有骶棘肌，腰椎下动脉、静脉后支的内侧支；布有第五腰神经后支。

陆氏伤科银质针进针方法：直刺稍斜约 70°，向骶骨，刺至痛点。

六、小肠俞（足太阳膀胱经穴）

取穴方法：在骶部，当骶正中嵴旁 1.5 寸，平第一骶后孔。

解剖：在骶髂肌起始部和臀大肌起始部之间；有骶外侧动脉、静脉后支的外侧支；布有第一骶神经后支外侧支，第五腰神经后支。

陆氏伤科银质针进针方法：斜刺向上约第四至第五腰椎椎板。

七、白环俞（足太阳膀胱经穴）

取穴方法：在骶部，当骶正中嵴旁 1.5 寸，平第四骶后孔。

解剖：有臀下动脉、静脉，深层为阴部内动脉、静脉。分布着臀下皮神经，第三、第四骶神经后支的外侧支及臀下神经。

陆氏伤科银质针进针方法：直刺或斜向下刺，须有针感反射至足跟止。

八、次髎、上髎、中髎（足太阳膀胱经穴）

取穴方法：次髎穴位于人体的骶部，当髂后上棘内下方，适对第二骶后孔处；

上髎穴位于人体的骶部，当髂后上棘与中线之间，适对第一骶后孔处；中髎穴位于人体的骶部，当次髎穴下内方，适对第三骶后孔处。

解剖：次髎穴在臀大肌起始部；当骶外侧动脉、静脉后支处；为第二骶神经后支通过处。上髎穴在骶棘肌起始部及臀大肌起始部；当骶外侧动脉、静脉后支处；布有第一骶神经后支。中髎穴在臀大肌起始部，当骶外侧动脉、静脉后支处；为第三骶神经后支通过处。

陆氏伤科银质针进针方法如下所述。

透刺次髎：从次髎皮肤投影外上进针，双手挟持进针，以 30°～40°角内下深刺次髎穴，入第 2 骶后孔即止。医者有针突入骨性隧道的手感，患者有强烈得气感，向下肢内侧，或阴部放射，留针，不做提插捻转。

次髎透上髎：从次髎进针，斜刺 35°～45°到上髎骨空内，再从上髎退针进针向上刺，过骶骨棘到第五腰椎椎板。

次髎透中髎：取次髎穴，以 45°斜刺进针到中髎穴骶管孔内不做捻转提插，针尖有堵塞感，或有酸麻感放射至前阴或下肢即止。

九、会阳（足太阳膀胱经穴）

取穴方法：会阳穴位于人体的骶部，尾骨端旁开 0.5 寸。

解剖：穴下为臀大肌；有臀下动脉、静脉分支；布有尾骨神经；深部有阴部神经干。

陆氏伤科银质针进针方法：向尾骨棘突刺入或左右刺入痛点。

十、胞肓、秩边（足太阳膀胱经穴）

取穴方法：俯卧位。胞肓平第二骶后孔，督脉旁开 3 寸处取穴；秩边穴位于胞肓直下，平第四骶后孔，在骶管裂孔旁开 3 寸处取穴。

解剖：胞肓穴下为皮肤、皮下组织、臀大肌、髂翼骨膜；皮肤由第一至第三腰神经后支的外侧支分布；皮下筋膜内含有丰富的脂肪，纤维组织致密和臀大肌共同形成臀部隆凸的轮廓；臀肌筋膜发达，它发出纤维束深入到臀大肌肌束内，所以该层筋膜和肌肉结合非常牢固而不易分离。

秩边穴下为皮肤、皮下组织、臀大肌；在梨状肌下缘，正当臀下动脉、静脉；深层为臀下神经及股后皮神经，外侧为坐骨神经。

陆氏伤科银质针进针方法：直刺或向下刺，或向内到坐骨结节方向刺，深 2～2.5 寸，针感到足跟。

十一、居髎（足少阳胆经穴）

取穴方法：侧卧位，在髂前上棘与股骨大转子之最高点连线的中点处取穴。

解剖：穴下是皮肤、皮下组织、阔筋膜、阔筋膜张肌、臀中肌；皮肤由股外侧皮神经分布。阔筋膜张肌以短腱起于髂前上棘，约在股骨中上 1/3 处移行于髂胫束，束的下端止于胫骨外髁，被阔筋膜包裹。阔筋膜张肌和臀中肌均由臀上神经和血管支配与供应。

十二、环跳（足少阳胆经穴）

取穴方法：侧卧屈髋位，在股骨大转子最高点与骶骨裂孔的连线上，外 1/3 与中 1/3 的交点处取穴。

解剖：穴位下依次为皮肤、皮下组织、臀肌筋膜、臀大肌、坐骨神经、闭孔内肌（腱）与上下孖肌。皮肤由髂腹下神经的外侧支和臀上皮神经的双重分布。皮下筋膜发达，富有纤维和脂肪组织，臀部的后下部有肥厚而致密脂肪形成脂肪垫。在臀大肌深面，坐骨神经由骨盆出闭孔内肌上方的梨状肌下孔。该点的体表定位在髂后上棘与坐骨结节连线的中点；向下则投影在坐骨结节与股骨大转子连线中点稍内侧。坐骨神经的内侧有股后皮神经、臀下神经、血管及阴部神经、血管等。神经下方的闭孔内肌腱均由骶丛的肌支支配。

陆氏伤科银质针进针方法：直刺，再向上 5.5~6.5 寸到髂嵴边缘，再退出到皮下，再深探。有针感到足跟或小趾或大趾为止。

十三、新建穴（经外穴名，出《新针灸学》）

取穴方法：俯卧或侧卧位，在股骨大粗隆与髂前上棘连线的中点处取穴（同居髎穴）。

解剖：浅层为阔筋膜张肌，深层为股外侧肌；有旋髂浅动、静脉分支及旋股外侧动、静脉升支；布有股外侧皮神经。

陆氏银质针进针方法：横刺，稍向下刺向骶骨外缘，有针感到足跟。

十四、肩髃、肩髎（肩髃为手阳明大肠经穴；肩髎为手少阳三焦经穴）

取穴方法：肩髃穴位于肩峰端下缘，当肩峰与肱骨大结节之间，三角肌上部中央。臂外展或平举时，肩部出现两个凹陷，当肩峰前下方凹陷处；肩髎在肩部于肩髃穴后方，当臂外展时，于肩峰后下方呈现凹陷处。

解剖：肩髃穴下为皮肤、皮下组织、三角肌、三角肌下囊、冈上肌腱，锁骨上神经的外侧在此分布，皮下筋膜较致密。肩髎在肩峰的后下方，三角肌中，深部有小圆肌、大圆肌和背阔肌腱；有旋肱后动脉、静脉分布；布有锁骨上外侧神经、腋神经、肩胛下神经。

陆氏伤科银质针进针方法：从肩髃穴进针，向三角肌方向透针，进针2～3寸，酸胀感扩散至肩关节周围，或有麻电感向臂部放散；从肩髎穴进针，向下斜刺2～3寸，退针至浅层，再依次向两旁斜刺，即"合谷刺"，酸胀感可扩散至肩部，或麻电感放散至手指。

十五、肩前、肩贞（肩前为上肢经外奇穴；肩贞为手太阳小肠经穴）

取穴方法：肩前穴在肩部，正坐垂臂，当腋前皱襞顶端与肩髃穴连线的中点；肩贞穴在肩关节后下方，臂内收时，腋后纹头上1寸。

解剖：肩前穴在三角肌中，穴区浅层有锁骨上神经外侧支分布；深层有腋神经、肌皮神经和胸肩峰动脉分布；肩贞穴在肩关节后下方，肩胛骨外侧缘，三角肌后缘，下层是大圆肌；有旋肩胛动脉、静脉；布有腋神经分支，最深部上方为桡神经。

陆氏伤科银质针进针方法：肩前透肩贞，从肩前穴进针，直刺透过肩关节腔到肩贞穴，并直刺到对侧皮下为止，可在背侧肩胛冈外下缘处触及皮下的针尾。

十六、内膝眼、犊鼻（内膝眼为经外奇穴；犊鼻为足阳明胃经穴）

取穴方法：屈膝，在髌韧带两侧凹陷处，在内侧的称内膝眼，在外侧的称外膝眼，即犊鼻。

解剖：穴下有皮肤、皮下组织、髌韧带与髌内侧支持带之间、膝关节囊。分布有隐神经的髌下支。

陆氏伤科银质针进针方法：屈膝，两根陆氏伤科银质针分别从内外膝眼进针，沿髌骨下斜透刺到关节腔，两根银质针在髌下成"十"字交叉，并直刺到对侧皮下为止，针尖应分别可在髌骨左右上缘触及。

十七、血海（足太阴脾经穴）

血海：在大腿内侧，屈膝，在髌骨底内侧缘上2寸，当股四头肌内侧头的隆起处。

取穴方法：患者屈膝，医者以左手掌心按于患者右膝髌骨上缘，2～5指向上伸直，拇指约呈45°斜置，拇指尖下是穴。对侧取法仿此。

解剖：穴下有皮肤、皮下组织、股内侧肌。在股骨内上髁上缘，股内侧肌中间；有股动脉、静脉肌支；布有股前皮神经及股神经肌支。

陆氏伤科银质针进针方法：从犊鼻进针，透血海（进关节腔）。

十八、梁丘（足阳明胃经穴）

取穴方法：屈膝，大腿前面，当髂前上棘与髌底外侧端的连线上，髌底上2寸。

解剖：在股直肌和股外侧肌之间；有旋股外侧动脉降支；布有股前皮神经，股外侧皮神经。

陆氏伤科银质针进针方法：内膝眼透梁丘（进关节腔）。

十九、常用阿是穴

（1）腰2～腰4横突尖与小关节突：横突与小关节突为骶棘肌及背部深层肌、棘间韧带、腰背筋膜深层、腰肌及腹肌的附着点，横突尖位于骶棘肌外缘，小关节突位于骶棘肌深面。横突长短变异大，以腰3最长，一般可在体表扪及，前方为肾脏（右侧前方为肾脏的下缘）、输尿管、腰骶丛神经，前内方为腰大肌，横突间为腰方肌。

临床表现：腰痛腰酸、腰软无力，挺腰困难、转腰不灵活、不能久坐久立或平仰卧，患者喜垫手靠坐或喜垫枕腰部仰卧，部分患者可出现腹胀、腹痛、纳呆等消化系统症状。

检查：腰部活动略受限，腰椎横突尖部有明显压痛，侧卧位时压痛更为明显，背部棘突旁深压时（相当小关节突部位）可有明显压痛。

陆氏伤科银质针进针方法：针刺时取俯卧位。针尖在横突尖端皮肤定出进针点，进针后刺向内侧，抵达横突体部，再提插探刺到横突尖部腰背筋膜深层附着处，沿上下外缘点刺半周，可体察到尖端粗糙感及刺破筋膜、坚韧薄膜的感觉。在横突或小关节突外进针，针达其背面，再呈接近水平横刺，到横突或小关节背侧，肌附着处。

（2）腰骶三角区：腰骶部是人体活动枢纽，是活动脊柱与相对固定骨盆转接部位，是动静交替、应力集中处，特别容易劳损，由腰骶关节、骶髂关节及周围许多坚固韧带、关节囊组成；各组腰骶部肌肉在附近附着、抵止，尤其是骶棘肌止点附着于髂骨内缘与骶骨板，其前方有下腔静脉、腹主动脉、髂动脉，由于髂后上棘及髂后下棘向内、向后突起，骶髂部劳损常被掩盖。

临床表现：腰痛、腰骶痛、弯腰或转腰受限，出现背部拉紧感，低头时腰骶疼加剧，翻身、起卧活动受限，严重时出现板腰、侧弯畸形。

检查：腰部活动可明显受限，脊柱侧弯、板腰，尤其是腰脊柱前屈受限，可在腰5椎板、腰5横突尖、髂后上下棘内缘及骶椎椎板有明显压痛。

陆氏伤科银质针进针方法：取俯卧位针刺，以腰 4 棘突与髂后上棘连线中点为进针点；垂直进针刺抵椎板；提插向外侧到腰 5 横突尖，提针到皮下，沿骶棘肌走向，直刺其根部到骶椎椎板；提针到皮下，再向外刺到抵髂后上棘内缘，不断探刺到髂骨内缘肌及韧带附着处；直抵骶髂关节上缘。

亦可在髂后上下棘附近围刺。

（3）髂骨翼外缘：髂骨为下肢带，髂翼是臀中肌、臀小肌附着处，对稳定骨盆、腰部、下肢运动起十分重要的作用，是足软组织劳损最好发部位，其下界为髋关节上方及坐骨大孔边缘，髂翼呈不规则弧形。

临床表现：时出现臀痛、臀腿痛、腿痛，并向大腿小腿外侧放射。直立腰后仰时臀痛可加剧，抬腿、穿鞋、盘腿受限。

检查：可在髂翼外面有压痛区，以坐骨大孔上缘、内上缘、上方、内上方软组织压痛特别明显并可出现放射痛及感觉异常，在股骨大粗隆可有压痛点。

陆氏伤科银质针进针方法：针刺时采用俯卧位或侧卧位。从坐骨大孔内缘、髂骨与骶骨交界处进针，先向上刺抵髂骨，再沿骨面弧形提插推进，呈扇形散刺，再逐步下移到坐骨大孔附近，体察到擦边感，出现强烈针感或传感时留针。或从髂骨中部进针，向前沿髂骨前外面刺臀小肌起点处，再提向后刺臀中肌起点，直到坐骨大孔内上缘；先定出股骨大转子，以臀小肌起点为进针点分别向髂前上棘、髂后下棘、髂骨中点、大转子方向刺。

（4）骶骨外缘：骶骨外缘、骶结节韧带、髂后上下棘外缘为臀大肌附着点，与髋后伸、起坐、直立行走起步关系密切。

临床表现：臀痛、骶尾痛、会阴部不适，不能端坐，起坐时臀痛加剧。

检查：骶骨外缘、髂后上棘外缘、骶结节韧带，可有明显压痛。

陆氏伤科银质针进针方法：取俯卧位或侧卧位针刺。在髂后上棘外侧进针，向内下针刺；在坐骨大孔内缘进针，向下沿骶骨面斜刺；在尾骨尖外侧进针，沿骶结节韧带向上斜刺，直抵骶骨外侧缘，达坐骨大孔内缘，骶髂关节下方。

（5）耻骨上下支、股内收肌附着处：耻骨上下支，为内收肌群附着处，位于耻骨结节外下方，男性外上方有精索通过，外侧膜股沟韧带下方有股动脉、股静脉、股神经通过，外侧有股伸肌群。

临床表现：大腿根部及股内侧痛、腰痛、下腹痛、大腿外展或外旋受限。可伴尿频尿急、排尿不畅、月经失调、痛经等。

检查：屈膝屈髋，外展分腿试验（"4"字征）（＋），内收肌痉挛，耻骨上下支有明显压痛。

陆氏伤科银质针进针方法：取仰卧位，大腿伸直，以髂前上棘直下四至五横指宽、股前外侧处进针，横穿股外侧、股前肌群，在股动静脉下方、髋关节前面略下向透针，直抵耻骨上下支骨面。

注意事项：针前可在体表测试，切手在耻骨下方探摸可协助定位，横透针过深抵及髋关节，过浅易刺及血管神经索，要求掌握好方向、层次，逐步推进，不要盲目深刺及反复探刺。

（6）腰椎棘突、椎板：脊柱棘突、椎板，系棘上韧带、背伸肌、骶棘肌等伸肌群附着点，小关节突从形态与排列看，颈部呈水平，胸部呈叠瓦状，腰椎接近垂直。在胸部背伸肌位于肋弓弧圈后内侧：软组织劳损时可以表现为相应节段内感觉与内脏功能紊乱。

临床表现：腰骶部疼痛，或不适感，或拉紧感。低头缩胸、弯腰时疼痛加剧，疼痛及感觉异常可向胸腹部放射。

检查：棘突上水平推移棘突可查出棘上韧带压痛点，而棘突垂直深压，可提示深部病变。棘突附着肌群劳损，在棘突结节外下方按压可检出压痛点。检查骶棘肌（长肌）用水平横形弹拨，深层短肌组采用垂直深压。

陆氏伤科银质针进针方法：采用斜刺方法，在病变部位上 1 个间隙，由上向下斜刺，先刺抵椎板、棘突，再向下移。棘上韧带紧密，用短针近水平向外刺。

（7）肱骨外上髁、桡骨小头环状韧带：肱骨外上髁为前臂及手指伸肌及旋后肌附着处（起点）及肘关节囊外侧副韧带止点，其下方有桡骨小头，在桡骨头颈部有环状韧带包绕。环状韧带止于尺骨外侧面，前臂旋转功能对劳动日常生活十分重要，尤其单纯反复旋转动作，如旋螺丝、洗衣服、长时间书写，容易疲劳。

临床表现：肘痛、前臂外侧痛，可传到大拇指，手部动作时痛，活动无力，在旋转时特别明显，俗称"网球肘""肱骨外上髁炎"。

检查：除功能障碍、动作痛之外，在肱骨外上髁表面及四周可以查出压痛点，在肘关节外侧，在环状韧带及其在尺骨附着处均分别可查到压痛点。

陆氏伤科银质针进针方法：针刺前要安置好体位，可取坐位，肘部置于桌上，要求衬垫好。直接针刺肱骨外上髁，先刺抵骨面，再依次探刺到其四周附着点，尤其是前面、深部；向下移，重新针刺达关节囊外侧；在桡骨小头内侧进针，针刺环状韧带，针刺尺骨外侧环状韧带附着点。

（8）肱骨内上髁、尺神经沟：肱骨内上髁系前臂手屈肌、旋前肌起点、肘关节囊附着处，后方有尺神经沟。尺神经位于皮下，可以扪及。

临床表现：出现肘后痛、前臂内侧痛，屈肘、屈腕、手指活动、旋转前臂痛，沿尺神经区不适感。

检查：肱骨内上髁及尺神经沟骨面出现明显压痛。

陆氏伤科银质针进针方法：可直接针刺肱骨内上髁及四周附着点，沿尺神经沟骨面针刺。

（9）桡骨茎突：桡骨茎突背外侧有一骨性浅沟，与腱鞘组成一管道，由伸拇短肌与展拇长肌通过，为劳损好发部位，局部有桡神经浅支通过。

临床表现：出现腕痛、前臂外侧痛、酸痛不适、无力，握物执笔书写困难，局部可肿胀。

检查：可在桡骨茎突背侧沿腱膜检到明显的痛点，做收腕、伸拇活动可诱发疼痛。

陆氏伤科银质针进针方法：针刺可从桡骨茎突部进针，斜刺向上沿骨面、沿腱鞘壁进针。

（10）尺骨头及尺骨茎突：在腕关节尺侧关节囊、副韧带。

临床表现：出现腕痛，手腕尺侧痛，握物、旋转痛，抬物痛，活动无力。

检查：在尺骨头背侧、尺骨茎突叩压时疼痛明显。

陆氏伤科银质针进针方法：针刺可分别从背侧、尺侧直刺，刺抵关节囊、侧副韧带、肌腱附着点。

（11）髌下脂肪垫：髌下脂肪垫位于髌骨后下方，髌韧带后方，附着于髌骨内面下 1/3，上方与膝关节滑囊相连，在胫骨平台上方与股骨髁前间隙有丰富血管和神经末梢感受器，对膝关节活动，尤其股四头肌功能正常发挥起重要作用。在外伤或老年退变时特别容易引起劳损。

临床表现：膝痛、腘痛、小腿疼痛，行走、站立、下蹲时无力及活动受限，上楼、下楼困难、跛行，膝关节不能完全屈曲或伸直，部分患者可同时有半月板破裂症状存在，出现关节弹响、交锁，亦可同时合并骨关节退行性变。

检查：除表现膝关节功能障碍外，在膝微屈位，向下推压髌骨，使髌尖翘起，由下向上，由后向前顶压髌骨后下骨面时可检查到明显压痛点，严重病损在髌骨上面亦可有压痛；出现关节间隙变窄，活动检查时关节出现捻发音、撕裂音，此时膝关节疼痛原因主要还是髌下脂肪垫引起可能性大，通过针刺可见效。

陆氏伤科银质针进针方法：取仰卧稍屈膝位或端坐稍屈膝位。从内外膝眼进针，斜向对侧，先刺抵髌骨，再探刺向后，沿髌骨下 1/3 粗糙骨面推进，在关节滑囊前刺到对侧；在髌尖下方，穿髌韧带，向上沿髌骨后面推进到滑囊时止，针尖不进入关节腔；如髌骨两侧有压痛，可沿侧面向下直刺。髌骨内外上缘有压痛可斜刺和水平横刺来解决残余痛。

（12）内踝、外踝下方：胫后肌、屈趾肌腱在内踝沟（踝管）中通过，表面有腱鞘及分裂韧带。腓骨长短肌在腓骨小头下方通过，表面有腱鞘及上下支持带，深面为跟骨、距骨。

临床表现：足痛、踝下方痛、足趾痛、足跟痛，下地起步痛，不能久行、久立，跛行，亦可表现为自主神经、血管舒缩功能异常，踝部水肿、发凉、发紫，感觉异常等，可能会被误称为"脉管炎""跟骨骨刺"。

检查：在内踝、外踝下方按压时可有明显压痛区，可在内外踝尖端及内侧痛，胫后肌、屈趾肌、腓骨长短肌肌腱、腱鞘及韧带附着骨面分别扪及压痛点，严重时可融合成"L"型压痛区。

对有跟痛、跟尖压痛患者，如压迫内外踝原发痛点时，跟尖压痛可以明显减轻或消失，则原发痛点压迫试验（＋），可以提示致痛原因在原发区。在原发区无菌性炎症消失时，继发区症状可以缓解消失或减轻。

陆氏伤科银质针进针方法：在压痛区直刺，抵达腱鞘、附着区痛点。在"L"型压痛区上下方斜刺，根据病变层次部位，分批针刺。

（13）舟骨粗隆：舟骨粗隆在足掌内侧，是胫后肌止点，部分患者可有副舟骨变异。

临床表现：足内侧痛、跖屈痛、跛行。

检查：在局部出现明显压痛。

陆氏伤科银质针进针方法：可直刺，亦可斜刺，达胫后肌附着在舟骨部分。

（14）跗骨窦：跗骨窦位于足外侧、外踝前下方，为跟骨、距骨、骰骨围成的间隙，周围有许多韧带及关节囊，中间有脂肪垫充填，有丰富神经末梢及血管通过，其功能与踝关节、足弓维持、直立行走有关。

临床表现：踝前方痛，跖屈、背伸痛，跛行，严重时可引起足外翻，形成痉挛性平足，常与内外踝劳损同时存在。

检查：在脂肪垫，尤其是窦腔四周及底面骨面与韧带关节囊本身及附着点查到各种压痛点。

陆氏伤科银质针进针方法：在压痛区直接进针，针尖分别沿窦壁周围和针对窦内脂肪垫中部直刺或斜刺，直至窦内深部骨面。

（15）跟腱腱鞘、跟腱止点：跟腱止于跟骨后部，前方有脂肪垫，周围有腱鞘、腱膜包绕，腓肠肌、比目鱼肌对直立、行走、跑跳起十分重要的作用，在跟腱附着处应力特别集中，容易疲劳，在行军、新运动员、新工人中较易发生。

临床表现：踝后方痛、提跟痛，走、跑、跳疼痛加剧，活动受限，脂肪垫、局部皮肤可以出现肿胀、压痕。

检查：可在腱周、腱附着处、脂肪垫附着处检查到压痛点。

陆氏伤科银质针进针方法：在跟腱前缘、跟腱附着点、附着点前缘横刺，少数可深达后踝关节囊。

（16）冈下肌及大小网肌肩胛下窝附着区：冈下肌及小圆肌起于肩胛骨冈下窝，大圆肌起于肩胛骨下角及外侧缘。前者止于肱骨大结节嵴，后者止于小结节嵴，足上肢带主要肌肉组，对于保持肩关节稳定、协同上肢活动有着重要作用。

该三块肌因劳损、痉挛、挛缩可直接影响上臂伸屈、收展、旋转、抬举，俗称"肩周炎""漏肩风"。

临床表现：肩背痛，肩前区痛，向上臂、前臂放射痛，伴前臂手部麻刺与感觉异常，手及臂无力，上举及旋转困难，活动受限，或见肩周肌肉萎缩。

检查：可在冈下窝、肩胛骨下角、腋缘查到明显压痛点、压痛区，并可诱发小上肢放射痛及感觉异常往象。

　　推拿方法：患者端坐，早期在冈下窝中部下 1/3 处有压痛区上下推拿，中期推拿整个冈下窝；大小圆肌推拿时，将患肢搁于术者前臂，用大拇指沿肩胛骨腋窝缘横形推拿。

　　陆氏伤科银质针进针方法：在肩胛骨冈下窝内侧上方进针穿过肌层到骨面，沿冈下窝骨面接近水平散刺；在冈下窝外侧、肩盂下方进针，先向内刺抵肩胛骨骨面，再沿水平向内散刺，转向下方，最后探刺肩胛骨腋缘，大小圆肌附着区留针。

　　以上为常用压痛点银质针针刺部位及方法。除以上这些部位外，还可以根据病变部位配合压痛点的部位、局部解剖结构，根据银质针针刺法则来决定针刺，例如，屈指肌腱腱鞘、喙突、耻骨联合上缘、髂嵴、髂前上嵴，以及肌肉肌腱明显压痛处。需要指出的是必须熟悉局部解剖，定位要准确，控制好进针方向及深度，严密观察，防止针刺意外。

第八章 陆氏伤科常用方剂

第一节 外 用 方

一、四黄散

大黄 黄芩 黄柏 栀子

功效：舒筋活血，消肿止痛。

主治：一切外伤科之瘀血红肿热痛症。

禁忌证：凡创伤出血及伤后引起的湿疹作痒。

用法：以上诸药切碎磨细筛过密藏备用，用时以清水浸菊花，烧开滤汁调匀，再加蜂蜜少许（菊花露与其之比为 20∶1）调匀，摊于伤科衬垫上，外敷患处，2～3 日更换 1 次，至 1～2 周瘀肿消失为止。

方解：陆氏伤科外用四黄散包含大黄、黄芩、黄柏、栀子四味，用时以蜂蜜调敷。变通了明代王肯堂《证治准绳》所载的四黄散，用栀子替代黄连，与大黄配伍加强了凉血活血化瘀的功效。四黄消肿膏以栀子为君。栀子苦、寒，归心经，为君药。心主血脉，栀子有活血止痛消肿之功效；大黄为臣，大黄属脾经，脾主肌肉，有止血、活血、祛瘀生新之功效；佐以黄柏，黄柏入肾经，肾主骨，有清热解毒、消肿止痛之功效；黄芩为使，黄芩属肺经，肺主皮毛，有清热解毒止血之效。野菊花清热解毒、活血消肿，调和诸药，导药入络，亦为使药。而赋形剂用蜂蜜，又具有益气补中、止痛解毒、润燥防腐、和百药等功效，能有效增强四黄消肿膏的作用。诸药合用，共奏舒筋活血、消肿止痛之功。

二、无痛消肿膏

土鳖虫 桂枝 蒲公英 生大黄 生蒲黄 川牛膝 参三七 乳没

功效：活血通络，化瘀止痛。

主治：跌打损伤，骨折，脱位筋伤，初期肿胀疼痛。

用法：研成细末，用蜂蜜及凡土林调匀，摊于伤科衬垫上，敷于患处。

方解：土鳖虫味咸、寒，有毒，有活血散瘀、消癥破坚、疗伤定痛之功。其特点是破而不峻，能行能和，《长沙药解》说它"善化瘀血，最补损伤"，故虚人亦可用之。桂枝辛散温通，具有温通经脉、散寒止痛之效。既能温散血中之寒凝，又可宣导活血药物，以增强化瘀止痛之效。《本草纲目》记载，蒲公英性平味甘微苦，有清热解毒、消肿散结乳作用。故蒲公英清热解毒、消肿散结之功显著。生大黄入血分，又能破血行瘀，有清湿热、泻火、凉血、祛瘀、解毒之功，为泻火、破积、行瘀的要药。蒲黄甘辛性凉，有活血祛瘀、凉血止血之效，具止血、祛瘀之功。川牛膝长于活血祛瘀，引血下行，有活血祛瘀、通经止痛之功。参三七具散瘀止血、消肿定痛之功。乳香调气活血，定痛，追毒，且有较显著的镇痛作用。《本草纲目》谓其：消痈疽诸毒，托里护心，活血定痛，伸筋，治妇人难产，折伤。没药有活血止痛、消肿生肌之功效。乳没合用，增强活血散瘀、行气舒筋之功。

三、消瘀止痛膏

木瓜　桂枝　生蒲黄　蒲公英　土鳖虫

功效：活血通络，化瘀止痛。

主治：损伤骨折脱位初期肿胀疼痛。

用法：研成细末，用蜂蜜及凡士林调匀，摊于伤科衬垫上，敷于患处。

方解：木瓜酸、温，归肝、脾经，具有舒筋活络、化湿和胃的功效，常用于风湿痹痛、筋脉拘挛。桂枝辛、甘、温，归心、肺、膀胱经，具有发汗解表、温经通阳的功效，常用于风寒湿痹和肩背肢节酸痛。生蒲黄甘、平，归肝、心包经。具有收涩止血、行血祛瘀的功效，用于创伤出血和瘀痛。蒲公英苦、甘、寒，归肝、胃经。具有清热解毒、利湿之功效，用于目赤肿痛和湿热。炙地鳖虫咸、寒，有小毒，归肝经，具有破血逐瘀、续筋接骨的功效，用于骨折损伤和瘀滞疼痛。方中药物大多归于肝经，体现了金代医家李东垣在《医学发明》中提出的"恶血归于肝"观点，发挥了活血通络、化瘀止痛的功效，并配合应用清热解毒之蒲公英，故对损伤骨折脱位初期肿胀疼痛具有较好地疗效。

四、消毒定痛膏

无名异　炒木耳　生大黄

功效：破瘀攻坚，活血通络。

主治：损伤后血聚凝结，红肿坚硬疼痛。

用法：研成细末，用蜂蜜及凡士林调匀，摊于伤科衬垫上，敷于患处。

方解：无名异为氧化物类矿物软锰矿的矿石，咸、甘、平，具有活血止血、消肿定痛的功效，用于跌打损伤、痈疽肿毒和创伤出血。木耳，别名黑木耳、木菌、光木耳，是真菌的一种。其色泽黑褐，质地柔软，味道鲜美，是很好的食品。同时也具有很多药用功效。研究表明：木耳煎剂灌胃，能提高血浆抗凝血酶Ⅲ活性，具有明显的抗凝血作用。黑木耳多糖给小鼠静脉注射、腹腔注射、灌胃，均有明显的抗凝血作用；在体外实验中，黑木耳多糖亦有很强的抗凝血活性；黑木耳的磷酸缓冲盐水提取物在试管内明显抑制 ADP 引起的血小板聚集，并阻断 ADP 激活血小板释放 5-羟色胺。人口服 70g 黑木耳后 3 小时内即开始出现血小板功能降低，并持续 24 小时。木耳菌丝体酸提取物体内、体外能明显抑制 ADP 诱导大鼠血小板聚集，能明显缩短红细胞电泳时间。黑木耳酸性杂多糖小鼠腹腔注射试验结果表明，该多糖具有促进白细胞增加、抗凝血和降低血小板的作用，其活性随着多糖分子量和糖醛酸含量降低而增大，即生物活性依赖于多糖在水中的溶解度，具有抗血小板聚集作用；兔口服木耳多糖，可明显延长特异性血栓及纤维蛋白血栓的形成时间，缩短血栓长度，减轻血栓湿重和干重，减少血小板数，降低血小板黏附率和血液黏度，并可明显缩短豚鼠优球蛋白溶解时间，降低血浆纤维蛋白原含量，升高纤溶酶活性，具有明显的抗血栓作用。生大黄为蓼科植物掌叶大黄、唐古特大黄或药用大黄的干燥根及根茎，苦、寒，归脾、胃、大肠、肝、心经，具有泻下攻积、清热泻火解毒、活血祛瘀功效。用于目赤、咽痛、牙龈肿痛，热毒疮疡及瘀血证。

　　全方组方简单，只有 3 味药，但却包含了矿物药、植物药和真菌三种不同药物成分，共具破瘀攻坚、活血通络的作用，用于损伤后血聚凝结，红肿坚硬疼痛。木耳是很好的食物，体现了中医"药食同源"的特点。在内服药中，"药食同源"现象比较常见，如常用的山药等，在外用药中用食物还是比较少见的。

五、接骨续筋膏

　　炒自然铜　荆防风　茄皮　皂角核　茜叶　川断　羌独活　乳没　肉桂　白及　血竭　硼砂　螃蟹

　　功效：续筋长骨，舒筋活血，强壮筋骨。

　　主治：因伤骨裂，骨断，骨碎，骨折。

　　用法：研成细末，用蜂蜜及凡士林调匀，摊于伤科衬垫上，敷于患处。

　　方解：自然铜味辛、平、无毒，归肝经，具有散瘀、接骨、止痛之功效，用于跌扑肿痛和筋骨折伤。荆芥味辛，性温，入肺、肝经，芳香而散，气味轻扬，以辛为用，以散为功。防风味辛，性微温，该品浮而升，为祛风圣药，与荆芥伍用祛风胜湿之力增强。羌活辛、苦、温，归膀胱经、肾经，具有解表散寒、祛风胜湿、止痛功效。独活辛、苦、温，归肝、膀胱经、肾经，具有祛风除湿、通痹止痛、解表功效。

　　羌活、独活伍用，出自《外台秘要》，金元医家李东垣说："羌独活治风寒湿痹，酸痛不仁，诸风掉眩，颈项难伸。两药参合，直通督脉，疏调太阳之经气，一上一下，共奏疏风散寒、除湿通痹、活络止痛之功。"乳香辛温香润，能于血中行气，舒经活络，消肿止痛，没药苦泄力强，功擅活血散瘀，消肿止痛，两者气血兼顾，流通经络，活血祛瘀，消肿止痛，取效尤捷。川续断补肝肾，强筋骨，调血脉，续折伤。皂角核祛风消肿。茜叶功效凉血止血，活血化瘀。肉桂散寒止痛，活血通经，《日华子本草》载"治一切风气，补五劳七伤，通九窍，利关节，益精，明目，暖腰膝，破痃癖症瘕，消瘀血，治风痹骨节挛缩，续筋骨，生肌肉"。白及补肺，止血，消肿，生肌，敛疮。血竭，具有活血散瘀、定痛、止血生肌的功效。硼砂外用清热解毒，消肿，防腐。《中药大辞典》说螃蟹其功用主治为："清热、散血，续绝伤，治筋骨损伤，疥癣，漆疮，烫伤"。诸药合用增强舒经活血、消肿止痛之功效。

六、当归膏

当归　煅石膏　东丹

功效：化瘀祛瘀，排脓水，生肌收敛，活血止痛。

主治：跌仆挫伤，皮肉破损，疮口溃烂，红肿疼痛。

用法：研成细末，用蜂蜜及凡士林调匀，摊于伤科衬垫上，敷于患处。

方解：本方所治伤症，为开放性跌打损伤或刀刃伤，内有经脉阻滞，气血不和，瘀血内停，外有局部破损创口，伴有溃烂、红肿疼痛。方中用当归、煅石膏、东丹三味。当归味甘辛，性温，归肝、心、脾经。既能补血，有能活血止痛，为血中圣药。东丹味辛，微寒，归脾、肝经，外用有拔毒生肌的作用。锻石膏辛甘，大寒，归肺、胃经，具有清热、收敛生肌作用。东丹与煅石膏，两者配伍，有解毒生肌敛疮之功效，配以当归三药用蜂蜜及凡士林调匀外用，治疗跌仆挫伤后，伴有局部皮肤破损感染或溃烂，在伤处活血祛瘀的同时，对局部破损、溃烂伤处起到拔毒生新、提脓祛腐、生肌收口、长肉祛瘀的功效。

七、温经通络膏

川乌　草乌　羌独活　生半夏　生桂枝　生大黄　川木瓜　路路通　天南星　当归尾　赤芍　生蒲黄　肉桂　红花　麝香

功效：温经祛瘀，活血通络。

主治：损伤后期，兼有寒湿，筋骨疼痛，血滞，气血不畅，筋络拘急。

用法：研成细末，用蜂蜜及凡士林调匀，摊于伤科衬垫上，敷于患处。

方解：该方主治，伤后寒湿所侵，气血瘀滞，致筋骨疼痛、筋络拘急之症。方中川草乌辛热，归心、脾、肾经，有祛风湿、散寒止痛之效，为"辛温大热，其性善走，通行十二经纯阳之要药"，两者共为君药。肉桂辛甘热，归心、肝肾脾经，温通经脉，温肾助阳，温中散寒止痛。桂枝辛甘温，归心肺、膀胱经，温通经脉，散寒止痛。当归尾甘辛温，归肝、心、脾经，辛香温行，能入血分，活血祛瘀止痛，与桂枝、红花、赤芍相配，治经脉不利，筋骨酸痛，伤后肢肿。生半夏辛温，归脾、胃经，外用，消散疳肿。故以肉桂、桂枝、当归尾、生半夏，皆温热之品为辅，尤善温壮元阳，祛寒温经。羌活辛苦温，归膀胱、肾经，可通利关节而止痛，祛风胜湿。独活辛苦温，归肝、肾、膀胱经，可祛除风湿，散寒解表，解下部之痹痛。木瓜酸温，归肝、脾经，酸温入肝筋，除湿利痹，常用于筋脉拘挛。路路通，苦、微涩、平，归肝、胃经，可行气止痛，活血通络，利水消肿。红花辛温，归心、肝经，活血祛瘀。以羌活、独活、木瓜、路路通、红花、天南星，增强温通经脉、散寒祛湿、消肿止痛之效。方中辛热峻剂较多，故佐以大黄、赤芍苦寒之品，既可防阳火热盛，又入血分，达活血散瘀之效。麝香之用尤妙，借其斩关夺门，通十二经血脉之力，配合诸药消肿散结。

八、陆氏伤膏药

药肉组成：当归　川芎　独活　桃仁　附子　泽兰　虎骨　草乌　山奈　五加皮　细辛　生大黄　白芷　川牛膝　莪术　秦艽　连翘　荆芥　羌活　白芥子巴豆　大茴香　人发　麻油　广丹

药末组成：南星1两半，干姜1两半，胡椒1两半，半夏1两半，甘松1两半，山奈1两半，白芷1两半，细辛8钱，大茴香1两半，乳香1两半，没药1两半，丁香半斤，肉桂1两半。上药13味，磨细末以后再加血竭8钱、樟脑8钱、麝香1钱，再研细末备用。摊膏药时，将药末放入膏药内，摊制而成。

功效：舒筋活血通络，祛瘀软坚散结。

主治：跌打损伤，瘀积不散，经络气血不通而痛。

禁忌证：禁用于血肿及阳证疮疖红肿热痛或有皮肤过敏者。

制作方法：伤膏是用麻油煎制的，可将药肉组成药物，浸入油锅中，经一夜至三夜，然后取出。如用菜油煎制时，因菜油多泡沫，先将油烧热至70℃左右，缓缓将药放入。煎时先用猛火约1小时（但需药渣成焦起燃），随后将火势减弱，用文火灼烧半小时，视药渣成枯黑，搅拌时有燥性声响，油色也成黑色为度，便可过滤。用细铅丝盘，上铺棕榈，将药渣滤出，再行煎制。火势初以猛火为主，用麻油煎时要视油锅中所起的青烟浓淡。用菜油煎时要看油锅中所起的泡沫和青烟的强弱。火势掌握适当，最后用文火，共煎约1小时半。等油的热度降至90℃左右，可以逐渐放广丹。放丹时用青柴棒搅拌，使丹均匀入锅，容易溶化。丹放完后，将膏油面上的泡沫除去，锅底中得沉渣铲净，冷却备用。用时再熔化，掺入药末，调匀摊于布上即成。

方解：陆氏伤膏由药肉和药末组成。药末即前述接骨散。过去曾有以太乙膏代替药肉，将药末加于太乙膏膏上使用的方法。由于制剂工艺的发展，太乙膏已不怎么使用，故该种方法已很少使用。药肉由大队活血祛瘀药合虎骨、牛膝等部分接骨续筋药和少量泽兰、巴豆等少量利水消肿药，配合人发，用麻油、广丹等熬制而成，共具舒筋活血通络、祛瘀软坚散结之效，配合药末应用，起到主治跌打损伤、瘀积不散、经络气血不通而痛等证的作用。

九、桂麝散

公丁香　肉桂　麝香

功效：活血化瘀，通络止痛。

主治：损伤瘀血疼痛。

用法：共研细末，取适量撒于其他敷药表面，一起应用。

方解：来源于《药奁启秘》，稍加变化取其精华。公丁香性辛，味温，入肺、脾、胃、肾四经。始载于《药性论》。现代研究表明，丁香含挥发油，油中主要含丁香油酸、乙酰丁香油酸及丁香烯、甲基正戊酮、甲基正庚酮、香荚兰醛等成分。具抑菌及驱虫作用，用作芳香、镇痉驱风剂、治疗胃病、腹痛、呕吐、神经痛、牙痛等疾病。功效：温中、暖肾、降逆。主治：治呃逆、呕吐、反胃、痢疾、心腹冷痛、疝癖、疝气、癣症。肉桂，性大热，味辛、甘，归肾、脾、心、肝经，功效：发汗解肌，温通经脉。《神农本草经》：主上气咳逆，结气喉痹吐吸，利关节，补中益气。《日华子本草》：治一切风气，补五劳七伤，通九窍，利关节，益精，明目，暖腰膝，破疵癖症瘕，消瘀血，治风痹骨节挛缩，续筋骨，生肌肉。麝香著名香料之一，《本草纲目》："麝之香气远射，故谓之麝"，商品分"毛壳麝香"和"散香"，为鹿科动物林麝、马麝雄性香囊中的分泌物，可开窍醒神、活血通经、止痛、催产。其辛、温，归心、脾经。用于痈疽疮疡，跌打损伤，痹证及经闭，症瘕，常与乳香、没药等配伍，以活血散结、止痛；或与丹参、三棱、莪术等配伍，以活血通经、消症。三药共用，借丁香挥发之气，奏肉桂温阳之效，合麝香之功，治一切阴疽、流注。

十、伤药水

生草乌　生川乌　生大黄　苏木　路路通　红花　樟脑　南星　川木瓜　生蒲黄

功效：祛风湿、壮筋骨、通经络。

主治：筋骨酸痛，筋脉挛缩，风湿麻木疼痛。

用法：高粱酒 7 斤半，醋 1 斤半，浸以上药物半月，外擦。

方解：生草乌入药能祛风除湿，温经止痛。生川乌性辛，温，归肺、脾、肾、膀胱经，有行气止痛、温肾散寒之功。生大黄入血分，又能破血行瘀，有清湿热、泻火、凉血、祛瘀、解毒之功，为泻火、破积、行瘀的要药。蒲黄甘辛性凉，具活血祛瘀、凉血止血之功。路路通有祛风除湿、活血通络之功。花椒味辛，性温，有小毒，具温中止痛之功。苏木功行血祛瘀，消肿止痛。红花温，味辛，具活血通经、散瘀止痛之功，可作通经药，有破血、活血、消肿止痛之用。苏木、红花功用相近，均具活血祛瘀、通经止痛之效，且两者都可和血，破血，攻补兼施，然红花性温，苏木性凉且能祛风，红花专治血分，苏木兼能散表里之风。樟脑辛、热、有毒，归心、脾经，功效温散止痛，开窍辟秽。南星祛风止痉、散结消肿。木瓜善舒筋活络，且能化湿，为治风湿痹痛常用药，筋脉拘挛者尤为要药。生蒲黄甘辛，性凉，有活血祛瘀、凉血止血之效，具止血祛瘀之功。

十一、舒筋活血洗方

伸筋草　菟丝子　海桐皮　秦艽　独活　当归　钩藤　川红花　乳没

功效：舒筋活络，通利关节。

主治：关节损伤后血络不和疼痛。

用法：水煎，熏洗患处。

方解：伸筋草辛能行散以舒筋活络，消肿止痛，入肝尤善通经络。《本草拾遗》："主久患风痹，脚膝疼冷，皮肤不仁，气力衰弱。"《生草药性备要》："消肿，除风湿。浸酒饮，舒筋活络。其根治气结疼痛，损伤，金疮内伤，去痰止咳。"菟丝子辛甘微温，必缓气和，善入肾经，阴阳并补，补肾养肝，温脾助胃之药也。但补而不峻，温而不燥，故入肾经，虚可以补，实可以利，寒可以温，热可以凉，湿可以燥，燥可以润。海桐皮祛风除湿、通络止痛；《海药本草》：主腰脚不遂，顽痹腿膝疼痛，霍乱，赤白泻痢，血痢，疥癣。《日华子本草》：治血脉麻痹疼痛，及煎洗目赤。《本草纲目》：能行经络，达病所，又入血分及去风杀虫。《岭南采药录》：生肌，止痛，散血，凉皮肤，敷跌打。《南宁市药物志》：消肿，散瘀，止痛。疗咳嗽，止产后瘀血作痛。《贵州草药》：解热祛瘀，解毒生肌。治乳痈，骨折。秦艽，苦辛性平，入肝经为风药中之润剂，有祛风除湿、舒筋止痛之功并能清热退蒸。独活辛散苦燥，气香温通，功善祛风湿，止痹痛，为治风湿痹痛主药，搜风散寒止痛而通痹，因其主入肾经，性善下行，尤以腰膝、腿足关节疼痛属下部寒湿者为宜。当归，补血活血，止痛。钩藤，归肝、心经，清热平肝，息风止痉。红花温，味辛，具活血通经、散瘀止痛之功，可作通经药，有破血、活血、消肿止痛之用。乳香调气活血，定痛，追毒，且有较显著的镇痛作用。《本草纲目》谓其：消痈疽诸毒，托里护心，活血定痛，伸筋，治妇人难产，折伤。没药有活血止痛、消肿生肌之功效。乳没合用，增强活血散瘀、行气舒筋之功。

十二、碎骨丹

骨碎补　白及　陈皮　茄皮虎胫骨　梅片　麝香　参三七　制土鳖虫　血竭　乳没　川断　硼砂　雌雄活鸡

用法：捣烂成泥，共研细末，蜂蜜调成膏，摊于伤科衬垫，敷于患处。

方解：来源于《中医伤科学讲义》，骨碎补性苦、温，归肾、肝经，具有补肾、强骨、续伤、止痛之功效。常用于跌打骨折，瘀肿疼痛。内服、外用均可。内服可单味浸酒，或与自然铜、没药等配用。白及性寒，味苦、甘、涩，无毒，归肺、胃、肝经，具有收敛止血、消肿生肌的功能，主治金疮出血、痈疽肿毒、溃疡疼痛。陈皮味辛、苦，性温，归脾、胃、肺经，气香宣散，可升可降，具有理气和中、燥湿化痰、利水通便的功效，可缓急止痛，泻火解毒，调和诸药。虎胫骨含蛋白质、磷酸钙、虎骨胶，虎骨胶经水解得多种氨基酸。其辛温，入肝、肾经，具有祛风定痛，强筋健骨，用于风湿痹痛、脚膝痿软。梅片又名冰片、龙脑，辛、苦、微寒，入心、肺经。通诸窍，散郁火，消肿止痛。治中风口噤，热病神昏，惊痫痰迷，气闭耳聋，喉痹，口疮，中耳炎，痈肿，痔疮等。麝香，辛、温，归心、脾经。开窍醒神，活血通经，止痛，催产。用于血瘀经闭、症瘕、心腹暴痛、跌打损伤、风寒湿痹等证。该品辛香，开通走窜，可行血中之瘀滞，开经络之壅遏，以通经散结止痛。参三七根状茎入药，合总皂苷约12%，根状茎性温、味甘、微苦，有止血散瘀、益气生津、消肿定痛之效，用于跌打肿痛、痈肿等症。地鳖虫咸，寒，有小毒，归肝经。具有破瘀血、续筋骨的作用。用于筋骨折伤，瘀血经闭，症瘕痞块。可单用研末调敷，或研末黄酒冲服；临床常与自然铜、骨碎补、乳香等同用，《寿世新编》曰"治跌打损伤，瘀血攻心"。血竭，味甘咸，性平，小毒，入心、肝、脾经。具有散瘀定痛、止血、生肌敛疮的作用。主治跌打损伤、内伤瘀痛、外伤出血不止等。配没药，其活血破瘀之力增强，用于跌打损伤，瘀血肿痛，配乳香，活血生肌，又敛疮，伸筋。《新修本草》载"主五脏邪气，带下，止痛，破积血，金创生肉"。《海药本草》载"主打伤折损，一切疼痛，补虚及血气搅刺，内伤血聚，并宜酒服"。乳香辛温香润，能于血中行气，舒经活络，消肿止痛，没药苦泄力强，功擅活血散瘀、消肿止痛，两者气血兼顾，流通经络，活血祛瘀，消肿止痛，取效尤捷。川断，又名续断，味苦辛，性微温，归肝、肾经。具有补肝肾、强筋骨、调血脉、续折伤、止崩漏的作用。用于腰背酸痛、肢节痿痹、跌扑创伤、损筋折骨、胎动漏红、血崩、遗精、带下、痈疽疮肿。酒续断多用于风湿痹痛，跌扑损伤。盐续断多用于腰膝酸软。《滇南本草》："补肝，强筋骨，定经络，止经中（筋骨）酸痛，安胎，治妇人白带，生新血，破瘀血，落死胎，止咳嗽咳血，治赤白便浊。"硼砂，性能甘咸凉，归肺、胃经。功效外用清热解毒，消肿，防腐。雌雄活鸡捣碎入药阴阳调和，有温中益气、补精填髓、益五脏、补虚损的功效。诸药共济，对于骨折具有奇效。

十三、活血膏

当归 川芎 生地 红花 茺蔚子 肉桂 乳没 白芷 羌独活 马钱子 炒杜仲 川牛膝 川木瓜

主治：损伤血瘀作痛，或损伤后肿胀消退、气血不畅筋骨疼痛，能化瘀止痛，舒筋活血，强壮筋骨（加血竭一两做用麻油调）。

十四、温经止痛膏

草乌 川乌 南星 白芷 细辛 羌活 独活 肉桂 当归 红花 附子 川牛膝 乌药 茄皮 川芎 川断 生大黄

主治：损伤兼受寒湿侵入，筋骨疼痛，关节不利，能止痛通经络，祛寒湿利关节。

十五、虎骨膏

秦九 川断 当归 川大黄 威灵仙 白蔹 川牛膝 穿山甲 川木瓜 白及 川乌 炒地龙 钩藤 透骨草 木鳖子 净连翘 川芎 防风 白芷 羌独活 防己 细辛 红花 炒杜仲 苍术 升麻 茄皮 虎骨 海桐皮 麝香 麻油

主治：跌损后风湿疼痛，筋脉拘挛，四肢麻木。

十六、活血汤

乳没 血蝎 贝母 羌活 木香 厚朴 生川乌 生草乌 白芷 麝香 紫荆皮 香附 小茴香 甲珠 自然铜 木瓜 肉桂 当归 独活 川断 川芎 虎骨

高粱酒二十五斤，米醋五斤浸半年至一年，擦局部。

主治：损伤日久，筋骨酸痛，关节失利，风湿麻木，能舒筋，活血，除风湿通络。

十七、活血通络洗方

当归 苏木 土鳖虫 乳没 路路通 泽兰 刘寄奴 留行子

主治：损伤血瘀阻滞，肿胀坚硬疼痛不已，能活血通络止痛。

十八、化瘀洗方

当归尾　生蒲黄　蒲公英　大蓟　小蓟　威灵仙　红花　川大黄　松节
主治：损伤瘀积不散，肿胀坚硬，能化瘀破积，消肿舒筋。

十九、上肢洗方

伸筋草　荆芥　千年健　刘寄奴　透骨草　防风　升麻　红花　桂枝　钩藤
苏木　川芎　威灵仙
主治：上肢筋络损伤或骨折脱臼，筋脉挛缩，酸痛，能化瘀通络活血止痛，
除风湿。

二十、下肢洗方

伸筋草　茄皮　海桐皮　透骨草　独活　木瓜　川牛膝　秦艽　红花　苏木
三棱　莪术　生蒲黄
主治：下肢经络损伤，骨折脱臼后，筋络挛缩强直酸痛，能化瘀通络，活血
止痛，坚强筋骨。

二十一、大活络汤洗方

羌独活　青皮　白芷　威灵仙　红花　大茴香　防风　穿山甲　木瓜
主治：筋伤筋骨酸痛，关节不利，能舒筋活血利关节。

二十二、海桐皮汤

海桐皮　茄皮　陈皮　丹皮　当归　川断　赤芍　生地　片姜黄　秦艽　川
牛膝　独活　防风　甘草
主治：治疗筋骨损伤或骨关节炎疼痛，活动受限者。能舒筋活络，行气止痛。

二十三、消瘀止痛软膏

木瓜　桂枝　生蒲钱　蒲公英　炙地鳖虫
主治：损伤血瘀阻滞，肿胀疼痛不已。能活血通络止痛。

第二节　内　服　方

一、龙齿琥珀汤

生龙齿　琥珀　生磁石　牡蛎　当归须　川芎　朱茯神　钩藤　甘菊　甘草

主治：跌仆坠堕，脑髓振伤头痛，头眩目眩，抽搐。

功效：平肝泄风，镇静定痛。

方解：龙齿为古代哺乳动物如象类、犀牛类、三趾马等的牙齿的化石，性味涩甘凉，归心、肝经。具有镇惊安神、清热除烦等功效。主惊痫，癫狂，心悸怔忡，失眠多梦，身热心烦，《药性论》："镇心，安魂魄。"《日华子本草》："治烦闷，癫痫，热狂。此为君药。"琥珀味甘、性平，归心、肝、小肠、膀胱、肺、脾经。镇惊安神，散瘀止血，利水通淋，去翳明目。主惊悸失眠，惊风癫痫，血淋血尿，血滞经闭，产后瘀滞腹痛，症瘕积聚，目生障翳，痈肿疮毒。《本草别录》："琥珀：主安五脏，定魂魄，消瘀血，通五淋。"《日华子本草》："琥珀：壮心，明目磨翳，止心痛、癫邪，破结癥。"《玉楸药解》："琥珀：凉肺清肝，磨障翳，止惊悸，除遗精白浊，下死胎胞衣，敷疗拔毒，止渴除烦，滑胎催生"。此为臣药。

配伍川芎钩藤汤主治跌打损伤，脑髓震伤。症见头晕头痛，呕吐泛恶，烦躁不安，夜难安眠。方中川芎、钩藤对头痛眩晕者具有平肝息痛的作用，配用甘菊以清醒头目，茯神固脑安神，磁石、牡蛎平肝潜阳，安神镇惊。诸药合用，共奏奇效。

二、脑髓损伤汤

当归须　生地　炒赤芍　钩藤　藁本　生石决明　石菖蒲　合欢皮　朱茯神菊花

功效：化瘀止痛，安神益志。

主治：跌打坠堕，头骨损伤，头晕头痛，烦躁不安症。

用法：每日一剂，水煎两次，两次药汁混匀，早晚分两次服。

方解：当归性温，味甘辛，归心、肝、脾经，为君药，有补血和血、通络止痛之功；赤芍味苦，性微寒，归肝、脾经，生地味甘苦、性寒而入血分，两者为臣药，合用则加强清热凉血、活血祛瘀之功；佐以藁本性辛温，能祛巅顶疼痛。钩藤性味甘凉，归肝、心经，主清热平肝，息风定惊。石决明性咸、寒，质重潜阳，专入肝经，而有平肝阳、清肝热之功，为平肝潜阳重镇之要药。《神农本草经》有载："主风寒湿痹，咳逆上气，开心孔，补五脏，通九窍，明耳目，出音声"。石菖蒲具化湿开胃、开窍豁痰、醒神益智之功。合欢皮性味甘平，归心、肝经，具安神解郁、活血消痈的功效。茯神味性平味甘淡，归心、脾经，具宁心安神之功，主惊悸、惊痫之症。菊花清肝明目、平肝解毒，配合诸药，导药入络，故为使药。此诸药配合，肝气得平，血阻得化，窍络得通，通则痛减，安神益志。

三、二龙抢珠汤

当归　珍珠母　龙齿　龙骨　麦冬　桑叶　秦艽　川牛膝

功效：活血通络，平肝息风。

主治：脑震荡后遗留头痛不止，眩晕不除，脉弦，因肝阴暗耗，相火偏旺，风阳升动，上扰清窍所致者。

方解：陆氏伤科认为脑和肝也有较大关系。人的精神情志活动除了由心所主之外，与肝的关系也很为密切。《素问·至真要大论》中指出："诸风掉眩，皆属于肝"。所以头部内伤和肝的关系也较大，一般而言受伤者初伤多实，伤久多虚，或瘀血不化而致虚中夹实。头部内伤后期主要表现为虚证，即脑气虚（气血虚）、肝肾虚。头部内伤后期的主要症状是神倦，头晕，目眩，头痛，耳鸣，健忘，夜寐不安等反复发作，为脑气虚、肝肾虚不能生髓所致，在治疗上主要以补肝肾益脑气。方中川牛膝归肝肾经，入血分，活血通经，并有补益肝肾之效为君。龙齿、龙骨、珍珠母平肝潜阳，镇惊安神，配以桑叶清热平肝，加强凉肝息风之效共为臣药。佐以当归补血、活血止痛，秦艽增强祛风通络止痛之效。麦冬养阴润燥，滋阴以柔肝为使。诸药合用，活血通络，平肝息风。

四、通窍活血汤

川芎　赤芍　桃仁　红花　生姜　大枣　葱白　麝香

功效：活血化瘀，通窍活络。

主治：治偏头痛日久不愈、头面瘀血、头发脱落、眼痛白珠红、酒渣鼻、久聋、牙疳、妇女干劳、交节病、小儿疳证等头面四肢、周身血管血瘀之症。

禁忌证：年老体弱者慎用，孕妇忌用。

用法：用黄酒半斤，将前七味煎至一盅，去渣，将麝香入酒内，再煎二沸，临卧服。黄酒分量宁多勿少，煎至一盅。酒亦无味，虽不能饮酒之人亦可服。大人一连三晚吃三剂，隔一日再吃三剂。若七八岁小儿，两晚吃一剂，两三岁小儿，三晚吃一剂。麝香可煎三次，再换新药。

方解：方中以麝香为君，其味辛性温，归心、肝、脾经，香烈窜散，可升可降，《神农本草经》谓之能"通诸窍，开经络"。本方以其芳香走窜之力，通诸经久结之瘀，尤其与桃红等相配，更增活血化瘀之功。方歌有云："通窍全凭好麝香"，王清任在原方的煎煮方法中也提到："此方麝香最要紧，多费数文，必买好的方妥"。可见本方中麝香的重要性。桃仁、红花、川芎、赤芍共为臣药。其中桃红为《医林改错》中的常用配伍，是瘀血诸证的基本药物。在本方中与赤芍、川芎共用，更加强其活血通经、祛除瘀滞的作用。而赤芍味苦微寒，可缓全方辛温之性，川芎为"血中之气药"，可引药性上行，直达巅顶，加强麝香通窍之力。最后以葱白、生姜、大枣为佐使。葱姜配伍，可通达上下表里之血脉，姜枣相合，可以补脾益胃，固护脾胃不受辛香药物的过度刺激，并能促进药物的吸收，充分发挥应有的药效。以酒代水煎药是该方用法的特色，原文中特别提到"方内黄酒，各处分两不同，宁可多二两，不可少"，可见王清任对酒的重视。酒本辛散，可活血通脉。既可在煎煮时使药物的有效成分充分溶解，又可助药性更快散布于周身，一举而两得。全方配伍严谨，共奏活血化瘀、通窍活络之功。

五、琥珀镇静汤

琥珀 淡豆豉 荆芥穗 龙齿 辰砂 明天麻 紫丁香 丹参 当归尾 赤芍 藿香梗 石菖蒲 桔梗 川牛膝 甘草

功效：重镇心神，芳香开窍利脑。

主治：脑震伤，神志恍惚，头痛头晕，昏沉嗜睡。

用法：水煎服，每日一剂。

方解：脑部收到外力震伤，扰乱了静守之府，出现心乱气越，神不守舍之症。同时头部脉络受损，气血凝滞，阻于清窍，升清降浊失司。《素问·灵兰秘典论》："主明则下安""主不明则十二官危"，脑部损伤治心为本。琥珀镇惊安神，散瘀止血，主惊悸失眠，惊风癫痫，痈肿疮毒，《本草经疏》：琥珀专入血分，从金石镇坠药则镇心安神。琥珀、龙齿、辰砂重镇心神；石菖蒲、藿香梗芳香开窍；荆芥穗升清阳，利头目；牛膝以引火归原；赤芍、桔梗行气活血；淡豆豉、藿香梗可止呕吐，除心烦；一开一阖，降中有升，双管齐下，镇神平脑。脑部外伤，伴有昏迷不醒，双目直视，二便失禁，加川贝母、天竺黄、远志以豁痰祛风定志。

六、面部损伤汤

当归 赤芍 川芎 生地 羌活 防风 蔓荆子 枸杞子 白芷 茯苓 石决明 菊花

主治：头面部损伤。

七、三花汤

玳玳花 佛手花 玫瑰花 枳壳 砂仁 蔻仁 青陈皮 山楂 麦芽 广木香

主治：伤后肝气犯胃，胃脘作痛腹胀不适。

八、可保立苏汤

当归 黄芪 党参 白术 枣仁 山萸肉 枸杞子 胡桃 补骨脂 炙甘草

主治：小儿因伤寒等症日久，气虚不固肢体，四肢抽搐，口噤不开。

九、化瘀行气汤

当归尾　泽兰　红花　茜叶根　乳没　苏梗　广郁金　广木香　香附　青皮　炒延胡索

主治：跌仆损伤，气滞血瘀，胸胁闷痛，肺伤咳嗽痰血，能化瘀行气活血，通络止痛。

十、血府逐瘀汤

当归尾　赤芍　川芎　生地　红花　桃仁　柴胡　枳壳

主治：损伤后，瘀血停留，头痛心悸，后胸胁因血瘀而坐痛，日久不愈。

十一、鲜金斛汤

鲜金斛　鲜生地　焦山栀　茜叶　鲜藕节　仙茅根　炒蒲黄　茯苓　竹茹　菊梗

主治：跌打损伤胸肋疼痛，咳血鼻血，能清营清热止血止痛。

十二、丹栀逍遥散

柴胡　当归　白芍　薄荷　焦白术　茯苓　丹皮　焦山栀

主治：跌仆坠堕，肝经瘀血火郁、胸肋闷痛，日晡潮热，能凉血消瘀，清热解郁除胸痛。

十三、杜仲汤

当归尾　赤芍　川断　生地　肉桂　延胡索　桃仁　丹皮　杜仲　乌药

主治：跌打肚腹疼痛，腰脊伤痛。

十四、和营止痛汤

当归尾　赤芍　川芎　鲜生地　乳没　桃仁　红花　苏木　乌药　木通　陈皮　甘草

主治：跌打损伤、瘀血肿痛，能活血通络止痛，去瘀生新。

十五、当归补血汤

当归　炒白芍　川芎　熟地　党参　炒白术　炙黄芪　乳没　羌活　防风　独活　连翘　炒杜仲　川断　川牛膝　甘草

主治：跌仆坠堕，皮内破损亡血过多，或损伤过久气血两亏，能养血益气，坚强筋骨。

十六、定痛和血汤

乳没　延胡索　当归　红花　桃仁　蒲黄　五灵脂　秦艽　甘草
主治：损伤瘀血凝聚作痛，能化瘀止痛活血通络。

十七、麻桂温经汤

麻黄　川桂　白芷　细辛　红花　桃仁　赤芍　川芎　甘草
主治：伤后受寒，瘀血不散，筋络拘急，筋骨疼痛，能温经络，祛瘀除寒，舒筋活血。

十八、健脾和胃汤

人参　炒白术　茯苓　厚朴　泽泻　淮山药　砂仁　炒白芍　当归身　陈皮
主治：损伤瘀血已下，而有泄泻或饮食劳倦，能益气健脾。

十九、新伤续骨汤

当归尾　炒地龙　乳没　川牛膝　自然铜　骨碎补　泽兰　延胡索　木瓜桃仁　川断　桑枝
主治：一切骨裂骨断，能活血止痛，续筋长骨。

二十、　续骨补筋汤

炒川续断　炒杜仲　炒地龙　落得打　茄皮　骨碎补　自然铜　乳没　全当归　白芍　熟地　川芎　血竭
主治：一切筋断骨折，能活血止痛，续筋长骨补骨。

二十一、川芎钩藤汤

川芎　钩藤　甘菊　生石决明　当归尾　泽兰　朱茯神　炒远志　黄连竹沥　半夏
主治：跌打损伤，脑髓受震，头晕头痛，目眩呕吐，烦躁不安，内风上扰，胃气不宁，能息风宁神，化瘀降逆。

二十二、柏子宁心汤

柏子仁　人参　焦白术　炙黄芪　朱茯神　炒远志　五味子　炒枣仁　牡蛎

半夏曲　当归　川芎　大生地　肉桂　炙甘草

主治：损伤至心虚血少，神气不宁，怔仲惊悸，夜寐不安，烦躁，能养心安神定志。

二十三、加味八珍汤

当归　白芍　川芎　大生地　党参　炒白术　朱茯神　炒远志　合欢皮　炙黄芪　炙甘草

主治：跌打损伤后期气血衰弱，头目眩晕，头痛心悸，睡眠不安，能补气益气，养心安神。

二十四、化瘀止痛安神汤

丹参　赤芍　炙甲片　郁金　制大黄　乳没　木香　丁香　茯苓　合欢皮枳壳　陈皮

主治：跌打损伤，骨折脱臼，伤筋肿胀疼痛，能化瘀止痛，活血通络，养心安神。

二十五、化瘀通络止痛汤

当归　大黄　炙甲片　五灵脂　乳没

主治：跌打损伤，骨折伤筋脱骱，伤脏腑经络气血，肿胀疼痛，能化瘀止痛，活血通络。

二十六、续筋活血汤

当归　熟地　炒白芍　红花　乳没　茯苓　骨碎补　丁香　制首乌　陈皮鹿角胶（另冲）

主治：跌打伤筋，血脉壅滞，肿胀青紫疼痛，能活血消肿补经络。

二十七、丹皮汤

牡丹皮　当归　川芎　赤芍　生地　骨碎补　川断　乳没　红花　桃仁

主治：跌打损伤，筋伤骨折，肿胀疼痛，能化瘀通络，活血止痛补筋骨。

二十八、木香顺气汤

木香　香附　苍术　厚朴　枳壳　砂仁　陈皮　甘草

主治：跌打闪挫，损伤气滞，致胸胁窜痛，能顺气宽胸止痛。

二十九、损伤止血汤

参三七　当归　炒赤芍　生地炭　蒲黄炭　藕节炭　侧柏炭　大蓟炭　黑山栀　茅根

主治：跌打损伤，吐血咯血，痰血，呕血便血，能止血凉血，活血祛瘀止痛。

三十、二陈汤

陈皮　姜半夏　茯苓　甘草　炒枳壳　砂仁　全瓜蒌　麦芽

主治：损伤气滞不散，胸胁闷痛气急咳嗽，呼吸不畅，能理气行气，和中止痛止咳。

三十一、琥珀散

琥珀　乳没　赤芍　泽兰　桃仁　木通　车前子　生大黄　芒硝　甘草梢　生麻　竹叶

主治：腹部损伤，膀胱受伤，少腹胀痛，小便涩痛赤短，尿血，能行气化瘀，通利小便清热止痛。

三十二、八味顺气散

人参　白术　茯苓　青皮　陈皮　白芷　乌药　甘草

主治：跌打损伤，气厥身冷似中风，能顺气补气和中。

三十三、十味参苏饮

人参　紫苏　半夏　赤芍　陈皮　菊梗　柴胡　当归　白芍　甘草　生姜

主治：损伤脏腑，肺伤咳血、血气急胸闷腹胀疼痛，能行气宽胸，活血化瘀止痛。

三十四、通肠活血汤

当归　制乳没　苏木　红花　桃仁　木通　炒枳壳　炙甘草

主治：跌仆撞打，腹部损伤，脘腹满痛，大便不行，能化瘀通肠，和营止痛。

三十五、地龙汤

炒地龙　炒杜仲　狗脊　羌活　独活　乳没　红花　桃仁　全当归　川芎

主治：跌打损伤或损伤日久，经络腰脊疼痛，能舒筋通络，活血止痛利关节。

三十六、正骨紫金丹

丁香　木香　血竭　儿茶　大黄　红花　当归　莲肉　茯苓　白芍　丹皮
甘草

共研细末，炼蜜为丸重二钱，每服一粒，每日一次或二次。

主治：跌打仆闪损伤，并一切疼痛，瘀血凝聚，能化瘀止痛，理气和营。

三十七、真效丸

红花　生蒲黄　五灵脂　香附　骨碎补　自然铜　参三七　赤芍　桃仁　泽
兰　乳没　血竭　虎骨

共研末炼蜜为丸，每日一至三次，每次一钱。

主治：舒筋止痛，强筋健骨。

三十八、七厘散

朱砂　冰片　乳没　当归尾　红花　雄黄　儿茶　炙土鳖虫　血竭　自然铜
麝香

共研细末，每日服用二至三次，每次五厘三分。

主治：跌打损伤肿胀疼痛，瘀血内攻，能逐瘀开窍，续筋补骨。

三十九、活络丸

天南星　川乌　草乌　炒地龙　乳没

共研细末为丸重一钱半，每日服一至二次，每次一丸黄酒吞下。

主治：跌打损伤损伤瘀血停滞，关节不能屈伸或伤后寒湿侵入，经络疼痛，
能散瘀祛寒湿，温经通络利关节。

四十、化瘀通络片

丹参　西芎　三棱　莪术　生蒲黄　五灵脂　延胡索　炒枳壳　砂仁　青皮

日服三次，每次四至六片。

主治：跌扑闪挫，血凝气滞，肿胀疼痛，能化瘀止痛，活血通络。

四十一、小活络丸

天南星　川乌　草乌　炒地龙　乳没

每服一丸，日服两次。

主治：跌打损伤后期，筋络挛急或关节酸痛，风湿入络，能祛风通络舒筋止痛。

四十二、和营养胃汤

人参　黄芪　当归　白芍　白术　防风　茯苓　桂枝　陈皮　甘草　生姜大枣

主治：气血并补，调理之剂。

四十三、复元通气散

广木香　小茴香　穿山甲　青皮　陈皮　贝母　白芷　漏芦　甘草
主治：气滞不舒，祛瘀作痛。

四十四、复元活血汤

柴胡　天花粉　当归　穿山甲　桃仁　红花　大黄　甘草
主治：损伤积血，能祛瘀生新。

四十五、伤科桂枝汤

川桂枝　枳壳　陈皮　当归　赤芍　生地　香附　延胡索　独活　防风红花

主治：兼背及前臂感受外邪或受伤初期。

四十六、加减苏子桃仁汤

苏子　苏木　红花　桃仁　当归　赤芍　麦冬　竹茹　橘红
主治：瘀血内聚，心经瘀热，大肠干燥者。

四十七、明目地黄汤

生地　泽泻　茯苓　淮山药　山萸肉　枸杞子　当归　甘菊　丹皮　石决明　白蒺藜

主治：调理伤目之剂极致。

四十八、壮筋养血汤

当归　川芎　川断　白芍　生地　红花　丹皮　川牛膝　杜仲
主治：伤筋络调理之剂。

四十九、生血补髓汤

当归　白芍　川芎　川断　生地　黄芪　杜仲　红花　川牛膝　茄皮
主治：上骱后补虚之剂。

五十、安胎和气饮

当归　白芍　川芎　生地　黄芪　白术　砂仁
主治：孕妇受伤。

五十一、地龙散

地龙　肉桂　麻黄　黄柏　苏木　桃仁　当归尾　甘草
主治：肤痛、脊痛，因瘀血留太阳经者。

附录　陆氏伤科部分传人简介

李伟，男，副主任医师，毕业于上海中医药大学，师承陆念祖教授，曾参师于詹红生教授，获中医骨伤科学硕士学位，为陆氏伤科第九代传人。

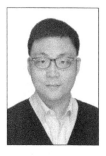

上海静安区中心医院（复旦大学附属华山医院静安分院）中医科副医师；"中医骨伤科学"上海市中医临床重点学科带头人；国家中医药管理局重点专科后备学术继承人；上海市非物质文化遗产名录——陆氏伤科代表性传承人。其兼任中华中医药学会综合医院中医工作委员会委员，世界中医药学会联合会骨与关节专业委员会常务理事、上海市中医药学会骨伤科分会委员、上海市医学会手外科分会委员兼秘书。上海市中医杏林新星、上海市领军人才学术共同体成员。

学术主攻方向：致力于骨关节疾病等慢性筋骨病损防治研究。临床擅长运用银质针、推拿手法、中药等中医药理论和技术诊治肩周炎、颈椎病、腰椎间盘突出症、骨关节炎、骨质疏松症、纤维肌痛综合征等病证及颈性眩晕、颈性头痛、颈心综合征、颈胃综合征等慢性脊柱源性疾病。其作为《肩关节周围炎系统化诊疗研究》主要完成人之一，获得2012年静安区科委科技创新三等奖。

承担参与各级各类科研课题12项，其中，国家级课题1项，部市级课题6项，担任课题负责人4项。发表学术论文15篇，SCI收录1篇，出版学术著作2部。

专长：运用"陆氏伤科"理论与经验，以银质针、推拿手法和药物等诊治肩周炎、颈椎病、腰背痛、腰椎间盘突出症、骨关节炎等慢性骨与关节病损，以及颈性眩晕、颈性头痛、颈心综合征、颈胃综合征等脊柱源性疾病。

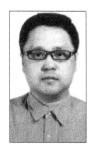

徐洪亮，男，毕业于上海中医药大学，静安区中心医院，陆氏伤科第九代传人，国家中医药管理局十二五重点专科技术骨干、上海市中医临床重点学科主要成员，上海市中医药学会骨伤科分会青年委员，基层名老中医工作室（陆氏伤科）主要传承人之一，上海市基层适宜技术指定师资，获上海市静安区"十，百，千"技术骨干人才，参与局级以上课题 2 项，第一作者核心期刊发表论文

10 余篇，参编论著《陆氏伤科银质针疗法》《陆氏伤科外用药精粹》专著 2 部。

专长：能够以传统伤科治伤理筋之法和现代医学有效结合，继承和发扬陆氏治伤经验，在治疗颈椎病、腰椎间盘突出症、肩周炎、膝骨关节炎等伤科常见疾病有独到见解，对陆氏银质针治疗伤科疑难杂症颇有心得。

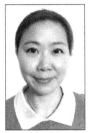

王慧芳，女，主治医师，毕业于上海中医药大学，2000 年就职于静安区中心医院陆氏伤科至今，师从陆氏伤科第八代传人陆念祖主任医师，上海市中医药学会针刀医学会委员，陆氏伤科业务骨干，参与国家中医药管理局"十二五"重点专科、上海市非物质文化遗产传统医药项目、上海市临床重点学科、上海市中医肩周炎临床优势专科及上海市医学重点专科筹建工作。已在国内学术期刊发表学术论文数十篇，参与本科室专著的撰写 2 部，并承担静安区适宜技术推广等医疗教学工作。

专长：擅长颈椎病、肩周炎、腰腿痛、膝关节病等常见骨伤科疾病的针灸推拿手法治疗及胸腰椎压缩性骨折、骨质疏松症的中西医结合治疗。

黄骏，男，毕业于上海中医药大学，现任静安区中心医院伤科医师。跟随陆念祖主任在陆氏伤科从医十年，擅长中医针灸、推拿手法治疗颈椎病、颈性眩晕、落枕、急性腰扭伤、腰椎小关节紊乱、腰肌劳损、肩周炎、腰椎退行性骨关节炎、腰椎间盘突出症、腰椎管狭窄症、颈肩痛、腰腿痛等伤科疾病。

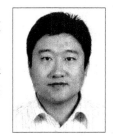

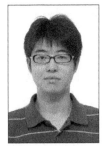

陈抒昊，男，2012 年毕业于澳门科技大学中医药学院，后于上海市岳阳中西医结合医院进行基地轮转，对于伤科各常见疾病都有较为丰富的临床经验。尤其擅长手法治疗项背肌筋膜炎、腰肌劳损等软组织损伤，以及颈椎病、腰椎间盘突出等以退行性变为主的骨关节问题。对脊柱小关节的调整手法也颇有心得。2015 年进入静安区中心医院陆氏伤科，进一步学习了陆氏伤科的特色银质针疗法及外敷药物治疗，临床能力得到了进一步的提升。并且积极参与了数项流派传承书籍的病案收集、文字整理及后期校对工作，对陆氏伤科的发展历史及整体治疗脉络有了较为全面的掌握。

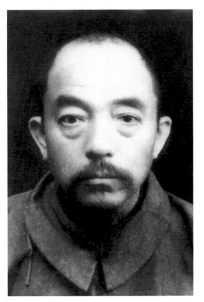
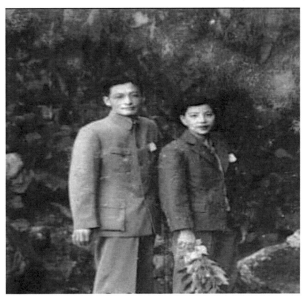

陆氏伤科第六代传人陆银华　　　　　陆氏伤科第七代传人陆清帆和陆云响
（1895–1967）

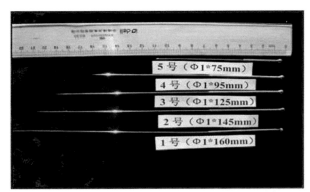

陆氏伤科专用银针

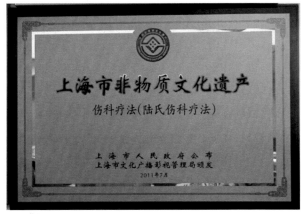

陆氏疗法列选非物质文化遗产

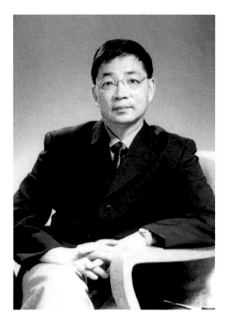

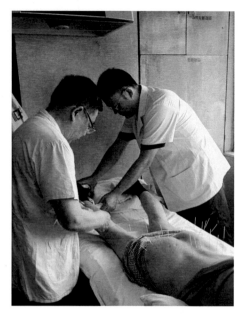

陆氏伤科第八代传人陆念祖　　　　　　　在诊室跟师出诊

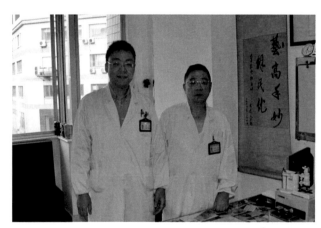

师徒在诊室合影

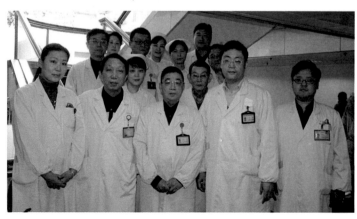

陆氏伤科集体照